RICHARD N. FOGOROS

JOHN M. MANDROLA

FOGOROS' ELECTROPHYSIOLOGIC TESTING

SIXTH EDITION

FOGOROS 心脏电生理检查

第 6 版

编　著　〔美〕　理查德·N.弗格罗斯

约翰·M.曼德罗拉

主　译　李广平　刘　彤

天 津 出 版 传 媒 集 团

天津科技翻译出版有限公司

著作权合同登记号：图字：02-2018-222

图书在版编目(CIP)数据

FOGOROS 心脏电生理检查 / (美) 理查德·N.弗格罗斯 (Richard N. Fogoros)，(美) 约翰·M.曼德罗拉 (John M. Mandrola) 编著；李广平，刘彤主译. —天津：天津科技翻译出版有限公司，2021.7

书名原文：Fogoros'Electrophysiologic Testing

ISBN 978-7-5433-4120-3

Ⅰ. ①F… Ⅱ. ①理… ②约… ③李… ④刘… Ⅲ. ①心脏-电生理学 Ⅳ. ①R331.3

中国版本图书馆 CIP 数据核字(2021)第 083963 号

中文简体字版权属天津科技翻译出版有限公司。

授权单位：John Wiley & Sons Limited

出　　版：天津科技翻译出版有限公司

出 版 人：刘子媛

地　　址：天津市南开区白堤路 244 号

邮政编码：300192

电　　话：(022)87894896

传　　真：(022)87895650

网　　址：www.tsttpc.com

印　　刷：高教社(天津)印务有限公司

发　　行：全国新华书店

版本记录：880mm×1230mm　32 开本　10.75 印张　210 千字
　　　　　2021 年 7 月第 1 版　2021 年 7 月第 1 次印刷
　　　　　定价：78.00 元

(如发现印装问题,可与出版社调换)

译者名单

主　译　李广平　刘　彤

副主译　许　纲　刘恩照　刘　强　谷云飞

译　者　(按姓氏笔画排序)

马　薇　王　鑫　叶　岚　刘　彤

刘　洋　刘　强　刘恩照　许　纲

李广平　吴冬燕　何　榕　谷云飞

张余斌　张其同　陈子良　陈红武

蔡嘉庚

中文版序言

近年来,中国电生理领域的发展速度非常快。无论是技术水平,还是软硬件条件,均与国际发达国家水平相当。目前国内电生理临床科研工作也开展得非常好,在国际重要电生理学术期刊上发表了多篇原创性论文。但是,我们仍缺乏对电生理基础知识和操作技能的培训。任何临床工作的开展,都要有扎实的基础做后盾。

近几年,我开始回国参与电生理领域中的一些会议、培训,开始意识到国内电生理基础培训的重要性,特别是对年轻电生理医师的基础知识培训尤为重要。没有基础知识培训,技术永远达不到最高水平。很多国内中心邀请我进行电生理手术,面对复杂病例,各位同道一起讨论,在技术上也是一种提高。但是,我觉得提高电生理水平最重要的还是电生理基础理论和技术的培训,正确的电生理诊断来自全面、详细的心脏电生理检查,提高电生理水平应该从心脏电生理检查做起。

《FOGOROS 心脏电生理检查》是一本难得的心脏电生理学入门书籍,至今已经出版 6 版。这本书深入浅出、言简意赅,特别适合心脏病专科培训医师、青年心脏电生理医师和电生理技师、心电图医师作为口袋书随时翻阅。

由天津医科大学第二医院心脏科李广平教授、刘彤教授主译的中文版即将面世,该书的译者均是活跃在临床一线的中青年电生理医师,其中很多医师在 Cedars Sinai 医院心律失常中心经过系统的心脏电生理培训。相信本书将有助于提高国内青年电生理医师的基础理论和操作水平,从而为中国心脏电生理事业的发展贡献力量。

美国洛杉矶 Cedars Sinai 医院心律失常中心主任

2021 年 5 月 于洛杉矶

中文版前言

心脏电生理学是心血管病诊断和治疗富有挑战性的领域,对于初学者,甚至一些刚开始从事心脏电生理工作的医生来说,仍然是抽象的。电生理学不像影像学,除了影像的概念以外,抽象的推理和逻辑思维显得更为重要。

《FOGOROS 心脏电生理检查》是一本难得的好书。这本书虽不是心脏电生理学的鸿篇巨制,但我们可以看出著者是想把这本书打造为深入浅出、言简意赅地为心脏电生理医师和初学者指点迷津的指南。本书揭开电生理复杂的概念和玄妙之处的神秘面纱,把抽象而难以把握的推理逻辑变得浅显易懂。因此,本书特别适用于心脏病专科培训医师、心脏专科医师、电生理技师以及年轻的心脏电生理医师,可作为他们的案头参考书。

这本心脏电生理检查的新版图书,既保持了其原有特色,使心脏电生理的知识更益于初学者,又对于心律失常、电生理机制、电生理现象的分析和治疗学的进展与评估等做了既透彻又言简意赅的介绍和阐述。因为心律失常消融已经成为心律失常治疗学的里程碑和不可或缺的临床治疗手段,本次新版特别用较大篇幅介绍了心律失常消融方面的新内容,包括心房颤动、典型和不典型心房扑动、室性心律失常消融等。

当我看到 Richard N. Fogoros 和 John M. Mandrola 编著

的这本书时，特别愿意将其翻译成中文版，以飨更多读者，使他们能够更好地学习和掌握电生理学知识，从而服务于临床实践。

在此书中文版即将出版之际，我特别向 Richard N. Fogoros 和 John M. Mandrola 两位教授致以崇高的敬意。同时，也向本书的校对总负责人王勋章教授表示衷心的感谢。该书的译者均是曾经在王勋章教授指导下学习电生理的中青年专家，他们年轻有为，才华横溢，使中文版更贴近原著和读者的需要。

最后，希望本书的出版为心脏电生理学姹紫嫣红的百花园增色。

于天津心脏病学研究所

2021 年 3 月

第6版前言

从一开始,本书的定位就是为希望学习(或是因为常常遇到而不得不了解)电生理领域知识而又时常感到畏难的非电生理医师,揭开心脏电生理学的神秘面纱。本书适用于医学生、住院医师、心脏病专科培训医师、心脏专科医师、基层护理医师、护士、技师,以及需要知晓心脏电生理与心律失常知识以便更好开展工作的其他医学工作者。本书具有可读性强、通俗易懂的特点。

本书第1版写于30年前,至今心脏电生理领域已经有了巨大的进展,且愈发复杂。使复杂难懂的知识点变得简单易懂,已经比以往更加困难。因此,《FOGOROS 心脏电生理检查》第6版是合作的成果,它是两位志同道合的电生理医师合作的结晶,他们对这本书有着共同的见解。

出版这本电生理检查的新版,我们的目标与原先一致——使心脏电生理的知识更易于被初学者接受;解释心律失常机制、评估和治疗的重要概念,并在表述这些知识时尽可能做到言简意赅。我们力求囊括所有需要更新的知识内容,而不忘保持独创性、激励性的编写目标。

除了全书数量众多的修改完善以外,新版特别突出了大量在心律失常消融[它现在已经是电生理医师的"面包和黄油"(即指不可或缺的内容——编者注)]方面的新内容,包括心房颤动、典型和不典型心房扑动、室性心律失常消融的章节。

　　我们再次诚挚地感谢读者们花时间阅读此书，并让我们知晓此书已使他们变得不同以往。读者们令人鼓舞的话语，使我们为这项跨越了将近 30 年的图书出版计划所付出的努力更有价值。

Richard N. Fogoros，MD

匹兹堡，宾夕法尼亚州

John M. Mandrola，MD

路易斯维尔，肯塔基州

目　录

第1部分　心脏节律异常:基本原理 …………………………… 1

第1章　心电系统 ………………………………………………… 3

第2章　心脏节律异常 …………………………………………… 11

第3章　心律失常的治疗 ………………………………………… 20

第2部分　电生理检查在心律失常的评估和治疗中的应用 …… 31

第4章　电生理检查原理 ………………………………………… 33

第5章　电生理检查在心动过缓评估中的应用:窦房结、
　　　　房室结和希氏束–浦肯野系统 ……………………… 54

第6章　电生理检查在室上性快速性心律失常评估中
　　　　的应用 …………………………………………………… 96

第7章　电生理检查在室性心律失常的评估和治疗中
　　　　的应用 …………………………………………………… 146

第8章　经导管消融技术:治疗性电生理学 ………………… 195

第9章　室上性心动过速的消融 ……………………………… 205

第10章　室性期前收缩和室性心动过速的消融 …………… 224

第11章　心房颤动的消融 ……………………………………… 246

第12章　心房扑动的消融 ……………………………………… 265

第13章　心脏再同步化治疗:心力衰竭的起搏疗法 ……… 282

第14章　晕厥的评估 …………………………………………… 295

第15章　电生理检查的应用:心律失常的评估与治疗 …… 306

问题和答案 ………………………………………………………… 315

索引 ………………………………………………………………… 327

第 1 部分

心脏节律异常：基本原理

第 1 章

心电系统

心脏可自发地产生电脉冲，这些电脉冲对所有心脏功能至关重要。在分子水平，电脉冲通过控制心肌细胞跨膜钙离子流，触发心肌收缩。在组织水平，心脏电脉冲在每次心搏时调节心肌收缩顺序，对优化每搏量尤为重要。最后，电脉冲的模式和时间决定心脏节律。心律的异常会影响心脏泵血能力，无法满足机体需要。

因此，心电系统是心脏功能的基础。对于心电系统的研究称为心脏电生理学，该领域主要关注心律失常的机制及治疗。电生理检查是评估心电系统最准确的方法，是本书的主要内容。

作为电生理学和电生理检查的入门部分，本章回顾了心电系统解剖，并描述了电脉冲是如何产生和扩布的。

心电系统解剖

心脏电脉冲起源于高位右心房、靠近上腔静脉的窦房结(SAN)。电脉冲离开窦房结后呈放射性扩布至整个心房。电脉冲到达房室沟时将遇到"心脏骨架"(瓣膜环附着的纤维结构，将心房与心室分开)，这种纤维结构无电传导功能，是绝缘体——因而电脉冲不能通过该结构。因此，如果没有特殊的房室传导组织，即房室结和希氏束，电脉冲不能穿过而到达房室沟的心室侧(图 1.1)。

由于房室结组织的电生理特性，电脉冲进入房室结时传导减慢，这种减慢传导在体表心电图(ECG)上表现为 PR 间期。电脉冲离开房室结后进入希氏束(传导较快的希氏束-浦肯野系统近端部分)，希氏

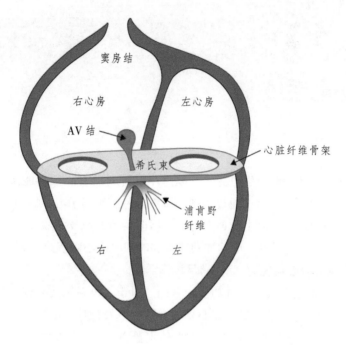

图 1.1 心电系统解剖。

束穿入纤维骨架将电脉冲传递至房室沟的心室侧。

电脉冲一旦到达心室侧,通过希氏束进入左右束支,浦肯野纤维分支继续向远处延伸至心室肌,电脉冲迅速扩布至心室各处。

因此,心脏电学系统的功能主要是确保每次心搏时心肌组织收缩顺序。当电脉冲完全激动心房并向房室沟传播时,心房收缩。房室结的传导延迟使得电脉冲到达心室前心房完全排空。一旦离开房室结,电脉冲通过浦肯野纤维迅速扩布至心室肌各处,产生快速有序的心室收缩。

接下来,我们将讲述电脉冲的特点、产生和传播。

心肌动作电位

心肌动作电位是心脏病学中最容易被忽视和误解的概念之一。电生理医生对其有深入理解,因此人们认为电生理检查很神秘,本书的目的就是为了揭开电生理检查的神秘面纱,但是必须首先理解心肌动作电位这一概念,幸运的是,这个概念并不像人们认为的那样难懂。

尽管多数人认为心律失常是一种心脏的激惹或"瘙痒症"(抗心律失常药物被认为是一种止痒药膏),这种概念性的误区可导致对心律失常患者的错误管理。事实上,心脏电脉冲和心脏节律表现大部分取决于动作电位形态;而抗心律失常药物的疗效则取决于其如何改变动作电位形态。

和所有活细胞一样,心肌细胞内比细胞外带有更多的负电荷,其所导致的细胞膜两侧电位差称为跨膜电位。静息电位(心肌细胞为-90mV~-80mV)是细胞内聚集了很多负电荷分子(离子)的结果。这种跨膜电位在体内大多数细胞中都存在,是细胞生存的基础。

心肌细胞具有可兴奋性,当可兴奋细胞受到适当刺激时,细胞膜上的微小孔道或通道将按照固有的方式顺序开放和关闭。这些通道的开放使得离子进出细胞膜(按照另一种固有方式),导致跨膜电位的变化。以图形记录电压随时间变化的曲线,即为心肌动作电位(图1.2)。动作电位反映单个心肌细胞的电活动。

如图1.2所示,动作电位可分为5个时相,但更实用的做法是将动作电位分为3个时期:去极化期、复极化期和静息期。

去极化期

去极化期(0相)为动作电位的起始。细胞膜上快钠通道受到刺激后开放,发生去极化。此过程中,带正电荷的钠离子迅速进入细胞内引起跨膜电位快速、正向改变,随之产生的电压尖峰被称为去极化。我们所说的心脏电脉冲,即去极化。

一个细胞的去极化可引起相邻心肌细胞的去极化,因为其去极化电压尖峰可导致邻近细胞钠通道开放。因此,一旦一个心肌细胞受刺激发生去极化,去极化波(电脉冲)将扩布到整个心脏。

此外,一个细胞去极化的速度(动作电位0相斜率)决定下一个细

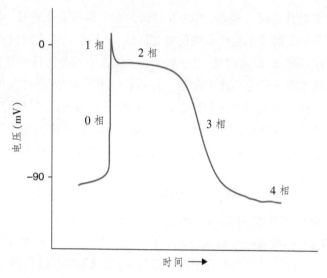

图 1.2　心肌动作电位。

胞去极化的速度,从而决定电脉冲在心脏传播的速度。如果我们改变钠离子进入细胞的速度(即改变 0 相斜率),就改变了心脏组织传导速度。

复极化期

一旦细胞发生去极化,需要等到去极化期发生的离子流变化恢复后才能重新去极化。离子流恢复至原始状态的过程称为复极化。心肌细胞复极化过程大致相当于动作电位 1 相至 3 相(即宽度)。由于再次去极化只能发生在复极化结束之后,因而从 0 相结束至 3 相末这一时期称为心肌组织不应期。

心肌细胞的复极化过程十分复杂,其确切机制尚未完全清楚。幸运的是,复极化的关键点还是相对简单的。

1.复极化使心脏动作电位恢复至静息跨膜电位;

2.需要经历一段时间;

3.这段时间大致相当于动作电位宽度,即心肌组织的不应期。

心肌动作电位复极过程还有一点值得关注，即动作电位 2 相，所谓的平台期，可以看作是复极化 1 相过程的中断和延长。平台期是心肌细胞特有的（例如，神经细胞中不存在），平台期导致心肌动作电位持续时间延长。2 相平台期由慢钙通道介导，允许带正电荷的钙离子缓慢进入细胞，因而干扰复极，延长不应期。此外，钙通道还对电生理有其他重要作用。

静息期

对于大多数心肌细胞，静息期（动作电位之间的时间间隔，对应 4 相）是电位静止的，跨细胞膜没有离子净移动。

然而某些细胞的所谓静息期电位并不静止。这些细胞 4 相存在离子跨细胞膜转运，导致跨膜电位逐渐升高（图 1.3）。当跨膜电位足够大时（即达到阈电位水平），相应通道激活导致细胞去极化。因为这种去极化和任何去极化一样都能刺激邻近细胞去极，这种自发产生的电脉冲也能扩布到整个心脏。这种 4 相电活动导致的自动去极化称为自律性。

自律性是产生正常心脏节律的机制。正常情况下，窦房结细胞（心脏的起搏细胞）是心脏中最快的 4 相电活动组织。如前所述，窦房结自发产生的动作电位扩布并形成正常窦性心律。如果由于任何原因导致

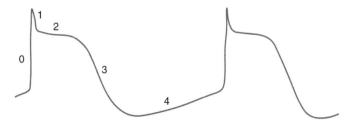

图 1.3 自律性。在某些心肌细胞，4 相时跨细胞膜的离子渗漏导致跨膜电压发生逐渐正向变化。当跨膜电压足够大时，相应通道激活并产生另一个动作电位。这种由于 4 相电活动自发产生动作电位称为自律性。

窦房结自律性丧失,通常有次级起搏细胞(常位于房室交界区)以相对较慢的频率起搏心脏。

因此,动作电位的形态决定心肌组织的传导速度、不应期和自律性。后文我们将了解这三种电生理特性如何直接影响正常和异常心律的机制。很大程度上,电生理学检查的目的是评价心脏电学系统各部分的传导速度、不应期和自律性。

心电系统的局部差异

理解心律失常时,需要了解影响心电系统局部差异的两个问题:动作电位的变化和自主神经分布的变化。

动作电位的局部差异

心电系统中各细胞动作电位并不是相同的,我们常用典型的浦肯野纤维动作电位作为模型讲解动作电位(图 1.2)。图 1.4 显示的是几个心脏关键部位的代表性动作电位——注意其形态差异。

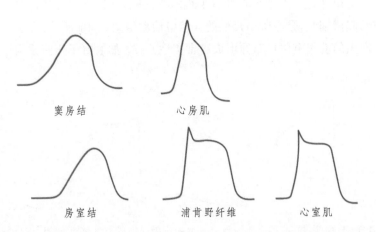

图 1.4　心肌动作电位的局部差异。这些差异解释了心脏内不同组织不同的电生理学性质。

与浦肯野纤维动作电位差异最大的是窦房结和房室结动作电位，这些组织动作电位的 0 相去极化十分缓慢。发生这种缓慢除极的原因是窦房结和房室结组织缺乏其他心肌组织，导致快速去极化(0 相)的快钠通道。事实上，窦房结和房室结依赖于慢钙通道产生去极化。由于去极化速度决定传导速度，所以窦房结和房室结传导速度较慢。房室结的慢传导对应于体表心电图(ECG)上的 PR 间期(图 1.5)。

自主神经分布的局部差异

交感神经张力增加导致自律性增强(起搏细胞更快激动)、传导速

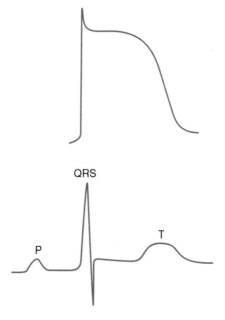

图 1.5　心室动作电位(上图)和体表 ECG(下图)的关系。动作电位快速去极化(0 相)反映在体表 ECG 即为 QRS 波。由于 0 相几乎瞬间发生，QRS 波反映了心室去极化方向。相反，动作电位复极化部分持续时间较长(2 相和 3 相)。因此，体表 ECG 中反映复极化(ST 段和 T 波)方向的信息很少。PR 间期，P 波起始至 QRS 波起始；ST 段，QRS 波终末至 T 波开始；QT 间期，QRS 波开始到 T 波结束。

度增快(电冲动传播更快)、动作电位时程缩短,进而导致不应期缩短(细胞更快恢复至再次可去极状态)。而副交感神经张力增加作用相反(即自律性下降、传导速度减慢、不应期延长)。

窦房结和房室结交感和副交感神经纤维丰富。在心电系统的其他部分,交感神经分布丰富而副交感神经分布缺乏。因此,副交感神经张力变化对窦房结和房室结组织的影响大于对心脏其他组织的影响。这对一些心律失常的诊断和治疗有一定意义。

动作电位和体表心电图的关系

心肌动作电位代表单个心肌细胞的电活动。体表 ECG 反映整个心脏的电活动——实际上是代表了所有心肌细胞中所有动作电位的总和。因此,从体表 ECG 所得信息均源于动作电位特征(图 1.5)。

对大多数心肌细胞而言,动作电位去极化基本上是瞬间发生的(1~3ms),并依次从一个细胞传递到另一个细胞。因此,可以通过研究 ECG 追踪心脏去极化波在心脏的扩布情况。P 波代表心房去极化,QRS 波代表心室去极化。当电脉冲传导发生变化,如发生束支阻滞或透壁心肌梗死时,很容易通过心电图诊断。因为动作电位去极化是瞬间完成的,P 波和 QRS 波产生特定的方向信息 (即心肌细胞除极的顺序)。

相反,动作电位复极化并非瞬间发生——复极化存在明显的时间延迟。因此,当细胞间依次发生去极化时,许多心肌细胞同时发生复极化。因此,ST 段和 T 波(体表 ECG 反映心室复极部分)包含方向信息较少,并且 ST 段和 T 波的异常常常是非特异的。QT 间期代表心室肌复极时间,并反映心室肌平均动作电位时程。

(陈子良 许纲 译)

第 2 章

心脏节律异常

心电系统异常可导致两种常见心律失常：心脏节律过慢(缓慢性心律失常)和心脏节律过快(快速性心律失常)。为了理解心脏电生理学检查在评估心律失常中的应用，必须理解这些心律失常的发生机制。

缓慢性心律失常

缓慢性心律失常大致分为两类：起搏细胞不能产生适当电脉冲(自律性异常)和电脉冲传导异常(心脏阻滞)。

自律性异常

窦房结自律性异常,造成窦房结不能发放足够的电脉冲[即窦性心动过缓(图 2.1)],也是缓慢性心律失常的最常见原因。如果心率缓慢而不能满足机体需求,会出现相应症状。症状性心动过缓称为病态窦房结综合征。如果发生显著窦性心动过缓,位于房室结附近的次级起搏细胞将负责心脏起搏功能。我们将在第 5 章讲述窦房结功能的电生理检查内容。

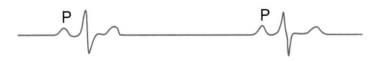

图 2.1　窦性心动过缓。

电脉冲传导异常

心动过缓的第二个主要原因是窦房结(或心房下游起搏细胞)发放的电脉冲不能正常传导至心室。这种情况称为心脏传导阻滞或房室传导阻滞，提示传导速度和(或)传导系统不应期异常。电脉冲传导到心室依赖于房室结和希氏束–浦肯野系统功能。因此，心脏阻滞常由房室结或希氏束–浦肯野系统疾病所致。

心脏传导阻滞依据其严重程度分为三类(图 2.2)。一度房室传导阻滞中，所有心房激动均能传导至心室，但心房内传导、房室结内传导和(或)通过希氏束的传导缓慢(ECG 表现为 PR 间期延长)。二度房室传导阻滞是指心房激动间歇下传心室，即部分激动可以下传心室，部分激动被阻滞。三度房室传导阻滞指完全阻滞，心房激动均不能下传心室。

如果出现三度房室传导阻滞，生命的维持依赖于阻滞部位远端次级起搏点功能。这些次级起搏点的起搏功能，以及患者的预后，很大程度上取决于阻滞部位(图 2.3)。当阻滞于房室结，房室交界区的次级起

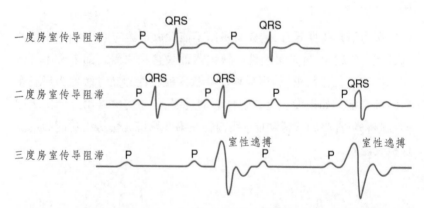

图 2.2 三类心脏传导阻滞。一度房室传导阻滞(上图)，所有心房激动传导至心室，但传导缓慢(PR 间期延长)。二度房室传导阻滞(中图)，部分心房激动可传导至心室，部分激动不能传导至心室。三度房室传导阻滞(下图)，所有心房激动都不能传导至心室。

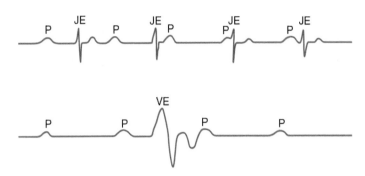

图 2.3　逸搏点图例。当阻滞位于房室结时(上图),交界区逸搏点(JE)通常是稳定的,可维持血流动力学稳定。当阻滞位于远端传导组织时(下图),逸搏点通常位于心室(VE),频率缓慢且不稳定。

搏点常代替心脏起搏功能,产生相对稳定、无生命危险的心脏节律,心率常>50 次/分。另一方面,如果阻滞部位位于房室结远端,次级起搏点将产生缓慢(通常<40 次/分)且不稳定的心脏节律。

　　如果不是完全阻滞(即一度或二度),鉴别阻滞部位位于房室结或希氏束-浦肯野系统十分重要。房室结一度或二度阻滞是良性的,通常不会进展,因而无须植入永久起搏器。如果一度阻滞或二度阻滞部位位于房室结远端,常有进展为更高度阻滞的风险,因此预防性起搏是有指征的。

　　鉴别心脏阻滞的部位需要进行仔细评估。评估常通过无创方法,如体表 ECG,以及利用房室结较希氏束-浦肯野系统具有更丰富的自主神经分布的特点。有时电生理检查有助于阻滞部分的定位。第 5 章将详述心脏阻滞。

快速性心律失常

　　快速性心律失常可导致死亡率和患病率明显升高。电生理检查在快速性心律失常的评估和治疗方面很有价值。我们将讨论快速性心律失常的三种机制——自律性、折返和触发活动。

自律性

自律性是心脏的正常起搏功能的机制。当心脏某些部位发生 4 相活动异常加速时，则发生自律性快速性心律失常（图 2.4）。自律性异位起搏点可以是窦房结、心房、房室交界区或心室（因而出现自律性房性、交界性或室性心动过速）。

自律性增加不是快速性心律失常的常见原因，在所有快速性心律失常中所占比例小于 10%。自律性快速性心律失常可通过其特点及发生的临床情况加以识别。

窦性心动过速是常见的异常自律性心动过速，了解它的特点有助于理解自律性快速性心律失常。窦性心动过速常常是交感神经张力增高的结果（如运动时代谢需求增加的反应）。当出现窦性心动过速时，心率从基础窦性心律（静息心率）逐渐加快；当窦性心动过速缓解时，心率下降也是逐渐下降。

同样，自律性快速性心律失常开始和结束时常常表现为温醒现象，即逐渐加快，逐渐减慢。与窦性心动过速相似，自律性快速性心律失常也常与代谢因素有关，如急性心肌缺血、低氧血症、低镁血症、酸碱平衡紊乱、交感张力增加，以及使用交感活性药物。因此，自律性心律失常常见于急性期患者，如发生在重症监护室，或各种代谢异常状态下。例如，急性肺病可导致多源性房性心动过速，是最常见的自律性房性心动过速。全身麻醉诱导期和恢复期患者可发生交感神经紧张，

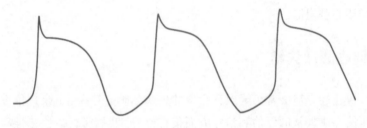

图 2.4 自律性异常导致动作电位快速产生，因而导致不适当心动过速。

导致房性或室性自律性心律失常。此外,急性心肌梗死早期出现的室性心律失常机制,很可能是自律性机制。

所有快速性心律失常中,自律性心律失常最像"心脏瘙痒",而且使用抗心律失常药物效果最好。抗心律失常药物有时会降低自律性。但自律性心律失常的治疗主要应识别及纠正潜在代谢性因素。

自律性快速性心律失常不能由程序性起搏诱发,因此这些心律失常在电生理导管实验室常常无法诱发。

折返

折返是导致快速性心律失常的最常见机制,每年有数十万患者死于折返性心律失常,因此它也是最重要的快速性心律失常机制。幸运的是,折返性心律失常可以通过电生理检查方法进行分析研究。目前的认识表明,大多数快速性心律失常与折返有关,且电生理检查对于评估折返性心律失常非常重要。因此,20 世纪 80 年代早期在各地广泛建立了电生理实验室。

然而,折返机制并不容易解释或理解,形成折返的前提条件不像表面上那样容易理解。由于不能正确理解折返,导致电生理检查对于很多医学从业者来讲依然是个谜。下面对折返的解释可能有些简单,可能会冒犯一些电生理医生。如果读者保持开放心态并且接受这种解释,我们将在后面章节(第 6 章和第 7 章)探讨应用折返机制对大多数快速性心律失常的解释。

折返需要符合以下条件(图 2.5)。首先,有两条平行的传导径路(径路 A 和径路 B),近端和远端都通过有传导功能的组织相连,从而形成一个潜在电传导环路。其次,其中一条传导径路(径路 B)的不应期必须长于另一条径路的不应期。最后,不应期较短的径路(径路 A)传导速度慢于另一径路。

如果以上条件都具备,当一个适当的期前收缩进入环路时,可导致折返发生(图 2.6)。期前收缩进入环路时,径路 B(不应期较长的径路)必须处于前次除极后的不应期内,而径路 A(不应期较短的径路)

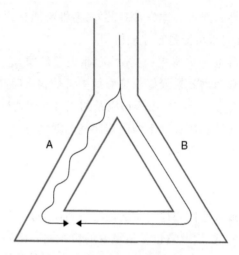

图 2.5　折返的先决条件。存在不同电生理学特性的径路(径路 A 和径路 B)组成的解剖环路。本例中,径路 A 电传导速度较径路 B 慢,而径路 B 的不应期比径路 A 长。

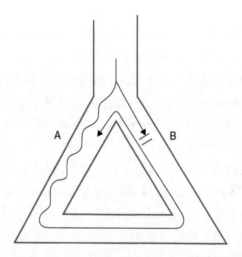

图 2.6　折返发生。如果具备图 2.5 中的先决条件,一个适时的期前收缩阻滞于径路 B(不应期相对较长)而沿径路 A 下传。由于径路 A 传导速度缓慢,当激动传导至远端时径路 B 恢复兴奋性,激动再次沿径路 B 逆向传导。此激动可再次进入径路 A,从而形成持续循环激动。

已经从前次不应期中恢复,激动沿径路 A 缓慢传导,同时径路 B 从不应期中恢复。激动到达径路 B 远端时,径路 B 脱离不应期,并能够逆向传导激动(图中为向上传导)。如果这个逆向激动再次进入径路 A 并前传(径路 A 不应期短,这种情况很可能发生),将形成连续循环激动,并沿折返环中循环传导。这种折返激动成为主导心律的条件是在折返环传出的部位持续除极折返环外的心肌。

期前收缩可以引发折返,期前收缩同样可以终止折返(图 2.7)。一个适时的激动可在折返发生过程中进入折返环并与折返激动相遇,终止折返性心律失常。

由于折返的发生依赖于折返环中不同径路的传导速度和不应期差异,而传导速度和不应期取决于动作电位形态,因此径路 A 和径路 B 的动作电位完全不同。这进一步说明改变动作电位形态的药物有助于治疗折返性心律失常。

折返的发生在人类心脏有一定概率。一些折返环路是天生的,特别是导致室上性心动过速的环路(如房室旁路相关折返,窦房结和房

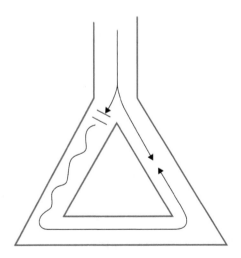

图 2.7　折返终止。折返性心动过速发生过程中,一个适时的期前收缩可进入折返环路,并与折返环路中的激动相遇(如图示),从而终止折返。

室结相关折返)。但更多恶性折返环路常常不是先天性的,而是器质性心脏疾病导致的。折返性室性快速性心律失常的折返环路位于正常心肌组织与瘢痕组织连接区域,从而形成许多潜在解剖环路。因此,室性折返环路仅发生于心室肌瘢痕组织形成时(如心肌梗死或心肌疾病)。

理论上,如果满足折返的所有解剖和电生理条件,适时进入环路的任何激动将诱发折返性心动过速。从径路A不应期结束到径路B不应期结束的时间段可以诱发折返,称为心动过速区。治疗折返性心律失常有时会缩小或去除心动过速区(通过延长径路A不应期或缩短径路B不应期)。

由于折返性心律失常可被反复诱发,可被适时的激动终止,因此,电生理实验室中研究折返性心律失常是最适合的。事实上,电生理检查中能否被诱发,是鉴别自律性心律失常与折返性心律失常的重要方法。通过在特定情况下诱发折返性心律失常,可以标记解剖环路位置并评估治疗效果。

触发活动

电生理医生曾经尝试将快速性心律失常分为两部分:自律性心律失常(不能被电生理检查诱发)和折返性心律失常(可以被诱发)。这是一种实用的分析快速性心律失常的方法。许多简单易行的分类方法被证明是错误的,这种分类方法也不例外。

快速性心律失常还存在其他机制,其中一些机制尚未明确。虽然其他大多数机制可以忽略,但至少有一种在临床上较常见,即触发活动。

触发活动具有某些自律性和折返的特点,在电生理检查中较难鉴别。和自律性一样,触发活动涉及阳离子进入细胞内,导致在3相晚期或4相早期动作电位出现切迹(图2.8a)。这种切迹称为后除极。如果这些后除极能够再次活动快钠通道(如达到阈电位),则可以产生另一动作电位(图2.8b)。因此,触发活动类似自律性,可以通过阳离子进入细胞产生新的动作电位。许多电生理医生将触发活动归为自律性的一个亚型。

与自律性机制不同(类似折返),触发活动不总是自发的(因而不

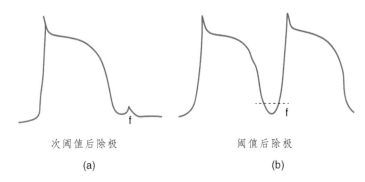

图 2.8　触发活动。(a)某些情况下,提前出现的心肌动作电位表现为一个晚期切迹(称为后除极)。(b)如果后除极足够大,将再次激活快钠通道产生第二个动作电位。

是真正的自律性增高)。触发活动可由期前收缩诱发。因此,触发活动像折返一样可以通过程序性起搏诱发。

　　理论上,由于电生理检查可以诱发触发活动相关心律失常,因此无法将电生理检查诱发作为诊断折返性心律失常的金标准。如果诱发了心律失常,以下是鉴别折返和触发活动的主要方法:与自律性相似,触发活动也表现为温醒现象;触发活动依赖于钙通道,因而对钙通道阻滞剂敏感;与多数折返性心律失常不同,诱发触发活动相关心律失常可能需要在程序起搏中引入一个长间歇(这种心律失常称为"间歇依赖性"心律失常,将在第 7 章讨论);在存在潜在结构性心脏病的患者中,折返是更可能的机制。

　　近年来,人们对触发活动的临床意义越来越重视。常见触发活动相关性心律失常包括:洋地黄中毒导致的室上性心律失常和室性心律失常,少见的钙通道阻滞剂敏感性室性心动过速。更重要的是,目前认为触发活动是尖端扭转型室性心动过速——多形性、长间歇依赖的室性心律失常的主要机制,常常与使用某种抗心律失常药物有关。

　　触发活动作为室性心律失常的原因将在第 7 章详细讨论。

(陈子良　刘彤　译)

第 3 章

心律失常的治疗

药物治疗

抗心律失常药物对心律失常的抑制可不像薄荷治疗咳嗽那样简单。它们并非通过干预易激惹的区域起效。事实上，大多数抗心律失常药物仅通过改变心肌动作电位形态来发挥作用。通过改变动作电位，这些药物可以改变心肌组织的传导性和不应期。因此，这些药物能够改变折返环路的关键电生理特性。

通道和门

抗心律失常药物通过改变控制跨心肌细胞膜离子流的通道来影响动作电位形态。Ⅰ类抗心律失常药物可影响快钠通道，提供了一个范例(图 3.1)。

快钠通道由两个门调控：m 门和 h 门。静息状态下(a)，m 门关闭，h 门开放。当一个适当的刺激发生时，m 门开放(b)，带正电荷的钠离子快速进入细胞，进而导致细胞去极化(动作电位 0 相)。数毫秒后，h 门猛然关闭(c)，关闭钠通道并结束 0 相。

Ⅰ类抗心律失常药物通过与 h 门结合发挥效应，使快钠通道部分关闭(d)。在这个例子中，当 m 门受刺激开放时，钠进入细胞的通道变窄(e)，从而导致细胞去极化时间延长(即 0 相斜率下降)。因为去极化速度决定相邻细胞去极化的快慢(决定激动扩布的速度)，因此Ⅰ类药物可减慢心肌组织传导速度。

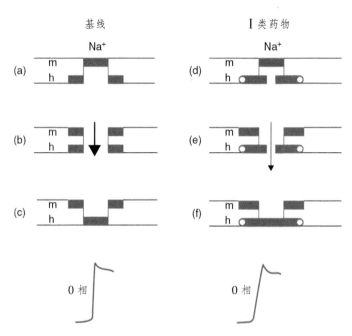

图 3.1　Ⅰ类药物对快钠通道的作用。(a)至(c)为基线状态(未用药)。(a)m门关闭,h门开放。(b)细胞受刺激导致 m 门开放,进而使带正电荷的钠离子快速进入细胞(大箭头)。(c)h门关闭,钠离子转运停止(即 0 相结束)。(d)和(e)应用Ⅰ类抗心律失常药物的影响(开环处)。(d)Ⅰ类药物结合至 h 门,表现为通道部分关闭。当细胞在(e)中受刺激时,m 门仍然正常开放,但钠离子进入细胞的通道变窄,钠离子转运减慢。进而使 0 相结束时间延长,0 相斜率减小。

　　虽然大多数抗心律失常药物作用的精确位点尚未明确,但多数药物作用方式相似,即通过改变不同的控制跨心肌细胞膜离子转运的通道功能,引起心肌动作电位改变(图 3.2),从而引起传导速度、不应期及心肌组织自律性的改变,可为抗心律失常药物的分类提供依据。

抗心律失常药物分类

　　表 3.1 是最常用抗心律失常药物的分类。Ⅰ类为阻断快钠通道的药物(如图 3.1 所示)。由于Ⅰ类药物阻断快钠通道的程度不同,对动作

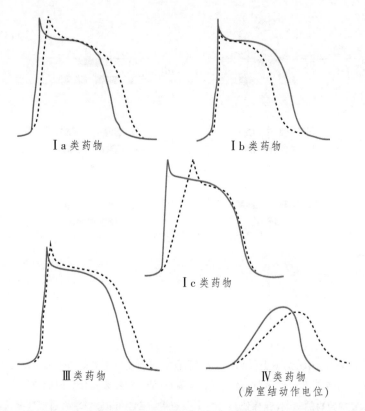

Ⅰa 类药物

Ⅰb 类药物

Ⅰc 类药物

Ⅲ类药物

Ⅳ类药物
（房室结动作电位）

图 3.2 抗心律失常药物对心肌动作电位的影响。实线代表基线动作电位，虚线代表使用不同抗心律失常药物导致的动作电位改变。除Ⅳ类抗心律失常药物使用的是房室结动作电位外，其他均为浦肯野纤维动作电位变化。

电位时程有不同程度的影响，可进一步分为三类（表 3.2）。Ⅰa 类药物（奎尼丁、普鲁卡因胺及丙吡胺）减慢传导速度并延长不应期。Ⅰb 类药物（利多卡因、妥卡尼、美西律及苯妥英钠）常用剂量对去极化影响很小（虽然在大剂量时也可以阻断快钠通道——这就是利多卡因作为一种很好的局部麻醉药物的原因）。常用剂量的Ⅰb 类药物缩短动作电位时程，缩短不应期，但对传导速度影响很小。Ⅰc 类药物对传导速度有明显的抑制效应，对不应期的影响较小。

表 3.1　抗心律失常药物分类

Ⅰ类	结合钠通道,减慢去极化速度	
Ⅱ类	β 受体阻滞剂,降低交感神经张力	
	阿替洛尔	纳多洛尔
	比索洛尔	卡维地洛
	拉贝洛尔	普萘洛尔
	美托洛尔	噻吗洛尔
	主要影响窦房结和房室结(通过阻滞 β 受体的间接作用)	
Ⅲ类	延长动作电位时程	
	胺碘酮	N-乙酰普鲁卡因胺
	决奈达隆	索他洛尔
	伊布利特	多非利特
Ⅳ类	钙通道阻滞剂	
	地尔硫草	维拉帕米
	主要影响窦房结和房室结(直接膜效应,见图 3.2)	
Ⅴ类	洋地黄制剂	
	洋地黄毒苷	地高辛
	主要影响窦房结和房室结(通过增加迷走神经张力的间接作用)	

　　β 受体阻滞剂是Ⅱ类药物。这些药物不是直接作用于动作电位,主要通过降低交感张力发挥效应。

　　Ⅲ类药物(胺碘酮、多非利特、决奈达隆、N-乙酰普鲁卡因胺及索他洛尔)延长动作电位时程及不应期,对传导速度影响较小。

　　Ⅳ类药物包括钙通道阻滞剂,主要作用于窦房结和房室结,因为这些组织的去极化仅通过慢钙通道。

　　Ⅴ类包括洋地黄类药物,其抗心律失常作用与增加副交感神经张力有关。

抗心律失常药物作用

　　多数抗心律失常药物可以在一定程度上改善自律性快速性心律

表 3.2 Ⅰ类抗心律失常药物亚分类

Ⅰa 类	奎尼丁,普鲁卡因胺,丙吡胺
	减慢动作电位上升支++
	延长动作电位时程 ++
	减慢传导速度,延长不应期
Ⅰb 类	利多卡因,苯妥英钠,妥卡尼,美西律
	对动作电位上支影响小
	缩短动作电位时程
	缩短不应期
Ⅰc 类	氟卡尼,恩卡尼,普罗帕酮,莫雷西嗪 [a]
	显著减慢动作电位上升支++++
	对动作电位时程影响小 +
	显著减慢传导,对不应期影响小

[a] 莫雷西嗪的分类存在争议,有些机构将其归为Ⅰb类。此处归为Ⅰc类是为了强调其Ⅰc类药物致心律失常的风险。

失常,但必须再次强调自律性心律失常的主要治疗方法是去除潜在病因。许多抗心律失常药物能减慢 4 相离子内流。

图 3.3 显示了抗心律失常药物如何作用于折返环路的两个例子。图 3.3a 中的折返环路与第 2 章中所描述的折返环路具有相同特征。图 3.3b 显示应用Ⅰa类药物后的变化,这些药物延长不应期。通过进一步延长径路 B 的不应期, Ⅰa 类药物能够使单向阻滞变为双向阻滞,药物阻断了折返环路中的一条径路。图 3.3c 显示了应用Ⅰb类药物后的变化,这些药物缩短动作电位时程,缩短不应期。这个例子中,Ⅰb 类药物缩短径路 B 的不应期,使径路 A 和径路 B 的不应期基本相等(换言之,心动过速区明显变窄)。解剖环路中两条径路的不应期没有差异,折返也不会发生。

图 3.3 中阐述的药物作用不应只认为是表面现象。理解药物对折返环路作用的关键在于折返需要折返环路中两条径路不应期和传导

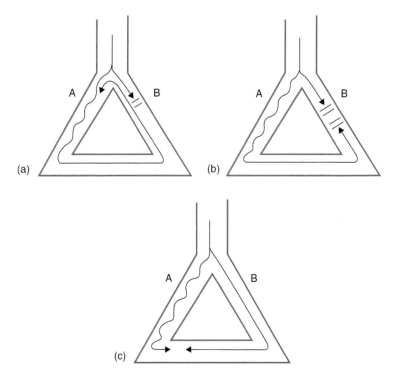

图 3.3 抗心律失常药物对折返环路的影响。(a)折返环路模式图(如图 2.5 至图 2.6 中的描述)。(b)应用 Ⅰa 类药物可能发生的变化。径路 B 不应期延长可预防折返发生。(c)应用 Ⅰb 类药物可能发生的变化。径路 B 不应期缩短,因此径路 A 和径路 B 的不应期基本相等。期前激动可能沿两条径路同时下传或阻滞,预防折返发生。

速度之间的匹配,而抗心律失常药物能改变不应期和传导速度,因此这些药物能够减少折返发生。

致心律失常作用

任何事物都具有两面性。我们看下面这个例子:一名既往心肌梗死和复杂性室性早搏(但没有持续性快速性心律失常)的患者,具有和图 3.3b 同样电生理特征的解剖环路。也就是说,虽然患者存在解剖折返环路,但不存在启动折返的电生理特征。如果该患者使用Ⅰb类药物,很可能选择性缩短了径路 B 不应期,使该折返环路呈现图 3.3a 所示的特点。换言之,抗心律失常药物可能使持续性快速性心律失常更容易发生。此外,一位具有类似图 3.3c 所示折返环路的患者服用Ⅰa类药物时,可能发生类似情况。药物通过延长径路 B 不应期,良性折返环路可能转变为潜在恶性折返环路。也就是说,我们应用抗心律失常药物时可能会增加或缩小潜在折返环路的心动过速区,增加了持续性心律失常发生风险。

这种现象称为致心律失常作用或心律失常恶化。虽然致心律失常作用并不少见,既往一直对其认识不足,许多使用抗心律失常药物的内科医师并未充分认识这种现象。如果不能认识到药物可能导致心律失常恶化,可导致错误治疗(如增加抗心律失常药物的剂量和种类),有时甚至导致死亡。因此,简单地认为抗心律失常药物只是心律失常抑制剂的观点是错误的。抗心律失常药物存在致心律失常作用:治疗折返性心律失常的机制同样也可能是加重心律失常的机制。

不幸的是,在使用抗心律失常药物之前,很难预测药物产生的是抗心律失常作用,还是致心律失常作用。因此,当使用抗心律失常药物治疗时,必须警惕其可能的致心律失常作用。

药物毒性

致心律失常作用可能是抗心律失常药物最重要的,也是普遍存在的一种药物毒性反应。刚刚提及的致心律失常作用的表现为加重折返性心律失常,可发生于任何种类的抗心律失常药物。

此外,某些抗心律失常药物可产生另一种致心律失常作用,称为尖端扭转型室性心动过速(TdP)。尖端扭转型室性心动过速(第 7 章将进一步讨论)是一种多形性、长间歇依赖的室性心动过速,与 QT 间期延长及随后产生触发活动有关(在第 2 章已经简略描述了触发活动)。尖端扭转型室性心动过速常导致晕厥及猝死,也可发生在正常人群,发生率为 3%~4%。当这类人群因某种原因导致心肌动作电位时程延长时,易产生触发活动。因此,Ⅰa 类和Ⅲ类抗心律失常药物在这类人群中容易导致尖端扭转型室性心动过速。表 3.3 列出了不同抗心律失常药物的各种致心律失常作用的相对风险。

除致心律失常作用,抗心律失常药物还有一定的毒性反应,耐受性差。表 3.4 列举了抗心律失常药物的一些常见不良反应。

胺碘酮是一种Ⅲ类抗心律失常药物,其独特的毒性反应应予以重视。胺碘酮具有独特的毒性反应谱,毒性反应发生隐匿,不容易识别和治疗,几乎能影响每个器官系统并在许多器官中缓慢蓄积(毒性可能

表 3.3　药物致心律失常作用相对风险

药物	折返恶化风险	TdP 风险
Ⅰa 类		
奎尼丁	++	++
普鲁卡因胺	++	++
丙吡胺	++	++
Ⅰb 类		
利多卡因	+	0
美西律	+	0
苯妥英钠	+	0
Ⅰc 类		
氟卡尼	+++	0
普罗帕酮	+++	0
莫雷西嗪	+++	+
Ⅲ类		
胺碘酮	+	+
决奈达隆	+	+
索他洛尔	+	+++
伊布利特	+	+++
多非利特	+	+++

表 3.4 抗心律失常药物的常见不良反应

低血压	负性肌力	心动过缓
Ⅳ普鲁卡因胺	β 受体阻滞剂	β 受体阻滞剂
Ⅳ奎尼丁	氟卡尼	钙拮抗剂
Ⅳ苯妥英钠	丙吡胺	胺碘酮
Ⅳ溴苄胺		
CNS 效应	GI 效应	肝脏效应
所有Ⅰb 类	所有药物,尤其奎尼丁、普鲁卡因	胺碘酮
胺碘酮	胺及Ⅰb 类药物	苯妥英钠
β 受体阻滞剂		决奈达隆
氟卡尼		
肺炎	恶病质	自主神经作用
胺碘酮	奎尼丁	丙吡胺
妥卡尼	妥卡尼	奎尼丁
	苯妥英钠	β 受体阻滞剂
		洋地黄
		索他洛尔

其他值得注意的毒性作用

普鲁卡因胺——药物诱发狼疮

胺碘酮——周围神经病变,近端肌病,皮肤色素减退,日光皮肤过敏,甲状腺功能减退,甲状腺功能亢进

丙吡胺——尿潴留

决奈达隆——增加心衰死亡率

CNS,中枢神经系统;GI,胃肠的。

与累积剂量相关),其半衰期长达 100 天。尽管有以上毒性反应,但是胺碘酮是目前治疗严重心律失常最有效的药物。对严格筛选的患者,胺碘酮应该是适当和有效的。

鉴于使用抗心律失常药物的相关问题,因此只有心律失常症状严

重或危及生命时才考虑使用抗心律失常药物。

非药物治疗

逆转引起心律失常的潜在病因

心律失常的治疗应当首先识别并治疗心律失常的可逆性病因。除了已知病因外（包括电解质和酸碱平衡紊乱、缺血和肺部疾病），我们必须关注抗心律失常药物的致心律失常作用。一个正在接受抗心律失常药物治疗的反复心律失常患者应当与使用抗生素治疗的不明原因发热患者同等对待——这种情况下应考虑停用药物，重新评估患者的基本情况。停用抗心律失常药物常能改善频繁发作的心律失常。

外科和消融治疗

外科手术可用于心律失常的治疗。心肌缺血所致心律失常经常在冠脉旁路移植术后改善。可标出折返环路的位置（特别是房室旁路和室壁瘤相关的室性心动过速），并通过外科手术阻断。经导管射频消融治疗已经基本取代了心律失常的外科手术治疗，尤其是室上性心律失常（经导管消融详见第 8~12 章）。所有手术操作都有一些并发症风险。

器械治疗

永久性人工心脏起搏器是缓慢性心律失常的主要治疗方式。永久起搏器由可发出电流的电源和连接心肌组织（常为心室肌）的电线（导线）组成，并由一个集成电路（小型计算机）控制。如果心脏不能产生足够的内源性电脉冲，起搏器将发放电流并沿导线下传。电流使导线尖端心肌细胞去极化（即产生动作电位），随后扩布至整个心肌。

如今的起搏器越来越精密复杂。许多参数是可以设定程序的，如起搏频率和输出能量。起搏器可以保证每次心搏时的正常房室收缩顺序。还有一些起搏器可以利用生理变量（如患者的运动水平）实时判断患者的最合适心率,并相应改变起搏频率。为患者选择合适的起搏器需要对现有技术有深入了解。

目前已有用于治疗快速性心律失常的器械。恶性室性快速性心律失常患者常接受植入式心脏转复除颤器(ICD)治疗。这种装置能持续监测心脏节律,如果发生潜在的致命性快速性心律失常,器械将自动向心脏发放一个较大的除颤电流(电击)以终止心律失常。ICD已经成功阻止了成千上万次致命性室性心律失常患者的猝死事件。然而,这种器械的应用是困难的,患者选择不像想象的那么简单(详见第7章)。

(陈子良　刘彤　译)

第 2 部分

电生理检查在心律失常的评估和治疗中的应用

第**4**章

电生理检查原理

电生理检查有助于评价多种心律失常。它不仅能够评价窦房结、房室结以及希氏束-浦肯野纤维系统的功能，确定折返性心律失常的性质，判断心律失常的起源部位并进行消融治疗，而且可用来评价抗心律失常药物和器械治疗的疗效。

人们可能认为，拥有如此之多功能的电生理检查一定非常复杂。恰恰相反(尽管电生理医师不愿承认这一观点)，完成电生理检查只需要两步简单的操作即可：记录心脏的电信号，起搏心脏内的某些局部区域。利用从这些相对简单的操作中获得的信息，结合第一部分中列举的方法，医生就能评估多种类型心律失常并制订相应的治疗方案。

本章将着重介绍电生理检查所涉及的原理。

记录与起搏

在讨论记录心内电信号和起搏前，我们需要先解释一下电生理检查中与时间测量相关的两个术语。电生理检查中时间测量的基本单位是"毫秒"(ms，即千分之一秒)。

周长

电生理医师通常用周长(每两次心跳之间的时间间隔，图 4.1a)来描述心率。心率越快，周长越短，例如频率为 100 次/分的心律失常，其周长为 600ms；而频率为 300 次/分的心律失常，周长则为 200ms。与电生理学医师讨论心率时，非电生理医师必须关注这一概念，以避免可

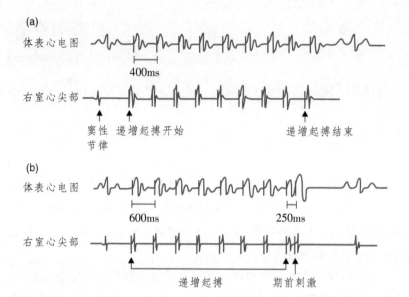

图 4.1　电生理检查的时间测量。图示右心室心尖部起搏。(a)周长指递增起搏(如图所示)或自身节律时每两次心搏之间的时间间隔。(a)图示递增起搏心律的周长为 400ms。(b)耦联间期指最后一个正常心搏和期前脉冲之间的时间间隔。图中的正常心搏为 8 次递增起搏,周长 600ms。在最后一次递增起搏心搏后,以 250ms 的耦联间期发放了一次期前脉冲。

能的交流障碍。

耦联间期

当使用起搏器进行期前脉冲时,耦联间期指最后一个正常搏动和期前脉冲之间的时间间隔(图 4.1b)。期前脉冲越早,提示耦联间期越短,而期前脉冲越晚,提示耦联间期越长。

电极导管

电生理检查需要将电极导管置入血管并放置在心脏内特定部位。电极到位后, 电极导管即可进行电生理检查中两项最重要的工作:记录心内电信号和起搏。

电极导管由绝缘导线构成。导管远端[置入心脏的一端(图 4.2)]的每一根导线都与暴露于心腔表面的电极相连。导管近端[未置入体内部分(图 4.3)]的每一根导线都和外部设备(如记录设备或体外起搏器)接口相连。这些导管与急诊室和冠心病监护病房使用的临时起搏导管相似,但其电极数通常多于两个。图 4.2 和图 4.3 中的导管是 4 极电极导管,也是电生理检查中最常用的类型。

记录心腔内心电图

通过放置在心脏内的电极导管记录的心腔内电活动称为心腔内心电图。其本质是在心腔内记录的 ECG,与体表 ECG 的区别在于体表

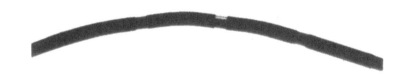

图 4.2　4 极电极导管的远端。电极由 1~4 排列,远端电极为 1。每两个电极间距离为 1cm。

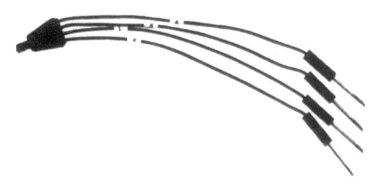

图 4.3　4 极电极导管的近端。接口数量与导管电极数量相对应。

ECG 代表了整个心脏的电活动，而心腔内心电图则仅记录心脏局部
(电极附近的心脏组织)的电活动。简单地说，心腔内心电图记录的是
导管头端两个电极(一对电极)间的电活动,也被称为"双极记录"。

心腔内心电图是通过电子滤波获得的,因此仅记录心肌组织的快
速去极化阶段(与动作电位 0 相一致)的电活动。图 4.4 显示正常窦性
心律时右心房内导管记录的心腔内心电图。当除极波由窦房结向外扩
散经过导管时,可记录到离散的高频、高振幅信号。这种信号反映了电
极感知该位置心肌除极的精确时间。医生可通过将导管放置于心腔内
多个不同位置,精确测量心腔内两点间的传导时间。此外,当有放置在
不同位置的多根导管,医生还能标测出心肌除极顺序。

总之,电极导管记录的波形反映了导管电极附近心脏组织的除极
情况。因此,心腔内心电图提供了局部心脏电活动的精确信息。

起搏

电极导管也可用于起搏。为达到起搏功能,应使用体外起搏器经

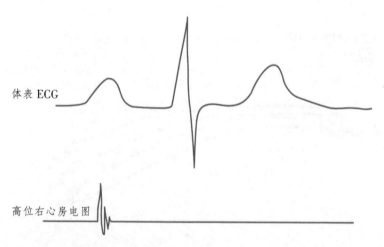

体表 ECG

高位右心房电图

图 4.4 窦性心律时体表 ECG 和自高位右心房(RA)记录的心腔内心电图。RA 电
图记录的波形反映导管头端位置的右心房组织除极的准确时间。

电极导管发放脉冲电流至心内膜表面,使邻近导管电极的心肌细胞除极。与窦房结电活动的扩布相似,这种局部心肌细胞除极也能沿心脏扩布。因此,起搏能够产生人工心脏脉冲。通过仔细调整电极导管的位置,可以在心腔内任何部位触发电活动。

电生理检查时,通常使用预先设定的模式和精确的时间间期进行起搏,以引起提前出现的电活动。这种起搏形式称为"程序刺激"。

程序刺激的目的包括以下几个方面:精确定时的期前电活动可测量心脏组织不应期;通过在某个部位进行期前电刺激,并在其他部位记录心腔内心电图以评价心脏组织的传导性和心肌激动模式。程序刺激还有助于评估自律性起搏点的自律性,以及评价折返环是否存在及其特性。

程序刺激包括两种常见的起搏方式:递增刺激起搏和期外刺激起搏(图4.5)。

递增刺激起搏(或猝发起搏)由一系列周长固定的起搏刺激组成。这种递增刺激起搏可持续数跳或数分钟。

期外刺激由一次或多次期前刺激组成,每次期前刺激均有自己的偶联间期。第一个期外刺激按照偶联间期发放,偶联间期通过自身心律或最后一次系列递增刺激起搏计算。这一系列递增起搏通常为 8 次,主要是一种习惯而无科学依据。图4.5解释了目前普遍接受的与期外刺激相关的术语。S_1(刺激 1)指递增起搏刺激或用来计算第一次期外刺激的自身节律;S_2指第一次预先设定的期外刺激;S_3指第二次预先设定的期外刺激,以此类推。不过,这一术语的使用,在计数上容易带来一些混乱(如数字 2 指第一次期外刺激)。

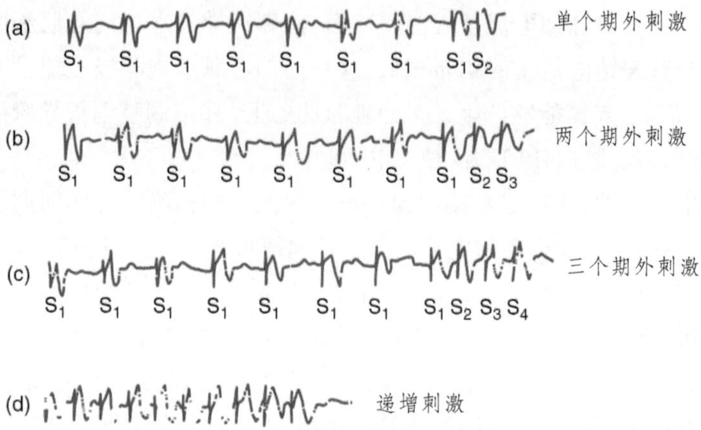

图 4.5　期外刺激起搏和递增刺激起搏。图示右心室起搏。(a)期外刺激起搏由一次或多次期外刺激组成，这种期外刺激在患者自主心律或固定周长的一系列刺激后发放(如图)。本图示单个期外刺激。固定周长的刺激为 S_1，第一个期外刺激被称为 S_2。(b)除第二个期外刺激(S_3)，其余与(a)一样。(c)除第三个期外刺激(S_4)，其余与(a)、(b)一样。(d)递增起搏由一系列固定周长的起搏刺激组成。(a)~(c)中的 S_1 刺激均为递增刺激起搏。

电生理检查操作

电生理实验室设备

　　电生理检查是一种心脏导管检查，一般的心脏导管室均配备电生理检查的所需设备，包括透视机、放射床、生理记录仪、示波器、血管通路建立设备及急救设备。电生理检查所需的特殊设备包括程序刺激仪、多通道导联转换盒(一个连接盒)和电极导管。图 4.6 显示了电生理实验室设备的常用连接方式。

　　程序刺激仪是专门为电生理检查所设计的特殊起搏装置，能发放复杂序列的起搏脉冲，时间可精确到 1ms。此外，还能将起搏和自身节

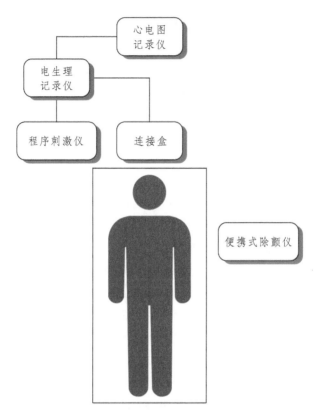

图 4.6　电生理实验室设备常见布局。

律相结合,并可同时起搏心腔多个部位。

　　连接盒是由导管室人员控制电极导管与多个不同记录仪及起搏设备连接。通过相应开关,可实现多根导管的多个电极对分别记录和起搏。

　　生理记录仪应当有足够的通道连接 3~4 个体表 ECG 导联以及多个心内导联(最多可达 12 个)。目前大多数电生理实验室均配备专门为电生理检查的生理记录仪。这种记录仪由计算机控制,具备多种颜色编码的心内导联、能够精确测量的电子标尺及存储整个检查的硬盘。

由于许多电生理检查如心律失常诱发易导致血流动力学不稳定，因此电生理检查实验室必须配备急救设备，包括除颤仪、心脏急救药物和维持气道开放设备。同时，需要训练有素的人员在场以备处理心脏急诊情况。这些人员至少包括 1 名电生理学家、2 名经过电生理操作培训的心脏科护士(或 1 名护士和 1 名助理医师)和 1 名技术员。

患者准备

由于计划接受的检查内容不同，因此患者准备有所不同，但医生应该向所有接受电生理检查的患者详细解释电生理检查的目的与性质以及可能的获益及风险。和接受其他任何检查一样，患者接受电生理检查之前需要签署知情同意书。

理想情况下，患者的电生理评价需要在基线状态下进行——停用不必要的药物(特别是抗心律失常药物)，最优化治疗心肌缺血或心力衰竭，稳定电解质状态，避免患者过度焦虑(焦虑易致交感神经系统激活)。向患者适当解释电生理检查过程，是将患者焦虑情绪控制在可控水平的有效方法。

任何心脏导管操作都可能导致危险的心律失常，尤其是接受电生理检查的患者。特别是明确或可疑室性心动过速患者，电生理检查前应当做好心理准备，诱发心律失常后可能导致意识丧失并需要接受电除颤。幸运的是，电生理检查的除颤效果在大多数实验室都具有很高安全性，有助于消除大多数患者及家属的恐惧。与患者进行充分交流不仅利于确保知情同意，更有助于缓解患者的焦虑情绪，建立对电生理学家的信任。

电极导管的插入和放置

患者进入导管室前应保持空腹，消毒准备插入导管的部位并铺巾。大多数电生理检查可通过静脉通路完成，无须进入动脉系统。在无菌状态下局部麻醉后，多数可用改良 Seldinger 技术(无须切开的穿刺针-钢丝技术)经皮插入导管。极少情况下，患者应行全身麻醉后接受电生理检查；对于特别焦虑的患者，可考虑提前使用苯二氮䓬类药物。多数情况下，导管通过股静脉插入（两根导管可安全地插入同侧股静脉）。但在某些特殊情况下，则需要经上肢静脉插入导管，包括股静脉不能使用、需要同时使用多根导管的复杂电生理检查、操作结束后需要留置导管、从上肢静脉置入导管易于操作的（如冠状窦导管）情况。此时，可以选择颈内或颈外静脉、锁骨下静脉、肱静脉作为入路。当电生理检查涉及左心室时，股动脉是最常使用的路径。在许多导管室中，常规进行动脉置管持续血压监测。

在透视下将导管置于心腔内适当位置。如果是简单的诊断性检查，通常需要将一根导管置于高右心房，而将第二根导管置于希氏束（详见下文）。如果需要心室起搏，可将其中一根导管置于右心室。对于室上性心动过速患者，通常还需要将导管置入右心室和冠状窦，记录所有 4 个心腔及希氏束的电活动。

右心房导管通常置于右心房高侧壁，邻近上腔静脉开口。此处靠近窦房结，是窦性心律时心房最早除极部位。此处起搏的 P 波形态与正常窦性心律时 P 波形态类似。

左心房的起搏与记录一般通过插入冠状窦的电极导管完成（图 4.7）。冠状窦开口位于三尖瓣后方略偏下的位置，电极导管易于从下方进入（例如，从上腔静脉进入）。冠状窦走行于房室沟，位于左心房和左心室之间。因此冠状窦电极导管可记录左心房和左心室的电活动。术者通过冠状窦电极导管起搏左心房，少数情况下亦可起搏左心室。当患者存在卵圆孔未闭时，也可直接将电极导管送入左心房，但为了避免体循环栓塞风险，我们仍然首选冠状窦。

右心室电极通常放置在右室心尖部进行记录，在右心室心尖部或流出道进行起搏。

标准电生理检查不包括左心室电极导管置入。但如果需要（如在左心室或左心房进行消融时），通常选择股动脉作为血管通路，但也有许多电生理医生从右心房穿间隔进入左心系统。

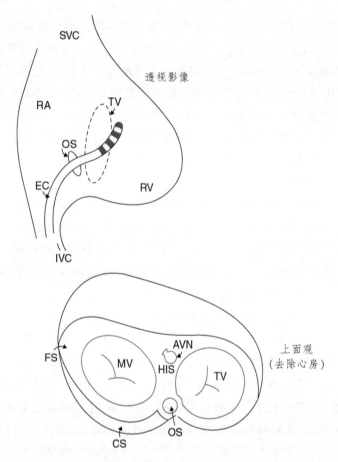

图 4.7 由于冠状窦走行于左心房和左心室之间的房室沟内，因此放置于冠状窦内的电极导管能够记录到左心房和左心室的心内电图。AVN，房室结；CS，冠状窦；EC，电极导管；FS，心脏纤维骨架；HIS，希氏束；IVC，下腔静脉；MV，二尖瓣；OS，冠状窦开口；RA，右心房；RV，右心室；SVC，上腔静脉；TV，三尖瓣。

　　希氏束电图是记录 AV 传导信息最多的心腔内心电图。为了记录希氏束电图，通常将电极导管跨过三尖瓣的后方[靠近希氏束穿入纤维骨架部位(图 4.8)]。多个电极连续记录心电图时，可以操纵导管，选择记录质量最佳的一对电极，直至获得类似于图 4.8 所示的心腔内心电

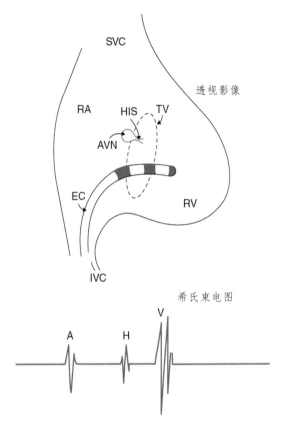

图 4.8　希氏束导管的定位。跨越三尖瓣后方的导管记录的希氏束电图。缩略语见图 4.7。有关希氏束电图上的"A""H"和"V"波的描述请参阅第 5 章。

图。记录希氏束电图的一对电极被放置在一个关键位置，跨越 AV 传导系统的重要结构，仅通过一对电极便可记录到低位右心房、房室结、希氏束以及部分右心室的电活动。

　　一旦导管就位，各对电极便准备记录和起搏。用于记录的导联应包括所有体表 ECG 导联，以及各电极导管记录的心腔内心电图。图 4.9 为基本电生理学检查的经典基线记录，显示体表 ECG 的Ⅰ、Ⅱ、V1 导联（可提供侧壁、下壁和前壁导联以评估 QRS 电轴），及两个心内导

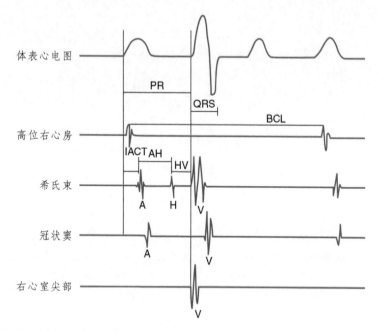

图 4.9　经典心内电图基本记录。图示一个体表心电图导联以及高位右心房(RA)、希氏束、冠状窦和右心室尖部记录的心内电图。需要测量的传导间期定义如下：BCL(基础心动周长)是指相邻 A 波之间的间期(由高位右心房导管测量)；PR 间期是指从 P 波起始到 QRS 复合波起始之间的时间间期（由体表 ECG 测量)；QRS 波时限是体表 ECG 上测量的 QRS 波宽度；IACT(房内传导时间)是从窦房结到房室结的间期，即从体表 ECG 的 P 波起始到希氏束电图的 A 波处。AH 和 HV 间期的测量将在第 5 章详细描述。

管电图(高位右房和希氏束)。心室心内电图记录和起搏，是在心房起搏结束后,通过将右心房导管移至右心室来完成的。

电生理检查的基本常规

　　电生理检查的操作流程应根据具体检查类型,大多数电生理检查遵循同样的基本流程：

　　1.测量基本的传导间期

2.心房起搏

　　a.评估窦房结自律性和传导性。

　　b.评估房室结传导性和不应期。

　　c.评估希氏束–浦肯野系统的传导性和不应期。

　　d.诱发房性心律失常。

3.心室起搏

　　a.评估逆向传导功能。

　　b.诱发室性心律失常。

4.药物试验

　　第 5~7 章将详细讨论电生理检查的具体步骤。然而,在进行特定的检查程序之前,我们需要回顾一下评估心脏电生理特点的原则,以及如何通过心内电极记录和起搏来评估和治疗折返性心律失常。

心脏电生理特点评价

　　通过电极导管记录和起搏,可以评估心脏的基本电生理特点,即自律性、传导速度及不应期。

自律性

　　根据超速抑制现象,电生理检查可用于评估窦房结的正常自律性。频率更快的起搏点可以抑制包括窦房结在内的自律点。这就意味着频率更快的起搏可使窦房结以超过自身固有自律性的频率除极。当超速起搏停止时,在窦房结恢复自律性并自动去极化前,通常会有较长时间的停搏。由暂时超速起搏导致自律点出现停搏的现象称为超速抑制。

　　在电生理实验室中,通常通过快速心房起搏(从而超速抑制窦房结)来实现对窦房结的超速抑制,随后,突然停止起搏,测量窦房结恢复所需的时间。存在病变的窦房结在超速起搏后恢复时间往往明显延长。关于对窦房结功能障碍评估的描述请参见第 5 章。

当患者依赖异位起搏点的逸搏心律维持生命时(例如,完全性心脏传导阻滞合并室性逸搏心律的患者),对自律起搏点的超速抑制也具有临床意义。这些逸搏点具有和窦房结类似的自律性,也会受到超速抑制。这些患者在接受临时起搏治疗时,如果临时起搏突然失夺获(有时会出现),由于逸搏点的超速抑制,患者可能会发生长时间停搏,甚至死亡。对于这些患者,必须仔细放置临时起搏器导管,保证很好的起搏阈值且十分稳定,此外,植入永久性起搏器前,必须采取一切措施来保持临时起搏电极稳定,如强制患者卧床。

在电生理实验室中,对自律性异常(如因缺血引起的室性心动过速等)导致的快速性心律失常通常没有很好的研究方法。对这些异位自律点进行超速抑制可能效果不好。而且,如前所述,电生理检查中不能诱发自律性心律失常。因此,评价自律性快速性心律失常并非电生理学检查的适应证。

传导速度

传导速度是指电脉冲在心脏内传导的速度, 与动作电位去极化 0 相的上升速率(即斜率)有关。通过测量电脉冲从心脏内的一个位置传导到另一个位置所需的时间(即传导间期),我们可使用电极导管来评估心脏电传导系统不同部位的传导速度。

希氏束电图是使用心内电图评价传导速度的最佳实例。如前所述,希氏束电图包含了房室传导系统中的所有重要结构的电信号。图4.8 为正常窦性心律患者的希氏束电图。如图所示,希氏束电图包含 3 个主要波。第一个波是 A 波,代表了低位右心房组织的除极,自此电脉冲开始传入房室结。电脉冲在房室结中将进入除极缓慢的组织(如第 1 章所述,房室结组织除极缓慢是由于房室结细胞缺乏快钠通道)。由于房室结除极速度较慢,且无高频信号产生,激动通过房室结不会反映在希氏束电图上。当激动传出房室结并下传至希氏束(再次遇到快速除极细胞)时,心内电图上可产生希氏束波(H 波)。

当激动通过束支远端传至浦肯野纤维系统时,电脉冲就超出了该对电极的记录范围。由于与记录电极之间的距离较远,希氏束电图无法记录到浦肯野纤维的除极过程（但有时可记录到右束支除极）。最后,当激动下传至心室肌时,希氏束导管附近的心室肌发生除极,产生希氏束电图上的 V 波。

通过对希氏束电图上各波的分析,可以推导出房室传导系统中主要结构的传导特性。AH 间期:从 A 波起始到 H 波起始的传导间期,代表激动通过房室结的传导时间,通常为 50~120ms。HV 间期:从 H 波起始到 V 波起始的传导,代表激动通过希氏束−浦肯野纤维系统的传导时间,通常为 35~55ms。当房室结存在病变时,AH 间期通常延长,而当远端传导系统存在病变时,HV 间期延长。

AH 间期和 HV 间期是电生理检查中首先测量的两种基本传导间期。如图 4.9 所示,其他基本传导间期还包括基础心动周长、QRS 时限、PR 间期和心房内传导间期。基础心动周长是指由右心房导管测量的连续两个心房激动间的间期,可粗略估计窦房结去极化的基本频率。PR 间期是指从体表 ECG 测得的从 P 波起始到 QRS 波群起始的间期。QRS 波持续时间是指从 QRS 波群起始到 QRS 波群结束的间期,也通过体表 ECG 测得。心房内传导间期大约等于从窦房结到房室结的传导时间,是指体表心电图 P 波起始到希氏束电图的 A 波结束的间期。值得注意的是,心房内传导间期、AH 间期和 HV 间期是 PR 间期的三个基本组成部分。

根据电生理检查的类型和所需信息的不同,可能还需要测量其他传导间期,如逆传间期(从心室到心房)。

不应期

不应期是指细胞在一次除极后不能被再次除极的一段时间,细胞的不应期与动作电位时程有关。由于在电生理实验室中无法测量细胞的动作电位时程,因此必须重新定义不应期使其可行。因此,心脏组织的不应期根据组织对期前刺激的反应定义。电生理学家将不应期分为三种类型,即有效不应期、相对不应期以及功能不应期。

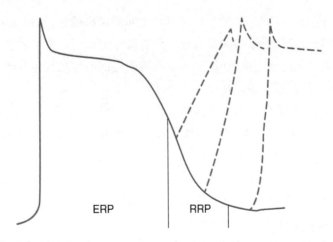

图 4.10　有效不应期和相对不应期。有效不应期(ERP)中,细胞不能被除极。相对不应期(RRP)中,细胞可以被除极,但由此产生的动作电位的 0 相活动较缓慢(虚线)。

有效不应期(ERP;图 4.10)的定义与不应期的初始定义最为接近。当进行期前刺激时,落入不应期的刺激将不能在组织中传导。组织的 ERP 是不能在组织中扩布的期前刺激的最长偶联间期,因此,ERP 是指最晚的、被阻滞的期前刺激,如果期前刺激延迟出现,电脉冲又能在组织中传导。一般来说,ERP 的终点位于动作电位 3 相最后 1/3 附近。

阐述相对不应期((RRP;图 4.10)则需要引入一个新概念。组织不应期的恢复是一个渐进而非瞬间完成的过程。如图所示,ERP 的终点位于 3 相、细胞完全复极化前 (即 4 相之前)。如果一个心肌细胞在 ERP 结束后、细胞完全复极化之前受到刺激,所产生的动作电位上升(0 相)缓慢,因此在组织中的传导速度缓慢。从 ERP 终点到 4 相开始的这段时间称为 RRP。组织 RRP 的定义是期前刺激在组织中缓慢传导的最长偶联间期。RRP 结束后,组织的传导特性可完全恢复。

某种程度上,ERP 和 RRP 至少可与动作电位的持续时间相关。功能性不应期(FRP)的概念与我们最初"不应期"的概念毫无关联。组织

FRP 是指在该组织传导的两次激动之间可能存在的最小时间间隔。FRP 测量的是组织输出。想象一下，一个小小的电生理学家拿着秒表站在希氏束上测量房室结 FRP。一个较大的电生理学家正用逐渐提前的(更早的期前刺激)激动起搏心房。然而，我们的小电生理学家唯一能发现的是，每个电脉冲离开房室结并向希氏束下传(别担心——他穿的是橡胶底鞋)。每当激动离开房室结并激动希氏束，小的电生理学家就记录下自上一个脉冲后的时间间隔。最后，刺激房室结的提早激动出现太早，达到了房室结 ERP(当激动到达房室结时被阻断而不能下传)，因此不会再有激动传导至希氏束。房室结 FRP 是小的电生理学家观察到的相邻连续脉冲间的最短间隔。

什么原因让电生理学家发明了 FRP 呢?首先，由于组织的 FRP 是由激动在该组织中的传导决定的，FRP 可测量组织的不应期和传导速度。如在 RRP 的讨论中所示，较短的偶联间期内，不应期和传导速度密切相关，FRP 是一种量化这种关系的方法。其次，FRP 可能比直接的其他不应期类型更具有临床意义。最好的例子是心房颤动，在这种情况下，治疗目的是减慢心室率。相应药物延长不应期，并减慢房室传导系统的传导速度。评估治疗效果的最佳方法是连续 QRS 波群间的最短间隔，即房室传导系统的 FRP。第三，在测量表格中最好列上三种不应期数据。

周长和自主神经张力对不应期和传导速度的影响

心脏组织的不应期受周长的影响。对于大多数组织，周长缩短(心率加快)时，不应期也缩短。但房室结例外，房室结在周长缩短时，不应期延长。

自主神经张力同时可影响不应期和传导速度。增加交感神经张力可使整个心脏的传导速度加快，不应期缩短。增加副交感神经张力可使传导速度减慢，不应期延长。同样，房室结的特点有所不同，房室结较其他心脏组织富含副交感神经纤维。因此，副交感神经张力对房室结传导速度和不应期的影响更明显。

折返性心律失常的评估

　　可诱发和终止的折返性心律失常应进行详细检查。因此,电生理检查在折返性快速性心律失常的评价和治疗中发挥至关重要的作用。虽然不同类型的折返性心律失常采用的方法不同(将在第 6 章和第 7 章中详细讨论),但对所有类型折返性心律失常电生理评估的原则相同。

折返性心律失常的程序刺激

　　折返性机制的重要特征是通过程序起搏可诱发和终止心律失常。图 2.6 显示诱发折返性心律失常的基本原理。一个起搏的期前刺激在特定的偶联间期进入折返环路,B 通路仍处于上次激动的不应期(在 B 通路的 ERP 内期前激动到达),但激动在 A 通路的 ERP 后到达,因此 A 通路接受这个期前刺激。注意如果激动在 A 通路的 RRP 时进入折返环,可沿通路 A 缓慢传导 (因为按照定义 RRP 期间的传导是缓慢的)。由于 A 通路的传导速度缓慢,B 通路有足够时间从 ERP 中恢复,并接受逆向的期前冲动,从而形成折返。

　　一旦折返性心律失常形成,进入折返环的期前起搏激动可出现以下三种情况(图 4.11):第一种情况下,期前激动可能遇到组织不应期,使其不能进入折返环(图 4.11a)。这种情况下,期前收缩不影响折返节律。第二种情况下,更早的起搏激动进入折返环沿慢通路(A 通路)传导,并与快通路的折返激动相撞(图 4.11b)。这种情况下,起搏激动重整了折返节律。最后一种情况下,期前激动在适当时间进入折返环,在 A 通路刚好遇到组织不应期, 并在 B 通路中与循环波峰碰撞 (图 4.11c)。此时,折返节律被终止。

　　起搏激动必须在特定时刻到达折返环,诱发或终止心律失常。是否能在特定时刻到达折返环取决于几个因素,包括从起搏电极到折返环的距离,导管与折返环路间组织的不应性和传导速度。如果导管远离折返环、组织不应期长、传导缓慢,起搏冲动就不太可能提前到达折

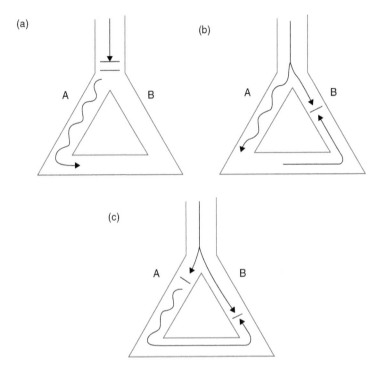

图 4.11　期前激动对折返性心律失常的影响。(a)相对较晚的提前激动可能会遇到组织的不应期,使其不能进入折返环。这种情况下,折返不受影响。(b)比(a)中描述的更早期前激动可以进入折返环,在一条通路(图中径路 B)中抵消折返激动,但通过另一条通路(径路 A)重新建立折返。此时折返心律重整。(c)非常早的提前激动遇到径路 B 的不应期,可终止径路 B 的折返性心律失常。此时,折返终止。

返环,诱发或终止心律失常。因此,需要采取多个部位起搏的刺激方案,以增加折返环附近部位起搏的机会。此外,多数刺激方案偶联了 4 个期前刺激。因此较短的偶联间期缩短了组织不应期,并加快组织的传导速度,使随后激动更容易到达折返环路。

　　室上性心动过速时,不同部位起搏将有助于明确哪些部分是折返环的一部分。例如,右室起搏对窄 QRS 波心动过速无影响不支持大折返性心动过速,提示折返环路不包括心房和心室。第 6 章将更详细地讨论这个概念。

折返性心律失常心内电图记录

折返性心动过速时记录的心内电图,有助于描述大折返环路的特征(见于多种室上性心律失常),或定位小折返环的大概位置(见于多数室性心动过速),尤其有助于评估室上性心动过速发作时心房激动模式。我们将在第 6 章中讨论,一些类型的折返性室上性心律失常可表现出特殊的心房激动模式。可通过分析腔内心房电图做出诊断。通过记录诱发的室性心动过速时的多通道心室电图并寻找最早心室激动部位,可推断折返环的大体位置。通过对心室激动图形的标测指导折返环的消融。

自主神经张力的动作、抗心律失常药物及器械治疗对折返性心律失常的影响

电生理检查有助于评估自主神经张力的动作对折返性心律失常的影响。通过干预自主神经张力,并重新评估心律失常的诱导性,确定折返性心律失常是否受自主神经张力的影响。室上性心律失常中,如果折返环依赖自主神经张力,说明房室结参与折返环。输注拟交感神经类药物刺激心室,可帮助诊断儿茶酚胺依赖性室性心动过速。由于 β 受体阻滞剂对这种心律失常有效,所以对于这种相对少见的室性心动过速的诊断十分重要。

同样,电生理检查可以评估抗心律失常药物对折返性心律失常的影响。如第 3 章所述,药物可以缓解、加重或不影响折返环。患者长期应用该药物治疗前,程序性刺激可预测药物对折返环的影响。理想情况下,如果一种药物对折返环有良好作用,用药后原来可以诱发的心律失常无法再诱发。这是电生理检查中进行药物效果评估的基本原理。

通过研究诱发的心律失常的特点,可评估使用植入式抗心动过速

装置来终止自发性心律失常的可行性。植入装置前,应考虑以下因素:诱发了几种心律失常?心律失常的周长是多少?何种起搏程序能可靠地终止诱发的心律失常?起搏是否会使血流动力学稳定的心律失常变得不稳定?是否有良性心律失常(如窦性心动过速)被误诊而进行不适当的治疗?药物对心律失常的诱发、频率、形态和终止的影响如何?详细的电生理检查可回答以上问题。

电生理检查并发症

最初学习电生理检查——特别当检查目是诱发致命性室性心律失常时——许多医生认为电生理检查十分危险。然而,电生理检查非常安全,常常比其他介入治疗更安全。

电生理检查也是一种心导管检查,因此可能发生心导管检查的风险,包括心脏穿孔、出血、血栓栓塞、静脉炎和感染。由于一般心导管检查最常见的并发症是动脉损伤,然而大多数电生理检查不需要穿刺动脉,因此严重血管损伤的风险实际上要远远低于一般心导管检查。在大多数中心,血栓栓塞或静脉炎、菌血症或需要输血的出血的累积风险远低于 1%。

人们可能会想到特意诱发致命性心律失常会增加死亡风险。但是实际上,电生理检查中的死亡风险接近为零。电生理检查是在可控的情况下诱发折返性室上性心律失常的,血流动力学不稳定的心律失常可立即终止,研究结果显示,如果及时治疗,这类心律失常很容易被终止。在大多数中心,患者诱发的室性心动过速平均时间小于 30s。只有少数诱发的室性心动过速患者需要直流电复律,需要心肺复苏的情况非常罕见。

(蔡嘉庚　刘恩照　译)

第**5**章

电生理检查在心动过缓评估中的应用：窦房结、房室结和希氏束-浦肯野系统

如本书第 2 章所描述的，窦房结、房室结和希氏束-浦肯野系统产生、传导和扩布心脏的电脉冲，决定心脏搏动的节律和频率，负责优化心脏的血流动力学性能。具体来说，窦房结根据身体需要的波动连续调节心率；房室结和希氏束-浦肯野系统优化由心房传导至心室的电脉冲；希氏束-浦肯野系统协调左右室之间的同步收缩。

本章将讨论引起心动过缓的电生理问题，包括窦房结、房室结和希氏束-浦肯野系统疾病，重点探讨电生理检查如何和何时有助于这些疾病的评估。我们也将简要地综述相关的起搏治疗方法。

正如我们所做的，读者会注意到一个反复出现的事实：虽然电生理检查给我们提供了窦房结、房室结和希氏束-浦肯野系统如何工作的详细信息，但是，现在我们已经获得了这些知识，我们通常能对这些心脏结构异常的患者进行评估而实际上并不需要进行电生理检查。的确，早期的电生理医生成功地实现了他们的首要目标——理解心脏脉冲是如何形成和传播的，结果他们此后几乎无事可做。幸运的是，第二代电生理医生很快发现如何运用电生理检查监测快速性心律失常，因此拯救了这一行业——但这将在后面章节涉及。

窦房结功能异常的评估

窦房结解剖

窦房结被认为是一个"逗号"样的心内膜下结构，约宽3mm、长10mm,其头部位于右心耳旁的界嵴上,靠近右房和上腔静脉的交界处(界嵴是心内膜下的脊状突起,沿右房侧壁像山脉样从上腔静脉延续至下腔静脉)。窦房结逗号样结构的尾部沿界嵴向下,指向下腔静脉。

窦房结由丰富的交感和副交感神经支配,因此,它的功能受到自主神经系统的强烈影响。一些证据表明自主神经张力有助于决定窦房结的哪一部分(如头部或尾部)在既定的时刻是"发射"状态。交感神经张力增高时倾向于触发窦房结头部,而副交感神经张力增高时倾向于触发尾部。

窦房结功能异常

窦房结疾病是心动过缓最常见的原因。伴随窦房结疾病的缓慢性心律失常,可表现为间歇性或持续性窦性心动过缓,如窦性停搏或窦房传导阻滞,或窦性心动过缓伴阵发性房性快速性心律失常(所谓的慢-快综合征)。当窦性缓慢性心律失常患者出现症状时,考虑存在病态窦房结综合征(需要注意的是,窦性心动过缓的"官方定义"可能存在误导。大部分教科书将正常窦性心律的频率定义在60~100次/分,但是这个范围可能是不正确的。正常情况下,健康个体的静息窦性心律常常低至40次/分,而静息心率在80次/分以上或者90次/分以上时常常表明存在隐匿性疾病,如贫血、甲状腺或心肺疾病等)。

临床研究显示窦房结疾病引起的心动过缓通常是良性的。也就是说,患者通常不会死于窦性心动过缓本身。另一方面,窦房结疾病与死亡率增加有关,但是额外的死亡率增加常常由于非心源性病因。

因为窦性心动过缓通常不致命,所以用于评估和治疗疑似窦房结疾病的有创操作完全取决于是否存在相关症状。如果窦房结疾病引起症状,应植入永久起搏器,反之,则通常没有起搏器植入指征。

到目前为止,引起窦房结疾病最常见的原因是窦房结纤维化,它与衰老有关,常常伴随心房和房室传导系统的弥漫性纤维化。因此,大多数窦房结功能异常的患者是老年人。其他导致窦房结功能障碍的原因包括窦房结动脉粥样硬化、心脏创伤(尤其在外科手术矫正先天性心脏病过程中)、心脏浸润性或炎症性疾病和甲状腺疾病。

特别值得一提的是慢-快综合征。慢-快综合征是指伴随窦房结功能障碍的弥漫性心房纤维化引起的房颤或房扑。因此,慢-快综合征患者常在窦性心动过缓期间经历间歇性的房性快速性心律失常发作。重要的是,由于病变的窦房结对超速抑制过度敏感(见第 4 章和本章后面内容),这些患者在快速性房性心律失常突然终止后会出现长时程的心脏停搏。患者的症状很少与心动过速或窦性心动过缓直接相关,而常与心动过速终止后停搏有关。所以,慢-快综合征患者可出现突然发作和相对严重的头晕目眩,甚至晕厥。而且,由于心房纤维化也常常累及房室传导系统,所以在房性快速性心律失常发作时,这些患者可能呈现良好甚至是缓慢的心室反应。因此,当患者房颤发作时伴慢心室率,应立即考虑传导系统可能受累。如果考虑复律治疗,应准备即刻起搏治疗。

慢-快综合征患者常常最终进展为心室率可以很好控制的慢性房颤。的确,慢性房颤可被认为是人体自身用来应对弥漫性传导系统疾病的方法,以保证有合适的心室率。然而在进展为慢性房颤之前,患者通常会有明显的症状,以及因晕厥发作而导致的创伤风险。所以,等待患者自行进展为慢性房颤并不可行。

电生理检查虽然有助于证实存在窦房结功能障碍,但并不能帮助评估窦房结功能障碍是否可以引起症状,或是否需要起搏治疗。患者有时可出现明显的心动过缓相关症状,如头晕或晕厥,但并未记录到心动过缓的证据。对于这些患者,电生理检查可用来判断窦房结功能是否正常。

电生理导管室评估窦房结功能

窦房结恢复时间

　　窦房结功能障碍最主要的表现是自律性异常,由于动作电位 4 相自动除极速率下降导致心动过缓。

　　电生理导管室用于评估窦房结自律性的检查是测量窦房结恢复的时间(图 5.1 和图 5.2)。测定窦房结恢复时间基于超速抑制现象。超速抑制是指当自律性位点暴露在快速外部电刺激下时,出现一过性自律性下降。当超速起搏停止时,自律性位点需要一些时间才能恢复正

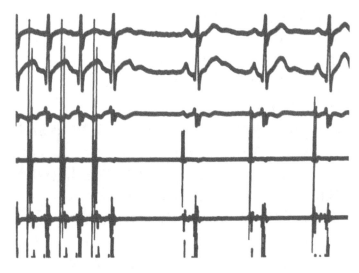

图 5.1　正常窦房结恢复时间。如图所示,上面三个导联为体表心电图,第四个导联为右心房心电图,第五个导联为希氏束电图。测量窦房结恢复时间只需要检查右心房心电图。右心房心电图的前三跳代表了递增起搏 30s 的最后三个心搏,起搏停止时,测量最后一个起搏刺激到自发的第一个心房波之间的间期。例如,如图基础周长是 800ms,而窦房结恢复时间等于 1260ms,属于正常范围。

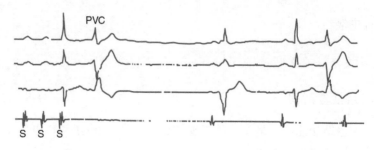

图 5.2　异常窦房结恢复时间。如图所示为三个体表导联和一个右心房心电图。窦房结恢复时间是 2200ms。注意在恢复期出现室性期前收缩,但因为室性期前收缩未逆传心房(在右心房心电图上未见对应的心房激动),所以并不影响窦房结功能和窦房结恢复时间的测量。PVC,室性期前收缩。

常频率。刚刚恢复时,其发放激动的频率慢于最初的基线频率。所以说,超速刺激暂时抑制了自律性位点。超速抑制现象是自律性位点的正常反应,但是,当窦房结处于疾病状态时,超速抑制作用可被放大。

正如我们所见,窦房结的超速抑制实质上是由快速性房性心律失常所致。电生理导管室中采用临时起搏方法测量。

窦房结恢复时间的测量

虽然解读窦房结恢复时间具有一定困难,但是测量窦房结恢复时间在概念上与操作上都相对简单。在邻近窦房结的高右心房放置一根电极导管,快速起搏抑制窦房结。一段时间后,停止起搏,然后测量最后一个起搏刺激到第一个自发窦性激动之间的恢复时间。

标准的窦房结恢复时间测定需要特定的起搏顺序:通常以略快于基础窦性心律的频率开始起搏,以 300ms 周长(200 次/分)结束起搏。每次起搏至少维持 30s 使得超速抑制最大化,然后突然终止。第一个恢复间期 (从最后一个起搏的心房波到第一个自发的窦房结除极)正常情况下要长于起搏前的基线窦性间期,反映起搏造成超速抑制的程度。停止起搏后,经过 5~6 个心搏,窦房结逐渐回到它的基线频率。窦房结病变时,常观察到两种现象:第一,初始的恢复间期比正常要长;

第二,后续的恢复间期中,窦房结逐渐回到基线频率可被"继发性停搏"打断。

检查结束时,测量每个起搏频率下的恢复间期。另外,可能观察到一个或多个继发性停搏。公认的窦房结恢复时间是在整个检测过程中最长的恢复间期,无论是初始的或继发性停搏后的恢复时间。

也许有人认为起搏频率越快,起搏后恢复时间应该越长,但事实并非如此。缓慢起搏后测量的恢复时间通常要长于快速起搏后的恢复时间。这一现象,即慢频率超速抑制后有更长恢复时间,是因为窦房结本身的传导特性所造成。如果窦房结周围细胞(包绕在起搏细胞周围的细胞)传导功能异常,那么就可能发生窦房结传入阻滞,因此,一些起搏刺激被阻滞而不能抵达起搏细胞。快速起搏导致更少的起搏脉冲抵达窦房结起搏细胞,所以超速抑制的效果反而不如缓慢起搏。这也是在测量窦房结恢复时间时需要更宽泛的起搏频率的原因,而不仅仅是快速起搏(本章后文将讨论窦房结传导特性的评估)。

对于任何一个病例,很容易确定其窦房结恢复时间。但是,窦房结恢复时间是正常或异常却难以判断。一个主要的难点是窦房结超速抑制是一种正常的现象,可能发生于任何人。不幸的是,窦房结恢复时间在正常个体中存在广泛的变异,和窦房结功能异常患者的窦房结恢复时间也有相当大的重叠。

窦房结恢复时间的正常值上限不是自然决定的,而是由电生理医生确定的。正常值在不同导管室都有差异,取决于电生理医生是否希望测量结果在敏感性(这种情况下往往选择较低的数值)或特异性(这种情况下往往选择较高的数值)方面出现误差。一个保守的窦房结恢复时间正常值上限是1500ms,大多数医生同意超过该值提示窦房结功能障碍。

另一个解读窦房结恢复时间的难点是其与潜在心率(或说基础周长)相关,当基础心率较慢时,通常可观察到很长的恢复时间。同样的窦房结恢复时间,在基础周长较短时是异常的,但在基础周长较长时可被认为是正常的。

为了解释窦房结恢复时间和基础周长之间的关系,电生理医生设计了两种指标,其中一种或两种目前常规用于电生理检查中。第一种是校正的窦房结恢复时间,通过实际的窦房结恢复时间减去患者的基础心动周长。常规情况下, 校正的窦房结恢复时间正常值上限是525ms。换言之,窦房结恢复时间不应超过基础周长525ms。第二种指标是计算窦房结恢复时间与基础周长的比值。比值超过160%被认为是异常的。

图 5.1 显示正常窦房结恢复时间。该患者基础周长为800ms,初始恢复时间为1260ms。因此,其窦房结恢复时间为1260ms,校正的窦房结恢复时间是460ms,窦房结恢复时间与基础周长的比值为158%。所有数值均在正常范围内。

图 5.2 所示为一例异常的窦房结恢复时间。基础周长为800ms,最长恢复时间为2200ms。校正的窦房结恢复时间是1400ms,窦房结恢复时间与基础周长的比值为275%。所有数值均为异常。

这两个病例的窦房结恢复时间测量相对简单,因为窦房结恢复时间本身、校正的窦房结恢复时间和窦房结恢复时间与基础周长的比值是一致的,要么都正常,要么都异常。三个测量参数表现不一致的情况并不少见。这种情况下,电生理医生必须依靠个人临床经验来判断检查结果。考虑到确定正常的和异常的窦房结恢复时间存在一定主观性,所得出的结论需要考虑患者的感受。的确,只要采用电生理检查去判断患者的窦房结是否正常,就意味着会存在一定的主观性。

窦房传导时间

窦房传导时间检测是评估窦房结将其自身产生的电脉冲传导至周围心房组织的能力。窦房结并不总是允许其产生的电脉冲传导至心房,这一观点是基于对窦房结传出阻滞现象的观察(图 5.3)。传出阻滞发生时, 突然出现窦性停搏伴长间歇且刚好为正常窦性周长的两倍,

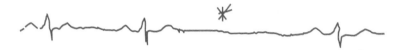

图 5.3　窦房结传出阻滞。注意突然的停搏伴长间歇且正好为正常窦性周长的两倍。可以推测,窦房结起搏细胞在合适的时间发放了电脉冲(星号所示),但由于异常的结周传导引起传出阻滞。窦房结功能障碍的患者常表现为偶发传出阻滞。这些患者通常也存在异常的窦房传导时间(见正文)。

表明窦房结的确产生了电激动但并未传出。在窦房结功能障碍的患者中,偶尔发生的传出阻滞是相对常见的(窦房结传出阻滞类似于我们在窦房结恢复时间部分讨论的传入阻滞,反映了相同的生理学机制)。

　　为理解窦房传出阻滞如何发生以及如何测量窦房传导时间,我们将窦房结视为一小片起搏细胞,周围被具有类似房室结特性的特殊结周组织所包围(图 5.4)。窦房结产生的电脉冲必须穿过结周组织才能从窦房结传出。如果传导异常,那么就可能发生传出阻滞。

　　窦房传导时间是测量窦房结起源的激动穿过结周组织进入心房的时间。窦房传导时间延长提示结周组织传导异常,可能会发生窦房结传出阻滞。

　　测量窦房传导时间需要放置一根靠近窦房结的高右房电极,进行心房起搏,使窦房结除极化并重整。后续的恢复时间(如从高右房电极上测量的最后起搏的心房除极至第一个自发的窦房结除极的时间)假设反映了从起搏激动传入窦房结、基础窦性周长和自发的窦性激动传出窦房结的总时间。假定传入和传出窦房结的时间是相等的,那么恢复间期就等于基础周长加两倍的窦房传导时间。

　　因为基础心动周长是已知的,而恢复间期可以测量,所以可计算出窦房传导时间。

　　在图 5.5 中,基础心动周长是 800ms。假设刺激(A2)进入并重整窦房结, 恢复间期为 900ms。根据这个公式, 得出窦房传导时间为 50ms。正常的窦房传导时间为 50~125ms。

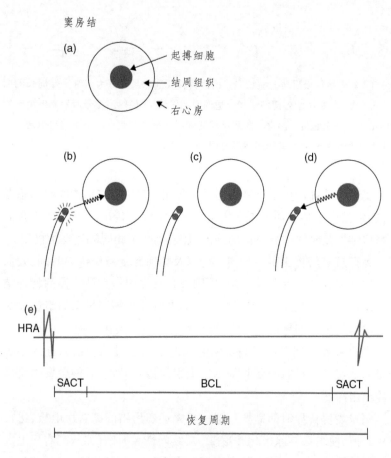

恢复周期=BCL+2×SACT

图 5.4　窦房传导时间的测量。(a)窦房结由一小片起搏细胞组成,周围被传导缓慢的结周组织包围。窦房结恢复时间的测量需要通过一根放置在窦房结附近的高右房电极发放期前刺激。窦房结恢复时间可通过测量起搏脉冲至第一个自发的脉冲之间的间期而推导出来(恢复间期)。恢复周期由传入窦房结的时间(b)、正常窦房结除极时间(如基础心动周长)(c)和传出窦房结的时间(d)组成。(e)为测量窦房结恢复时间的右房电图。窦房传导时间是恢复周长与基础周长差值的一半。HRA,高位右心房;SACT,窦房传导时间;BCL,基础心动周长。

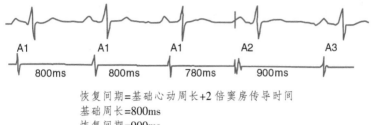

恢复间期=基础心动周长+2倍窦房传导时间
基础周长=800ms
恢复间期=900ms
窦房传导时间=50ms

图 5.5　测量窦房传导时间(Strauss 方法)。图示为一个体表心电图导联和右房电图。右房电图上进行的测量,基础心动周长为 800ms,发放一个联律间期为 780ms 的心房期前刺激(A2),其恢复期(A2~A3)是 900ms,等于基础心动周长加上 2 倍的窦房传导时间。所以,窦房传导时间为 50ms。

现有两种方法可测量窦房传导时间。Narula 方法采用短阵的慢频率起搏,仅比基础窦性心律略快,这样可以尽量避免超速抑制(诱发超速抑制将使窦房传导时间的计算无效,因为窦房结不再按基础周长的节律释放脉冲)。Strauss 方法采用一系列单个心房期前收缩刺激,以确保没有超速抑制出现。无论应用哪一种方法测量窦房传导时间,都存在一个明显的局限性,一些窦房结功能障碍的患者存在不规则的基础心动周长,这样可导致窦房传导时间计算错误。

固有心率

正如前述,窦房结由丰富的交感神经和副交感神经支配。因此,有时候可能难以判断疑似的窦房结功能障碍是由于异常的自主神经张力,还是由于窦房结本身存在问题。测量固有心率有助于对这种病例的诊断。

评估固有心率首先要通过药物阻断自主神经系统, 然后测量心率。通常予普萘洛尔(0.2mg/kg)和阿托品(0.04mg/kg)。根据 Jose 设计的公式,自主神经阻滞后的正常固有心率=118-(0.57×年龄)。

患者存在窦性心动过缓,但是固有心率正常,那么可认为其窦房结功能是正常的,心动过缓明显是受到自主神经的影响。患者窦性心动过缓和固有心率低下同时存在,则认为其存在内部的窦房结功能障碍。反之,发生不正常窦性心动过速的患者常常存在显著的固有心率升高。

临床实践中,很少需要通过测量固有心率来诊断内部窦房结疾病。例如,对于窦性心动过缓的患者,运动试验更容易起到去副交感神经的作用,如果运动时心率反应迟钝(未使用引起心动过缓的药物,如β受体阻滞剂和钙拮抗剂),通常可确认固有窦房结功能障碍的诊断。

解读窦房结试验:何时采用电生理检查

当评估患者是否存在窦房结功能障碍时,有几点应谨记在心。第一,窦房结功能障碍通常不致命,只有在患者出现症状时才需要治疗。第二,诊断窦房结功能障碍的最佳方式是观察到其自然发作,因为此时的特异性为100%,所以,动态心电监测(非电生理检查)是评估窦房结功能障碍可选的手段。第三,由于电生理检查仅仅能帮助确认是否存在窦房结功能障碍(并非是否引起症状),所以一旦已经明确发生无法解释的窦性缓慢性心律失常,一般没有理由考虑电生理检查。第四,虽然电生理检查提供了评估窦房结自律性(窦房结恢复时间)和传导特性(窦房传导时间)的方法,但是这些检查的特异性和敏感性估计仅为70%。

理解这些要点后,我们有信心地提出以下评估窦房结疾病的原则:

1.无症状窦性缓慢性心律失常无须评估或治疗。

2.窦房结恢复时间或窦房传导时间异常但无症状的患者无须治疗。

3.有症状的窦性缓慢性心律失常患者应接受起搏治疗,除非是由于药物或一些其他可逆因素导致。

4.通过电生理检查评估窦房结功能唯一没有争议的指征是,患者有缓慢性心律失常相关的症状(尤其是晕厥),但监护未记录到明显心动过缓。

评估房室传导异常

房室传导异常是缓慢性心律失常的第二种主要原因。和窦房结疾病一样,临床医生主要关注的是判定罹患房室传导疾病的患者是否应该接受起搏治疗。治疗决策取决于以下三条:传导异常是否引起症状;传导异常的发生部位;传导阻滞的程度。同样,由于在电生理检查中学习到的一些知识,我们通常不需要开展有创检查来做这一决定。

房室传导异常的症状

房室传导异常的相关症状与其他缓慢性心律失常引起的症状一样:头晕、眩晕、晕厥前兆和晕厥。无论阻滞的部位或程度如何,只要房室传导阻滞引起任何症状都应接受治疗。但通常情况下,房室传导障碍,尤其是一度或二度房室传导阻滞是完全无症状的。

传导异常的部位

确定传导障碍的部位是很重要的,因为阻滞发生在房室结(近端阻滞)通常是良性的,而阻滞发生在希氏束–浦肯野系统(远端阻滞)是潜在致命的。

房室结阻滞

房室结传导障碍最常见有急性的、短暂的和可逆的原因。累及右冠状动脉(90%患者的房室结动脉由其发出)的缺血或心肌梗死能导致房室结阻滞。因此,下壁心肌梗死后发生的心脏阻滞通常位于房室结,而且几乎总是能恢复正常传导 (尽管阻滞能持续几天或甚至几周)。急性风湿热和其他心脏炎症状态也能引起短暂房室结阻滞。虽然影响房室结功能的药物——主要是地高辛、β 受体阻滞剂和钙拮抗剂,可引起一度房室传导阻滞,但是药物诱发高度阻滞表明房室结本身存在异常。

阻滞部位在房室结的完全性心脏阻滞通常伴随房室结远端的逸搏。这种"高位交界区"逸搏心律通常的基础心率为 40~55 次/分,交感神经张力增加时心率还可以适当提高。先天性完全心脏阻滞通常位于房室结,表明房室结阻滞具有相对良性的特征。

尽管有时候需要同时进行临时起搏,但是因为房室结阻滞一般是可逆的,所以大多数可以通过治疗潜在病因加以管理。

希氏束–浦肯野系统阻滞

与房室结阻滞形成鲜明对比,阻滞部位在房室结远端的心脏阻滞存在潜在致命风险。远端心脏阻滞存在致命风险的原因是逸搏心律不可靠、不稳定且心率缓慢。这种逸搏心律通常不规则,基础频率为 20~40 次/分,且容易完全不发放电脉冲。因此,当房室传导阻滞位于希氏束–浦肯野系统时更可能导致晕厥、血流动力学不稳定和死亡。而且,房室结远端阻滞本质上倾向于呈慢性和进展性,而不是短暂可逆的。

心肌梗死后的远端房室传导阻滞几乎总是与冠状动脉前降支闭塞有关,因此常伴前壁心肌梗死。希氏束–浦肯野系统阻滞也可见于炎症和浸润性心脏疾病、心肌纤维化及主动脉和二尖瓣钙化。

房室传导阻滞的程度

一度房室传导阻滞

一度房室传导阻滞时,所有心房激动都可以传入心室,但伴随房室传导时间延长(图 5.6)。二度房室传导阻滞从心电图诊断,所有 P 波均有下传,但是 PR 间期延长(通常在 0.2~0.4s,有时候可以更长)。大多数一度房室传导阻滞的患者其缓慢传导部位在房室结,但是,希氏束–浦肯野系统的缓慢传导偶尔可以引起一度房室传导阻滞。一度房室传导阻滞一般不引起症状。

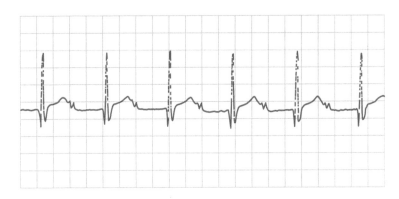

图 5.6　一度房室传导阻滞。图中 PR 间期约为 380ms。

二度房室传导阻滞:莫氏分型

　　二度房室传导阻滞时,可观察到间歇性阻滞。体表心电图上一些 P 波后有 QRS 波跟随,一些 P 波后则没有。症状在很大程度上取决于此时的心室率。

　　当观察到二度房室传导阻滞时,应尝试对其进行分型,可能是莫氏 I 型(也被称为文氏阻滞)或者莫氏 II 型。莫氏分型有助于定位二度房室传导阻滞的部位。

　　莫氏 I 型阻滞的患者,体表心电图可见 PR 间期逐渐延长直至 QRS 波脱落(图 5.7)。莫氏 I 型阻滞的部位通常(但并不总是)位于房室结(注意图 5.7 所示为罕见病例,是由于远端传导系统疾病导致的莫氏 I 型阻滞)。莫氏 II 型阻滞的患者,体表心电图可见 QRS 波突然脱落,没有出现任何 PR 间期延长(图 5.8)。莫氏 II 型阻滞总是提示希氏束-浦肯野系统远端阻滞。

　　当区分 I 型和 II 型莫氏阻滞时,一个常出现的错误是仅比较 PR 间期变化。有时,逐跳 PR 间期延长的程度可能非常轻微以至于被忽略,这样的病例可能被误诊为莫氏 II 型阻滞。诊断莫氏 I 型阻滞的最佳方式是比较第一个心搏和最后一个下传的心搏之间的 PR 间期,也

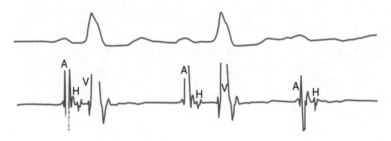

图 5.7　莫氏 I 型房室传导阻滞。图示为莫氏 I 型房室传导阻滞患者的一个体表心电图导联和希氏束电图。体表心电图可见 PR 间期进行性延长直至 QRS 波脱落。虽然大多数莫氏 I 型阻滞的病例其阻滞部位是房室结,但是这个病例的阻滞部位在传导系统的远端。希氏束电图可见 PR 间期逐渐延长是由于 HV 间期延长所致,最终当房室传导阻滞出现时,其阻滞部位在希氏束下方。

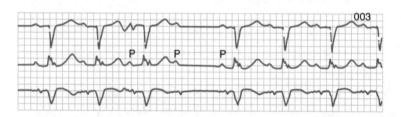

图 5.8　莫氏 II 型房室传导阻滞。图示为三个同步的体表导联。突然出现 QRS 波脱落,未见 PR 间期进行性延长。莫氏 II 型阻滞总是提示阻滞部位位于传导系统远端。

就是比较最短和最长 PR 间期之间的差别, 而这个差值通常容易被识别。

莫氏分型只能用于至少有两个连续的 P 波下传心室的病例。造成这一局限的原因很简单, 因为为了观察是否存在进行性的 PR 间期延长, 至少需要两个连续下传的心搏。换句话说,莫氏分型不能用于 2:1 的房室传导阻滞(图 5.9)。一些临床医生将 2:1 房室传导阻滞自动归类为莫氏 II 型,所以使一些 2:1 房室结阻滞的病例被误诊为远端阻滞。当出现 2:1 阻滞时,必须应用其他的方法来判断阻滞的部位。

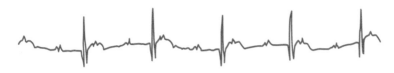

图 5.9　2:1 房室传导阻滞。图示每隔一个 P 波未下传。这里,莫氏分型并不适用。

三度房室传导阻滞

　　三度房室传导阻滞时,没有心房冲动下传至心室,即呈完全性房室传导阻滞(图 5.10)。三度房室传导阻滞时心室率的维持完全依赖于逸搏心律。如前所述,逸搏心律的可靠性与阻滞部位相关。当房室结阻滞时,逸搏趋向于相对可靠;当远端阻滞时,逸搏则不可靠且频率很慢。相较于阻滞部位在房室结的三度房室传导阻滞,远端三度房室传导阻滞更容易产生症状。

房室分离

　　试图分辨是否存在三度房室传导阻滞时,房室分离容易让人混淆。房室分离仅仅意味着心房和心室受各自独立的异位起搏点控制。虽然所有三度房室传导阻滞的病例均可见房室分离,但并不是所有房室分离的病例都存在三度房室传导阻滞。三度房室传导阻滞仅仅只是房室分离中的一类。

　　图 5.11 所示为房室分离不伴完全性房室传导阻滞。图中正常窦性心律为 65 次/分;但加速性交界性逸搏心率为 78 次/分。因此,心房和心室节律发生功能性分离。注意图中第 4 个 P 波,其出现时房室传导

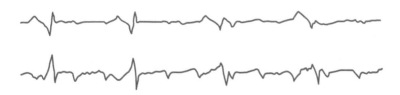

图 5.10　完全性房室传导阻滞伴缓慢心室逸搏。本例可能是传导系统远端阻滞。

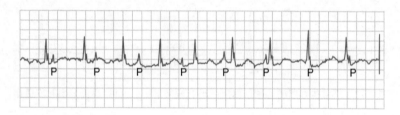

图 5.11　房室分离不伴完全性房室传导阻滞。图中窦性心律要慢于交界性逸搏心率。第 4 个 P 波下传到心室(因为紧跟的 QRS 波出现的联律间期短于交界性逸搏时的联律间期)。所以说,并非所有房室分离都意味着完全性房室传导阻滞。

系统不再处于前一个激动后的不应期内,所以下传到心室。因为心房波在适当时机是可以下传到心室的,所以并没有房室传导阻滞。一般而言,当心房率快于心室率且无心房脉冲下传,那么就存在完全性房室传导阻滞。但是,如果心室率快于心房率,应怀疑房室分离不伴房室传导阻滞。

房室传导阻滞的治疗

表 5.1 总结了根据症状、阻滞程度和阻滞部位而制订的房室传导阻滞的治疗策略。通常,容易确定是否存在症状以及房室传导阻滞程度。如果在做出治疗决策时出现问题,几乎总是由于房室传导阻滞的定位。

表 5.1　根据房室传导阻滞部位和严重程度决定起搏器植入指征

	需要植入永久起搏器吗?	
	房室结阻滞	远端阻滞
一度房室传导阻滞	否	否 [a]
二度房室传导阻滞	否 [b]	是
三度房室传导阻滞	否 [b]	是

[a] 除非 HV 间期>100ms。

[b] 除非存在心动过缓相关症状。

定位房室传导阻滞

对于大多数病例,可通过心电图评估和选择性的自主神经干预等无创方法定位房室传导阻滞。

心电图可在一些方面提供线索。宽 QRS 波说明存在远端传导系统疾病,应怀疑结下阻滞。完全性房室传导阻滞的患者,如果出现宽的、慢频率(20~40 次/分)的逸搏心律,强烈提示远端房室传导阻滞;如果出现窄的、相对快频率(40~55 次/分)的逸搏心律,则提示房室结阻滞(见图2.3)。如果存在二度房室传导阻滞,应采用莫氏分型(除非只有 2:1 房室传导)。莫氏Ⅰ型阻滞提示房室结病变,而莫氏Ⅱ型阻滞总是提示远端阻滞。

因为房室结有丰富的自主神经支配而远端传导系统没有,所以自主神经干预对于判断房室传导阻滞的部位也有一定作用。降低迷走神经张力或增加交感神经张力的措施能改善房室结阻滞,但不影响远端阻滞。反之,增加迷走神经张力或降低交感神经张力的措施将使房室结阻滞进一步恶化,但不影响远端阻滞。

出现莫氏Ⅰ型阻滞或 2:1 二度房室传导阻滞时,自主神经干预措施更有帮助。房室结阻滞时,运动或使用阿托品将改善或解除阻滞。远端阻滞时,同样的措施则不改善房室传导阻滞;事实上,传导比例还常常进一步恶化(如 2:1 阻滞变为 3:1 阻滞,图 5.12)。表 5.2 总结了定位房室传导阻滞部位的无创技术。

有时即使做了详细的无创评估,但仍然不清楚阻滞的部位。对于这些病例,电生理检查可以解决问题。

电生理检查评估房室传导疾病

电生理导管室定位房室传导疾病的关键是希氏束电图。在第 4 章我们详细描述了如何记录和判读希氏束电图。希氏束电图由 3 个主要波形组成(图 5.13)。A 波代表靠近房室结的心房组织除极。尖峰样 H波代表希氏束本身的除极。V 波代表心室肌除极。因此,AH 间期是通

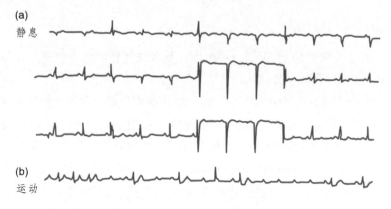

图 5.12 运动导致房室传导恶化。(a)静息时患者呈现间歇性 2:1 房室传导。(b) 运动时房室传导比例显著恶化,强烈提示远端传导系统疾病。

表 5.2 区别房室结和结下阻滞的无创检查措施

	房室结	结下
运动/异丙肾上腺素	改善	传导比例可能恶化
阿托品	改善	传导比例可能恶化
迷走神经刺激	恶化	无改变
β 受体阻滞剂	恶化	无改变

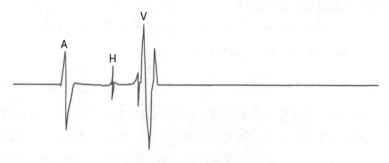

图 5.13 典型希氏束电图。

过房室结传导的时间近似值（正常为 50~120ms）,HV 间期是通过希氏束-浦肯野系统传导的时间近似值(正常为 35~55ms)。所以,希氏束电图揭示了房室传导中所有主要部分的功能。

显性房室传导疾病

对于存在显性房室传导疾病的患者,希氏束电图可迅速揭示阻滞部位。当一度房室传导阻滞定位于房室结,可记录到延长的 AH 间期（图 5.14a）,而阻滞在房室结下部位则记录到延长的 HV 间期（图 5.14b 和 5.15）。应注意的是通过希-浦结构显著缓慢传导可不出现显性一度房室传导阻滞。例如,HV 间期从 50ms 延长至 100ms(显著异常值)仅仅使 PR 间期从 140ms 延长至 190ms(仍然是在正常范围内)。

偶尔可观察到希氏束本身的缓慢传导。通过希氏束的正常传导时间(测量希氏束电图上 H 波的持续时间)不超过 25ms——更长的 H 波持续时间反映希氏束传导延迟。有时,希氏束传导显著延迟可导致希氏束电位分裂(图 5.16)。

虽然对 HV 间期延长的无症状患者是否需要进行治疗尚未有统一结论,但大多数内科医生认为,如果 HV 间期很长(例如>100ms)或存在分裂的希氏束电位,应植入永久起搏器。

(a)

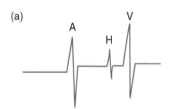

(b)

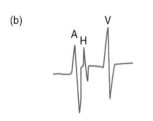

图 5.14　一度房室传导阻滞患者的希氏束电图。(a)房室结传导时间延长(AH 间期延长)。(b)房室结下传导时间延长(HV 间期延长)。

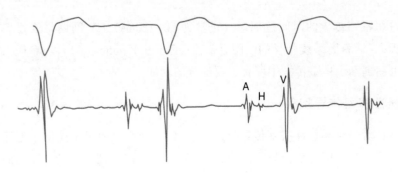

图 5.15 远端一度房室传导阻滞。图示为一度房室传导阻滞患者的一个体表心电图导联和希氏束电图。可见传导延迟发生在远端结构,因为 AH 间期是正常的,而 HV 间期是延长的。

　　二度Ⅰ型房室传导阻滞(图 5.17)患者的心腔内心电图在出现心房激动未下传前通常显示进行性 AH 间期延长(表明房室结传导进行性减慢)。对于未下传的心搏,A 波后面没有 H 波,表明阻滞发生在房室结。再者,虽然莫氏Ⅰ型阻滞通常提示房室结阻滞,但偶尔希氏束-浦肯野系统阻滞也可表现为莫氏Ⅰ型阻滞(图 5.7)。

　　莫氏Ⅱ型阻滞(图 5.18)总是定位于希氏束-浦肯野系统。因此,希氏束电图上所有下传的心搏可见正常的 AH 间期和稳定的 HV 间期,但是在突然脱落的那一个心搏可见 H 波后无心室除极。

　　房室结内的三度房室传导阻滞,A 波后不跟随 H 波。而且,因为逸

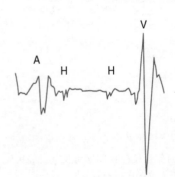

图 5.16 分裂的希氏束电位。希氏束电位分裂为两部分,表明希氏束本身存在病变。希氏束电位分裂表明存在显著的传导系统远端病变。

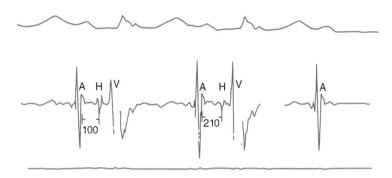

图 5.17　典型莫氏 I 型阻滞。图示为一个体表心电图导联和希氏束电图。注意未下传的 P 波前可见 AH 间期进行性延长(PR 间期也一并延长)。当激动未能从房室结传出(发生阻滞的心搏,A 波后无 H 波),于是房室传导阻滞发生。与图 5.7 所示病例相比,这个病例的莫氏 I 型阻滞更典型。

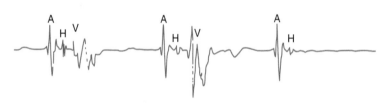

图 5.18　莫氏 II 型阻滞。所示为希氏束电图。H 波之后心搏脱落,而在此之前既没有 AH 延长也没有 HV 延长。

搏节律点通常靠近希氏束,所以希氏束电位通常在逸搏的 QRS 波前(图 5.19a)。三度房室传导阻滞发生于希氏束–浦肯野系统,A 波后跟随 H 波,但 H 波后无 V 波。因为逸搏节律点在希氏束远端,因此希氏束电位不在逸搏的心室电图前(图 5.19B)。

隐性房室传导疾病

　　患者存在房室传导疾病的症状,但是在心电图或监护上不显示任何传导异常。电生理检查对这些病例的诊断是有帮助的。

　　电生理检查的目的是通过起搏右心房增加房室传导负荷,观察希

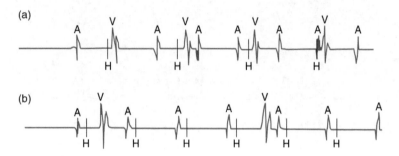

图 5.19 完全性房室传导阻滞患者的希氏束电图。(a)阻滞在房室结,可见 H 波在逸搏的 QRS 波前,表明高位交界性逸搏心律。阻滞的 A 波后无 H 波提示阻滞在房室结。(b)远端房室传导阻滞,H 波跟随每个不下传的 A 波。室性逸搏心律前不伴 H 波。

氏束电图的反应。如第 4 章所描述,主要应用两种起搏方法:期前刺激起搏(在一连串固定周长的刺激后发放一个心房期前收缩刺激)和递增刺激起搏。

期前刺激

期前刺激方法见图 5.20。在一连串(通常 8 个)固定周长(通常 600ms)的刺激(S_1)后,发放单个心房期前收缩刺激(S_2)。一开始,最后一个 S_1 和 S_2 之间的联律间期相对较长(通常 500ms),之后在每个起搏周期中进行性缩短。目的是通过 S_2 刺激的反应来确定最先发生房室传导阻滞的时间和出现的部位(如在房室结内或房室结以远)。

标准刺激过程见图 5.20。S_1 刺激时测量的 AH 间期和 HV 间期分别代表基础状态下的房室结和希氏束-浦肯野系统传导时间。S_2 刺激时观察到的任何 AH 间期和 HV 间期延长反映了期前收缩刺激引起的传导延缓。初始,S_2 刺激不引起或仅引起轻微的 AH 间期或 HV 间期延长(图 5.20a)。当 S_1~S_2 联律间期逐渐变短时,遇到房室结相对不应期(RRP)(此时,经房室结传导延长,请参见第 4 章关于房室结相对、有效和功能不应期的定义),AH 间期更加延长(图 5.20b)。随着 S_1~S_2 联律间期逐渐缩短,AH 间期变得相当长,直至最后过早的 S_2 刺激产生房室结阻滞(图 5.20c)。引起房室结阻滞的联律间期即为房室结

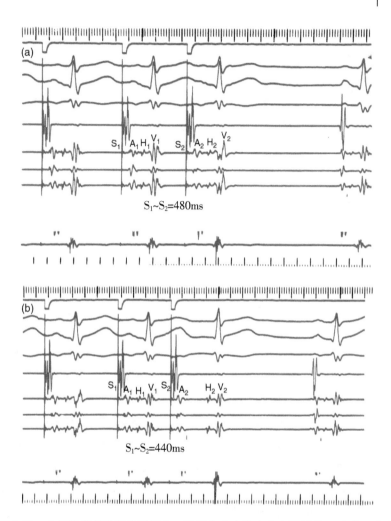

图 5.20　心房期前刺激的典型反应。图示为 3 个体表心电图导联、1 个右心房电图、3 个希氏束电图和 1 个右心室电图。(a)当 S_1~S_2 联律间期为 480ms 时引起最小的 AH 间期延长。(b)随着 S1~S2 联律间期进一步缩短至 440ms,AH 间期也进行性延长(与 a 中的 A_2~H_2 相比)。(c)随着 S_1~S_2 联律间期缩短至 320ms,S_2 刺激在房室结发生阻滞(A_2 后无 H 波)。(待续)

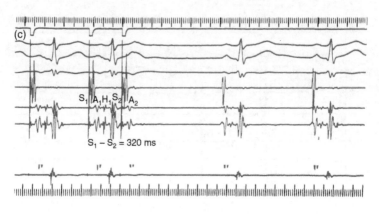

图 5.20(续)

的有效不应期(ERP)。房室结的功能不应期(FRP)可通过测量每个起搏周期的 $H_1 \sim H_2$ 间期来确定(房室结的 FRP 即为获得的最短的 $H_1 \sim H_2$ 间期)。希氏束–浦肯野系统 ERP 通常显著短于房室结的 FRP，所以希–浦结构常被房室结的传导延迟保护。因此，通过期前收缩刺激技术几乎不能观察到希氏束–浦肯野系统的传导阻滞。

图 5.21 显示异常延长的房室结 ERP。联律间期为 480ms 时，S_2 刺激在房室结发生阻滞。这一发现的意义很大程度上取决于患者是否存有缓慢性心律失常的症状。如果有，且自身存在房室结功能障碍(如不可逆的功能障碍)，可能需要考虑植入起搏器。需要注意的是，对这一病例，因为房室结 ERP 延长(FRP 延长)，因此很难评估提前的激动对传导系统远端的影响，很难诊断同时伴随的希氏束–浦肯野系统疾病。为评估这位患者的希氏束–浦肯野系统传导功能，必须通过给予阿托品或异丙肾上腺素来改善房室结功能。

图 5.22 所示为希氏束–浦肯野系统传导功能异常的病例。在 $S_1 \sim S_2$ 间期为 460ms 时，S_2 刺激通过房室结正常传导至希氏束 (因为 AH 间期正常)，但因为激动未传导至心室(H 波后无 V 波)，提示存在结下阻滞。希氏束–浦肯野系统阻滞时 $H_1 \sim H_2$ 间期大于 400ms 提示显著的传

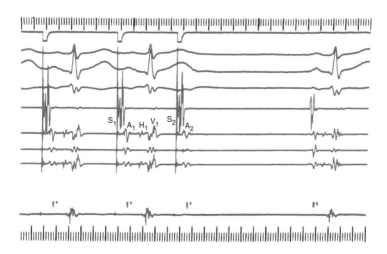

图 5.21 期前刺激显示异常的房室结功能。导联设置与图 5.20 中一致。当 S_1~S_2 联律间期为 480ms 时,阻滞发生在房室结。

导系统远端病变。

递增起搏

如图 5.23 所示,这种检查方法在观察房室结和希氏束–浦肯野系统的传导功能时,应用一长串右房起搏。初始的起搏频率略快于窦性心律。后续的起搏频率逐渐增加。

图 5.23 显示递增刺激时的正常反应。随着心房起搏频率增快,AH间期逐渐延长直至房室结的不应期, 此时出现二度房室传导阻滞,表现为典型莫氏Ⅰ型。这个病例中, 起搏周长从 600ms 逐渐缩短为450ms,而 AH 间期则从 110ms 逐渐延长至 160ms(图 5.23b)。最后,如图 5.23c 所示,在起搏周长为 400ms 时,出现二度Ⅰ型房室传导阻滞(注意先有 AH 间期逐渐延长然后脱落)。莫氏Ⅰ型阻滞发生时的心房起搏频率被称为文氏点。正常情况下,文氏点应≤450ms。

心房递增起搏过程中,文氏点应出现在 HV 间期延长前。起搏周长≥400ms 时出现 HV 间期延长或希氏束阻滞,提示传导系统远端病变。图 5.24 所示为一例远端阻滞。起搏周长为 460ms 时,可见间歇性

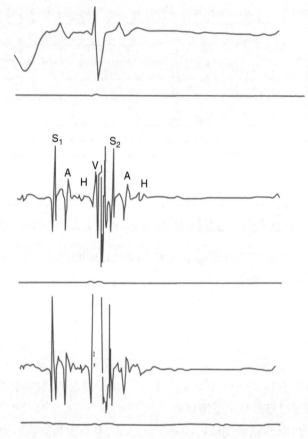

图 5.22　期前刺激显示异常的希氏束–浦肯野系统传导功能。当 $S_1 \sim S_2$ 联律间期为 460ms 时,阻滞发生在希氏束(H 波后无 V 波)。图示为 1 个体表心电图导联和 2 个希氏束电图。

的二度房室传导阻滞。希氏束电图揭示了恒定 AH 间期,伴间歇性希氏束–浦肯野系统传导阻滞(心搏脱落时,H 波后不跟随 V 波)。再次强调,如果怀疑传导系统远端病变,但因房室结的有效不应期太长而不能评估时,应考虑干预自主神经,以缩短房室结的不应期从而允许进一步检查结下传导系统。

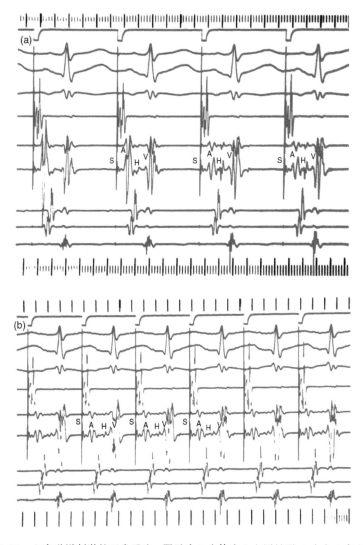

图 5.23　心房递增刺激的正常反应。图示为 3 个体表心电图导联、1 个右心房电图、2 个希氏束电图、2 个冠状窦电图和 1 个右心室电图。(a)高右房 600ms 起搏产生正常房室传导(如标记的希氏束电图所示)。(b)更短周长(450ms)起搏引起明显的 AH 间期延长(与 a 中相比)。(c)400ms 周长起搏时出现莫氏 I 型传导。注意先有进行性 AH 间期延长后有 P 波未下传。因此,文氏点是 400ms(属于正常范围)。(待续)

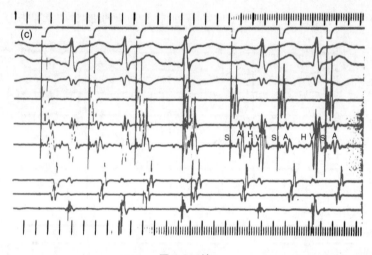

图 5.23(续)

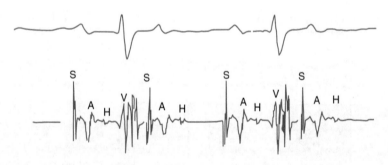

图 5.24　心房递增起搏时出现远端房室传导阻滞。图中心房起搏时出现 2:1 房室传导阻滞。希氏束电图显示阻滞部位在传导系统远端——因为 AH 间期是恒定的，且未下传的心搏可见 H 波。

束支阻滞

　　正如第 1 章所述,希氏束分出两条束支——右束支和左束支。电脉冲经过房室传导系统后快速通过左右束支,然后经浦肯野纤维抵达左右心室肌。激动经由左右束支和浦肯野系统到达心室肌的这一过程保证了双心室同步协调收缩。

和其他心脏传导系统一样,束支和浦肯野纤维也会出现病变。当束支内或其远端出现缓慢传导,电脉冲扩布到心室肌就会延迟,从而导致室内传导延缓(IVCD)。IVCD 在体表心电图上表现为 QRS 波增宽。

传导延迟或阻滞通常局限于右束支或左束支,被称之为右或左束支阻滞。因此,右束支阻滞(RBBB)和左束支阻滞(LBBB)是 IVCD 的特殊类型。

右束支阻滞

RBBB 是相对常见的心电图表现,一般不具有预后意义。RBBB 的发生率随年龄增长而逐渐增加,50 岁人群中不到 1%,而在 80 岁人群中约为 10%。大多数更为年轻的 RBBB 患者不伴有基础心脏病。

右束支从希氏束发出后,在几个厘米范围内仍是一种相对分离的结构,大部分走行在心内膜下方,容易受右室牵拉和创伤的影响。因此,RBBB 常见于肺动脉高压、右室肥厚、炎症或心肌梗死。RBBB 可在右心压力突然升高时突然出现,如肺栓塞时。右心导管操作中,右束支出现局部创伤也可导致 RBBB。在右心导管术中这种情况的发生率约为 5%,通常是一过性的。

RBBB 患者的预后不取决于 RBBB 本身,几乎完全取决于潜在心脏疾病的类型和严重性。如果没有潜在的心脏疾病——也就是说,如果 RBBB 是孤立的表现,患者其他方面都是正常的——长期预后实际上几乎是正常的。

只要左束支功能正常,RBBB 患者就不会发生显著的心室不同步:也就是说,左室收缩仍是协调有效的。

单独存在 RBBB 不是永久起搏器的指征。

左束支阻滞

　　LBBB 虽然常见，但比 RBBB 要少。LBBB 在 50 岁人群中的发生率为 0.5%，80 岁人群中其发生率增加至 5%~6%（两种束支阻滞均随年龄增加表明传导系统退行性改变，与同年龄人群中引起窦房结和房室传导异常的过程类似）。

　　年轻的 LBBB 患者通常没有潜在心脏疾病，一般认为这样的患者预后良好。老年患者出现新发 LBBB 常提示存在进行性心脏疾病（最常见的是冠心病、心肌病或瓣膜病），LBBB 是死亡风险的独立预测因素。

　　至少有两个原因可以解释存在潜在心脏疾病的患者出现 LBBB 提示预后不良。第一，左束支从希氏束发出后迅速分为 3 个主要的分支，因此很快成为弥漫分布的结构。因此，LBBB 的出现表明弥漫性病理性损伤（与 RBBB 相反），而不是局灶性异常，LBBB 也常提示存在晚期心脏疾病。第二，LBBB 本身可导致左室收缩紊乱，可直接引起潜在收缩功能障碍的患者心脏功能恶化（见第 13 章，尤其是图 13.1 关于 LBBB 如何引起心室收缩不同步的解释）。通过心脏再同步治疗（CRT），一些 LBBB 和心衰的患者可得到改善。CRT 是一种可同时起搏双心室的特殊起搏器，可使心室收缩再同步化（请看第 13 章关于 CRT 的详细讨论）。

　　单独存在 LBBB 不是植入标准的、抗心动过缓的永久起搏器的指征。但在一些临床背景下，LBBB 是植入 CRT 起搏器的指征。而且，当给 LBBB 的患者进行右心导管操作时，术中应给予临时起搏支持，因为术中有 5% 的可能性出现短暂 RBBB（因而导致完全性房室传导阻滞）。此外，心肌梗死患者如果同时出现左束支的某一分支阻滞和 RBBB（临床上成为双侧分支阻滞），那么发生完全性房室传导阻滞的风险将增加，应接受永久起搏器植入。

永久起搏器概述

主要适应证

前文已讨论永久起搏器的主要适应证。下面将对这些适应证做一简单的总结:

1.症状性窦性心动过缓

a.静息状态下出现症状性窦性心动过缓。

b.运动时窦性心律不能适当增加(变时功能不全),因此运动耐量受限。

c.不明原因晕厥的患者,电生理检查发现明显的窦房结异常。

2.房室传导疾病

a.获得性三度房室传导阻滞。

b.房室结下的二度房室传导阻滞。

c.房室结的二度房室传导阻滞,如有症状且持续。

d.急性心肌梗死后出现新发双分支阻滞。

e.先天性完全性房室传导阻滞,伴严重窦性心动过缓、明显症状或宽 QRS 波逸搏心律。

f.HV 间期明显延长(>100ms)或希氏束电位分裂。

3.其他起搏适应证

a.心脏神经源性晕厥(也称为"血管抑制性晕厥";见第 14 章),伴严重或持续性心动过缓,保守治疗无效。

b.不明原因晕厥的患者存在双分支阻滞,未发现其他引起晕厥的原因。

c.心动过缓诱导的室性快速性心律失常。

d. 心脏再同步治疗。左室功能显著障碍 (射血分数<0.35)且 QRS 波增宽(QRS 波持续时间>120ms)的患者要考虑 CRT。详见第 13 章。

起搏模式命名

虽然从实际角度看,大部分起搏器可归类为单腔或双腔,但是任何一种起搏器都能被程控为潜在的令人困惑的一些"模式"。如果我们把起搏器视为一个封闭在可植入式金属罐里的微型电脑,那么起搏模式可认为是一组指令集,或软件程序——通过它们来告诉起搏器如何在各种环境下工作。

按照惯例,起搏模式是通过三个字母的代码来描述的。

第一个字母指起搏的心腔。A 指心房,V 指心室,D(代表双腔)指心房和心室。

第二个字母指感知的心腔。同样,A 指心房,V 指心室,D(代表双腔)指心房和心室。O 表示没有感知。

第三个字母指感知后起搏器如何反应。I 表示感知后抑制起搏脉冲发放(同时重整时间周期)。T 表示感知后触发起搏脉冲发放。D 只用于双腔起搏器,表示双重(两种)反应——感知后抑制或触发起搏脉冲发放,视情况而定。O 表示感知后既不抑制也不触发脉冲发放——感知是被忽略的。

另外,第四个字母常常用于指示频率应答型起搏。频率应答型起搏整合一个感受器进入起搏系统,能连续监测患者的生理需求。因此,起搏频率可时刻调整至患者的生理所需。现今最常用的感受器或者监测活动,或者监测呼吸频率——患者活动加强或呼吸频率越快,起搏频率越高(程控的上限频率内)。如果开启了频率应答型起搏,那么第四个字母 R 将加至三个字母的代码中。

常用起搏模式

临床实践中,只有两种模式在任何频率下均会使用:单腔起搏器的 VVI(或 AAI)模式,以及双腔起搏器的 DDD 模式。

VVI 或 AAI 起搏

如果单腔起搏器起搏电极在心室,则工作模式为 VVI,如果起搏电极在心房,则工作模式为 AAI。这些起搏器只是维持一个最小的程控心率。每个周期由一个起搏脉冲或一个感知(自身的)脉冲所启动。如果在一个时间周期结束时没有自身心搏出现(例如,心搏没有被感知),那么就会发放一个起搏脉冲,同时也将开始一个新的时间周期[因此,VVI 起搏器起搏心室(V),感知自身心室搏动(V)。感知后抑制起搏并重整时间周期(I)]。基本上来说,医生程控一个最低心率,无论什么时候患者自身心率低于该值,起搏器将会以该频率起搏;如果自身心率高于该值,将会抑制起搏。图 5.25 所示为 VVI 起搏器的心电图。

AAI 起搏器方式工作也一样,只是起搏电极是位于心房而不是心室。AAI 起搏仅用于孤立性窦房结功能障碍的患者,即没有证据表明存在房室传导疾病。对于这些患者,AAI 起搏提供心率支持和房室同

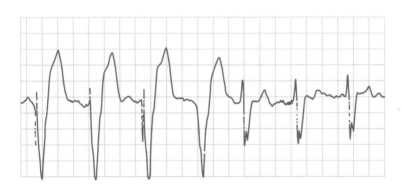

图 5.25 VVI 起搏器体表心电图。只要在起搏器逸搏间期(一个 QRS 波后起搏器等待自身 QRS 波出现的时长)内没有感知到自身的心室搏动,起搏器就会以固定频率起搏心室。前四跳显示心室起搏。第四跳后的逸搏间期内出现自身的 QRS 波,从而抑制起搏器发放起搏脉冲,并重整了起搏器逸搏间期。之后又出现两个自身 QSR 波,起搏器仍然是被适当抑制。

步,是不错的选择。AAI 起搏在美国不常用(显然美国医生要么担心隐匿性房室传导疾病,要么害怕美国律师),但在其他一些国家则十分常用。

VVI 起搏器对缓慢性心律失常提供完全可被接受的保护,但不解决房室同步。一般来说,VVI 起搏器用于那些很少或偶尔需要心室起搏支持的患者。

实际情况而言,几乎所有单腔起搏器如今在使用时均被程控为频率应答模式(即 AAIR 或 VVIR 模式),所以起搏频率是不固定的,而是根据患者需要随时调整。因为 AAI 起搏仅用于窦房结功能障碍的患者,所以对于运动时心率反应迟钝的患者,很难想象选择 AAI 起搏而不是 AAIR 起搏的情况。VVIR 起搏器对于慢性房颤患者是一个不错的选择。

DDD 起搏

现代的双腔起搏器几乎总是以 DDD 模式运作。DDD 模式起搏的心腔包括心房和心室(D),感知的心腔也包括心房和心室(D),感知后触发或抑制起搏输出(D)(见图 5.26)。

DDD 起搏器保留了房室正常的顺序收缩,如果窦房结功能正常,可允许跟踪自身窦性心律。如果自身心房率低于设定的最小心率,那么就会出现心房起搏。起搏或感知心房后,起搏器将在一个确定的时长(如程控的 AV 间期)范围内等待心室除极。如果在这个间期内未探测到自身心室搏动,那么将起搏心室。

现今使用的大部分双腔起搏器提供频率应答模式 (如 DDDR 模式),即使存在窦房结功能障碍,也能以更高的心率起搏以满足生理的需要。DDDR 起搏对窦房结和房室传导都存在问题的患者是一种理想选择。

CRT 起搏

心脏再同步治疗,也称为双心室起搏,并不是为了提供心动过缓

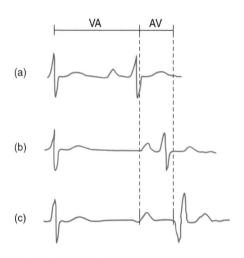

图 5.26 DDD 起搏旨在大部分情况下维持房室顺序收缩。DDD 起搏有两个主要的逸搏间期:VA 间期和 AV 间期。当 QRS 波出现时(自身或起搏),VA 间期被重置。如果在 VA 间期结束时没有感知到自身的心房或心室激动,将发放一个心房起搏脉冲。一旦出现心房活动(起搏或自身激动),就启动 AV 间期。如果在 AV 间期内没有出现自身的心室激动,那么在 AV 间期结束时就会发放一个心室起搏脉冲。(a)VA 间期内出现自身 P-QRS 波,所有起搏均被抑制。(b)VA 间期内没有感知到心房或心室激动,于是心房起搏出现。紧跟的 AV 间期内,激动正常传导至心室,所以心室起搏被抑制。(c)与图 b 类似,但在 AV 间期内激动未传导至心室,所以出现了心室起搏。

的支持治疗,而是为了改善收缩性心衰和显著 IVCD 患者的左室血流动力学功能。有关 CRT 治疗的内容详见第 13 章。

起搏器相关并发症

虽然起搏器挽救了无数的生命,改善了无数患者的生活质量,但也存在相关并发症。事实上,至少有四个问题与起搏治疗本身相关:起搏器综合征、起搏器介导心动过速、不适当心率跟踪和心室不同步。

起搏器综合征

VVI/R 起搏主要的临床问题是起搏器综合征。起搏器综合征是在心室起搏过程中或心室起搏后刚好出现自身心房激动，而此时房室瓣处于关闭状态，心房收缩导致血液通过上腔静脉和肺静脉反流。症状包括头痛、头晕、疲倦、嗜睡、颈部抽动、咳嗽、呼吸困难、胸闷，偶尔还有直立性低血压和晕厥。房室逆传功能完好的患者中，起搏器综合征尤其普遍，因为心室起搏后，逆传脉冲迅速激动心房使其收缩。一些研究中，需要频繁 VVI 起搏的患者有超过 20% 表现为不同程度的起搏器综合征。起搏器综合征可通过更换双腔起搏器解决。慢性房颤的患者不易出现起搏器综合征。

起搏器介导心动过速

DDD 起搏器固有的最常见的临床问题是起搏器介导心动过速。其发生机制为：①一个室性早搏逆传到心房；②心房电极感知到逆传的心房激动，起搏器将逆传的心房激动认为是自身的心房搏动；③起搏器触发心室起搏；④心室起搏又逆传心房，所以产生起搏器介导的"折返性心动过速"（图 5.27）。典型病例中，起搏器介导心动过速发生在程控的最大起搏心率。

控制起搏器介导的心动过速的一些方法如下：

• 延长心室后心房不应期（PVARP），基本上能使心房电极在心室起搏或感知自身 QRS 波后一段时间内不感知任何心房信号，从而减少逆传 P 波被感知的概率。然而，增加 PVARP 同时也减少起搏器允许的最大跟踪心率。

• 降低心房电极的感知灵敏度，这样仍能探测到窦房结发出的脉冲，但不能识别逆传 P 波（相对小的电压）。

• 很多现代起搏器整合了一个特性，可自动延长室性早搏后一个周期的 PVARP，从而抑制起搏器介导心动过速。

• 一些起搏器拥有专门算法，无论什么时候起搏器正以最大跟踪

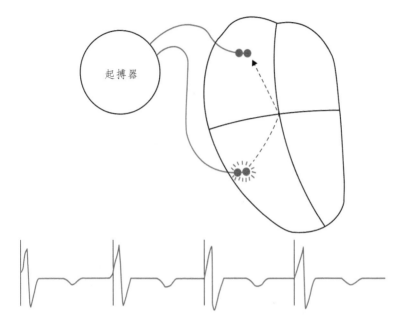

图 5.27 起搏器介导心动过速。植入 DDD 起搏器的患者存在折返性心动过速的潜在风险,起搏器本身可作为折返环的前传支。最常见的起搏器介导心动过速由一个逆传到心房的室性期前收缩所引发。起搏器的心房电极感知到逆传的心房激动后,启动 AV 逸搏间期(图 5.26)。在 AV 间期结束时发放一个心室起搏脉冲。如果起搏的心室激动又逆传到心房,那么可产生无休止心动过速。

心率起搏,它都能在一定数目的心搏后自动停止发放一个心室起搏脉冲。抑制单个心室脉冲的发放将终止起搏器心动过速。

总之,应用上面所述的一种或多种策略,起搏器心动过速可得到适当治疗。

不恰当心率跟踪

过去,房性快速性心律失常患者因为起搏器跟踪房性心动过速,然后以不适当的快频率起搏心室,使 DDD 起搏常常难以管理。由于病态窦房结综合征的患者常发展为房性快速性心律失常,所以不适当心率跟踪曾是一个主要的问题。

通过在现代起搏器中加入模式转换的特殊功能，这一问题现在已得到解决。当出现房性快速性心律失常时，起搏器自动转换为非心房跟踪模式，最常见的就是 VVI(或 VVIR)模式。当房性心律失常终止时，起搏器又转换回 DDD(或 DDDR)模式。

心室不同步

对于心衰的患者，左束支阻滞与不良预后有关，因为左束支阻滞导致心室不同步。心室不同步是由于室间隔收缩早于左室游离壁所致，从而导致左室排空不良。

右室起搏类似于左束支阻滞，因为它先刺激右室。至少有两个临床试验——DAVID(Wilkoff BL et al.,JAMA 2002;288:3115)和 MOST (Sweeney MO et al.,*Circulation* 2003;107:2923) 表明心衰或存在心衰风险的患者其右心室起搏时间越久，发展为心衰恶化的风险越大。在左室正常的患者中没有观察到这一风险。

因此，对于心衰患者或左室射血分数小于 0.4 的患者，如果他们右室起搏的期望比例超过 40%，强烈推荐考虑双心室起搏。

其他起搏器治疗并发症

除了起搏器治疗本身引起的一些问题外，还有一些并发症与永久起搏器的系统有关，如起搏器脉冲发生器、电极，以及插入电极所需要的外科手术操作。

植入手术相关的并发症包括右室穿孔、心脏压塞、气胸、囊袋血肿、囊袋破溃和起搏器系统感染。电极相关并发症包括电极断裂、电极移位、绝缘层损坏以及膈肌或囊袋刺激。初次植入或后续的更换可导致起搏器系统感染。

无导线起搏器

为减少或消除上述这些潜在并发症,一些起搏器制造商开发了无导线起搏器。这些设备是圆柱形胶囊样结构,可通过微创的、导管植入系统植入右室,功能模式为 VVIR。通过远端的钩状物或螺旋固定,可持续使用 7~12 年。无导线起搏器在设计上是可以取出的。

无导线起搏器主要的优势是不需要电极和囊袋。去掉起搏器系统的这两个部件可极大地减少起搏器相关并发症的发生率——包括感染。

早期的研究显示,这些设备操作起来与它们被设计的模式相关。无导线起搏器在放置过程中右室穿孔和心脏压塞的发生率,相比放置右室起搏电极要高,还有一定的早期栓塞风险。但是,因为这些设备经股静脉植入,所以消除了气胸的风险,早期感染的风险实际上也同样被消除。当然,仍需要上市后研究来进一步证实无导线起搏器如同预期,可降低长期的起搏器系统总体并发症。

起搏器的选择

选择植入哪种起搏器——单腔或双腔——很大程度上是靠个人经验。随机试验试图发现两种类型的起搏器对预后影响的显著差异,但以失败告终。具体来说,死亡和卒中风险在两种起搏器之间并没有显著差异。

但是,总体来说,大多数电生理医生认为维持房室同步可以提供显著的获益。维持房室同步的一个好处就是可以避免显著或轻微的起搏器综合征。此外,植入双腔起搏器的患者房颤的发生率似乎会减少(当心房收缩时,若房室瓣处于关闭状态会导致心房过度牵拉,从而可能增加房颤的发生率)。因此,维持房室同步似乎对很多患者能产生真正的获益,选择合适的起搏器时应将其作为一个主要的考虑因素。

其他需要主要考虑的是维持频率反应性,因为进行体力活动的能力强烈依赖随运动而适当增加心率的能力。

　　记住这两个应主要考虑的问题后(维持房室同步和频率反应性),可通过回答两个十分简单的问题来选择适当的起搏器(图 5.28)。第一个问题:是否存在慢性房颤?如果是,那么维持房室同步将变得毫无意义,应选择单腔的 VVIR 起搏器。对于几乎所有其他的病例,应优先考虑双腔起搏器。第二个问题:是否存在窦房结功能障碍?如果已知窦房结是正常的,那么一个简单的 DDD 起搏器既能保证房室顺序收缩,又能提供频率反应性。另一方面,如果已知窦房结是异常的或可疑的,那么应选择兼容 DDDR 的双腔起搏器。

电生理检查对选择正确的起搏器有帮助吗?

　　一般来说,电生理检查对于选择正确的起搏器没有帮助,但偶尔有用。例如,如果一名医生想用 DDD 起搏器替换一位房室传导阻滞患者的 DDDR 起搏器,那么确认患者的窦房结活动是正常的将很有帮助,此时电生理检查能提供这样的证据。但是,目前选择非频率应答型起搏的双腔起搏器并没有很大的优势,因为 DDD 和 DDDR 起搏器在费用方面没有很大的差别。的确,几乎所有现代生产的双腔起搏器都提供频率应答型起搏的功能。

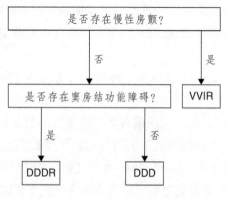

图 5.28　起搏器选择流程图。

　　另外一个电生理检查可能有帮助的情况是当考虑 AAIR 起搏器时(根据美国电生理医生的意见,AAIR 起搏不包含在图 5.28中)。患者只有窦房结疾病而房室传导正常,一个 AAIR 起搏器将保证房室同步和频率反应性,是非常合理的选择。然而,至少 1/3 有窦房结疾病的患者同时合并有房室传导疾病。因此,应用 AAI 起搏之前,应先考虑电生理检查以排除轻微的传导异常。确实,避免 AAI 模式的一个优势就在于,实际上可通过电生理检查来决定植入哪种起搏器。

(刘洋　刘强　译)

第 **6** 章

电生理检查在室上性快速性心律失常评估中的应用

电生理检查已经改变了我们对室上性快速性心律失常的理解和治疗方法的选择。电生理实验室对这类心律失常的研究,使我们可以根据机制对其进行更细致的分类,这对于选择恰当的治疗方法有极大的帮助。电生理实验室中对体表心电图的相关发现,使得临床医生可以为许多患者选择特定的治疗方案而无须侵入性检查。此外,电生理检查还可为既往治疗不满意的复杂室上性心律失常患者提供有效治疗方法。

电生理检查在室上性快速性心律失常的评估中有一定困难,需要认真思考。与针对缓慢性心律失常检查不同(对于初学的电生理医生只能带来短暂新奇感),没有两个完全一致的室上性心动过速(室上速)电生理检查。室上速检查过程中出现难以预料的结果很常见,因此电生理医生们必须十分谨慎,做好随时改变检查计划的准备,以便能够获得充分的资料。与室性心动过速不同,我们不必考虑室上性心动过速患者电生理检查中诱发的心动过速是否为折返机制,许多室上速患者折返环的解剖通路已经准确定位。事实上,最初大多数电生理医生并不真正相信折返环路,但是他们通过电生理检查就证明了折返环的存在。

这一章中,我们将回顾各种类型的室上性快速性心律失常,描述电生理检查如何帮助我们阐明其发生机制,以及如何选择最合适的治疗方法。

室上性快速性心律失常的分类

正如第 2 章所述,绝大部分室上性快速性心律失常是由异常自律性或折返导致。

自律性室上性快速性心律失常

除了一些急性疾病患者,自律性室上性快速心律失常相对少见。其发生常与明显的代谢紊乱相关,最常见的包括心肌缺血、慢性肺部疾病急性加重期、急性酒精(乙醇)中毒及电解质紊乱。

自律性房性心动过速

自律性房性心动过速常起源于心房肌内某处的异位起搏点,具有自主节律典型的温醒现象(发作后频率加快),其频率最高常低于 200 次/分。每个 QRS 波前有明确 P 波,且形态与窦性 P 波不同(取决于心房内异位起搏点的位置)。由于房室结并不是维持心律失常的必需成分,因此,自律性房性心动过速中房室传导阻滞常见,影响房室传导的干预措施可能导致房室传导阻滞,但并不影响心动过速本身。

洋地黄中毒

洋地黄中毒常表现为房性心动过速伴房室传导阻滞,其机制为触发活动,该心律失常临床上很难与真正自律性房性心动过速鉴别。因此,所有无法解释的合并房室传导阻滞的房性心动过速均应考虑是否为洋地黄中毒。

多源性(紊乱性)房性心动过速

多源性(紊乱性)房性心动过速(图 6.1)是具有多种 P 波形态和不规则 PP 间期的自律性房性心动过速。其心房内存在不同频率的多个自律性病灶,常见于急性肺部疾病,可能与使用茶碱有关。

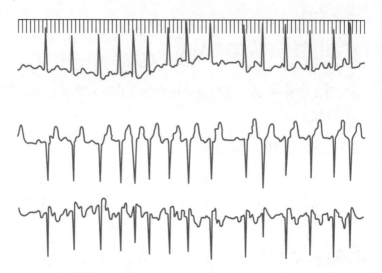

图 6.1　多源性房性心动过速。心率绝对不齐,可见多个分离的不同形态的 P 波,考虑为心房内存在多个自律性病灶。

不恰当窦性心动过速(IST)

不恰当窦性心动过速(IST)是一种起源于窦房结的特殊类型心动过速。除临床特征不同外,IST 与正常窦性心动过速相同。IST 患者休息时心率异常加快(通常大约 100 次/分,睡眠中可下降至 80 次/分或更低),即使极小活动量也可导致心率大幅度加快。这类患者没有明确的继发性窦性心动过速的病因,比如贫血、感染、甲状腺功能亢进、嗜铬细胞瘤、药物滥用或心肺疾病。因此,他们的心动过速是"不恰当的"。IST 可发生于任何人,典型患者人群为 20~30 多岁女性,症状可持续数月至数年。IST 常在病毒感染或生理创伤后发病,大部分患者既往身体状况良好。IST 患者常有心悸,并可能有其他相关症状,包括直立性低血压、视力模糊、呼吸困难、刺痛以及胃肠道紊乱。

IST 的病因尚不清楚, 一些证据表明可能与原发性窦房结功能障碍有关。首先,IST 患者的潜在心率加快(见第 5 章),表明即使没有干扰存在,窦房结的自律性仍增高。其次,IST 患者使用肾上腺素后心率异常增高,与其在运动后心率异常加快相似。第三,一些证据表明 IST 患者的窦房结结构存在异常。

了解 IST 是否为原发性窦房结功能障碍十分重要,如果明确是这种情况,窦房结消融可治疗该病(消融治疗将在第 8 章中讨论)。为了验证这个理论,电生理医生们已经在数百名 IST 患者中实行窦房结消融。结果非常有趣。短期内结果支持这一观点——超过 90% 的患者在窦房结消融后不再出现 IST。然而,消融成功的患者中,80% 在 6~9 个月内 IST 复发。

重复电生理检查通常可发现窦房结功能恢复,并继续出现 IST 样表现。再生的窦房结常位于沿界嵴的原消融点下方。重复消融常带来相同结果:早期消融成功和晚期复发。这些发现说明 IST 可能并非单纯的窦房结功能障碍。

一些证据表明 IST 可能是自主神经功能异常的表现之一。IST 具有许多自主神经功能异常的特点,包括病毒感染或创伤后发生,其他症状与其他自主神经异常一致(事实上,许多 IST 患者就诊于电生理医生之前,常被其他医生诊断为肠易激综合征,体位性心动过速综合征、慢性疲劳综合征或创伤后应激障碍)。另外,窦房结成功消融后的再生,表明 IST 不仅仅只是窦房结本身的疾病,很可能存在其他全身性疾病。最后,即便窦房结暂时消融成功,那些与自律性异常疾病一致的伴随症状在 IST 患者中会持续存在。

IST 的治疗具有挑战性。药物治疗是治疗的基石,包括 β 受体阻滞剂、钙离子通道阻滞剂、Ic 型抗心律失常药及伊伐布雷定。药物联合治疗通常可以使心率在一定程度上下降。长期有氧运动锻炼也常常有效。对于因 IST 严重影响生活的患者,非介入性治疗虽然可以控制症状,但仍可考虑窦房结消融,尽管消融存在一些不足。

对于非 IST 类型的自律性室上性心动过速,治疗的基本原则是纠正潜在病因。任何使用洋地黄类药物的患者均应怀疑洋地黄中毒的可能,并停用洋地黄直到洋地黄水平恢复正常。如果心室率过快导致血流动力学不稳定,则需使用洋地黄类药物(排除中毒可能),维拉帕米或者 β 受体阻滞剂来降低心室率。此外,当自律性房性心动过速发生 1:1 快速传导时, 有时以快于心动过速频率起搏, 可以产生 2:1 或 3:1 房室传导阻滞,即刻降低心室率。由于这些心律失常并非折返,它们不能被起搏终止,直流电转复也常无效。Ⅰa 类抗心律失常药能终止这类心律失常,但除非纠正潜在病因,否则这些药物往往疗效不佳。除非准备进行消融,仅完成电生理检查对自律性室上性心动过速患者没有帮助。

折返性室上性快速性心律失常

绝大部分门诊室上速患者是由折返导致的。与自律性房性心动过速相比,折返性室上性心动过速患者并无严重疾病。另外,与折返性室性心动过速(见第 7 章)相比,折返性室上性心动过速常见于无慢性心脏病的患者。通常情况下,心室肌存在疾病时才会出现心室折返环,然而室上速的折返基质更倾向于先天性的。因此该类心律失常患者并不一定有明显的心脏基础疾病。折返性室上性心动过速患者多是健康年轻人。

折返性室上性心动过速可以分为五种类型:房室结折返、旁路介导的大折返、心房内折返、窦房结折返,以及心房扑动/颤动。一些临床医生仍倾向于将这些折返性心律失常(心房扑动和心房颤动除外)合称为 PAT(阵发性房性心动过速———一般为规则的窄 QRS 波心动过速,表现为突发突止)。PAT 是早期对室上性心动过速的机制尚未明确时的旧术语,沿用至今。电生理检查已明确 PAT 几乎全部属于上述五种类型之一。多数情况下经验丰富的临床医生可以依靠 12 导联体表心电图区分室上速类型并选择治疗方案。

房室结折返性心动过速

房室结折返性心动过速是折返性室上性心动过速中最常见的类型,60% 的 PAT 患者均属于这一类型。房室结折返中,折返环通常被认为局限于房室结内(图 6.2a),房室结常被功能性地划分为两条纵向通路(房室结双径路),这两条通路形成了折返环。由于房室结折返的折返环仅涉及房室结，故一些影响房室结的措施和药物对这一心律失常是有效的(如洋地黄类药物,钙离子通道阻滞剂和 β 受体阻滞剂)。

旁路介导的大折返性心动过速

　　旁路介导的大折返性心动过速是 PAT 中第二常见的类型 (30%)。大折返性心动过速中存在房室旁路(大部分大折返性心动过速患者并没有明显 Wolff–Parkinson–White 综合征，而表现为隐匿性旁路——没有前向传导故不产生明显预激波)。这些患者中，旁路是折返环通路之一(多为逆向通路),正常房室传导系统作为另一通路(前向通路)组成折返环(图 6.2b)。由于这是一个涉及房室结、希氏束–浦肯野系统、心房肌、心室肌和旁路的大折返环,故命名为大折返性心动过速。由于多种心脏组织均参与折返环结构,许多药物可在不同水平干预该类心动过速。

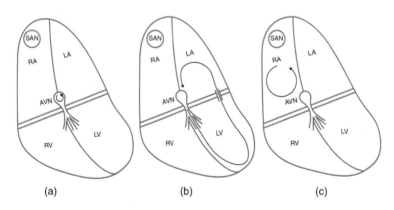

图 6.2　三种最常见的折返性室上性心动过速。(a)房室结折返性心动过速。这一类型的心律失常具有局限于房室结内部的小折返环。(b)旁路介导的大折返性心动过速。旁路作为其中一条通路(通常为逆向通路),正常房室传导系统作为大折返环的另一通路。(c)心房内折返性心动过速。这一类型心律失常的折返环位于心房肌内。

心房内折返

心房内折返仅占 PAT 的一小部分。房内折返中,折返环全部位于心房内,不涉及房室传导系统(图 6.2c)。其与自律性房性心动过速相似,每个 QRS 波前都有与正常窦性 P 波不同的清晰 P 波,并可在不影响心动过速的情况下发生房室传导阻滞。与自律性心律失常不同的是,它是突发突止的,且可以被起搏诱发和终止。Ⅰa 类抗心律失常药物治疗有效。由于房室结不是折返环的一部分,干预房室结不影响心动过速。

窦房结折返

窦房结折返是一种罕见的心律失常,其折返环位于窦房结内。每个 QRS 波前的 P 波形态与窦性 P 波相同。窦房结折返性心动过速与正常窦性心动过速和 IST 不同,表现为阵发性,无温醒现象,突发突止,且可以被起搏诱发和终止。由于折返环位于窦房结内,影响自律性的措施及药物如洋地黄类药物、钙离子通道阻滞剂和 β 受体阻滞剂,可以改善这种心律失常。

心房扑动和心房颤动

心房扑动和心房颤动也属于折返性房性心动过速。鉴于其特殊性, 临床医生常不把它们归为 PAT。心房扑动的心房率规则, 在 220 次/分以上,并具有典型的锯齿状扑动波(图 6.3)。心房扑动一般可被起搏终止。心房扑动几乎都伴有房室传导阻滞,比例通常为 2:1。心房颤动时心房活动连续而紊乱,P 波消失(图 6.4)。由于心房活动紊乱,心室率也不规则。干预房室结并不影响心动过速,这一点与心房内折返及自律性房性心动过速相似。一般来说,治疗着重于恢复窦性心律(Ⅰ类或Ⅲ类抗心律失常药,心脏复律,或联合),或者仅通过房室结阻滞药物控制心室率。

总之,折返性室上性心动过速包括许多类型,治疗方案各异,取决

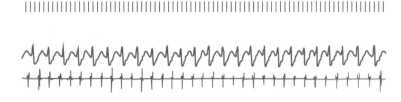

图 6.3　心房扑动。显示体表心电图某一导联和右房电图。心房率快速而规则(周长大约 200ms),伴有 3:2 房室传导。

于其发生部位及各自折返环的特点。这些心律失常大部分均被归为 PAT,某一治疗方法有时是有效的,但有时会适得其反。一旦理解了这些心律失常的机制,通常可以做出正确诊断及治疗而无须侵入性检查。然而电生理检查在这些折返性室上速患者中还是非常重要的,尤其是现在大部分患者可通过导管消融治愈(见第 9 章)。

折返性室上性心动过速的电生理检查概述

电生理实验室中评估室上性快速性心律失常的关键,是通过程序刺激诱发这些心律失常,并在心脏的多个关键部位记录腔内电图。正

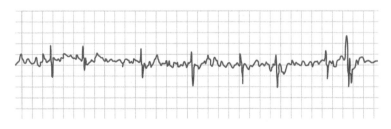

图 6.4　心房颤动。心房活动混乱,P 波消失,心室率绝对不规则。

如第 2 章所述,任何折返性心动过速的诱发依赖于一定的解剖基质存在,以形成折返环。室上速的折返环可涉及窦房结或房室结组织、旁路、心房肌和心室肌组织。通过记录特定的腔内电图,研究其激动模式、诱发及终止方式、对程序刺激的反应,大部分室上速的机制在电生理实验室中都可以被阐明。电生理检查还有助于确定折返环的解剖位置和电生理特点,了解其能使心律失常得以持续的原因,这些心律失常的特点,以及对各种治疗的反应。

导管放置

室上速折返环的定位需要在 4 个心腔及希氏束区域记录到电图。4 根电极导管分别置于右心房、右心室、希氏束和冠状窦(记录左房和左室电活动;图 6.5)。通过这 4 个位置的导管,我们可以记录到最关键部位的腔内电图,还可在右心室和双心房发放起搏刺激(冠状窦起搏通常只夺获左心房)。

室上性快速性心律失常的评价

一旦放置好导管,便可通过回答以下四个问题推断出心律失常的特点。第一,心律失常的诱发和终止方式是什么?第二,窦性心律及心动过速情况下是顺向还是逆向激动模式?第三,是否有证据提示心房肌和心室肌为折返环的必需成分?第四,自主神经干预及药物对心律失常有无影响?不管哪一类型的室上速,电生理检查中均应回答以上四个问题。

心律失常的诱发和终止方式是什么?

评价心律失常的诱发方式时有以下几个要点。

首先,何处更容易诱发心律失常?正如第 4 章所述,需要在合适的时候发放期前收缩刺激进入折返环才可以诱发折返性心动过速。其中很重要的一点是起搏导管与折返环的距离——导管距折返环越近,期前收缩刺激就更可能越早到达折返环以诱发折返。举个例子,如果左

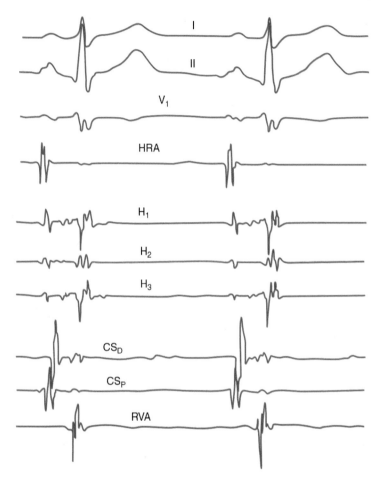

图 6.5 一例室上性心动过速经典电生理检查的基线记录。体表导联 Ⅰ、Ⅱ和 V₁可以估计 QRS 波的电轴。高位右房(HRA)电图记录窦房结旁的电活动。通过希氏束导管的多对电极记录希氏束电图(该例中为 3 对)。冠状窦处有两个记录电图(均包含左心房及左心室电活动)——冠状窦远端(CSd)电图反映的是冠状窦导管中远端电极记录的电活动,冠状窦近端(CSp)电图反映了近端电极记录的电活动。最后一道为右室心尖部(RVA)记录的电图。通过这些电图,电生理医生可以了解四个心腔内及正常房室传导系统的电活动。

房刺激(冠状窦处起搏)比右房刺激更容易诱发某一折返,那么该折返环很可能涉及左侧旁路。

观察心室刺激能否诱发室上速是非常重要的。心室刺激容易诱发大折返性心动过速,较难诱发房室结折返性心动过速,诱发心房内折返则更为罕见(心室刺激只能通过心房逆向激动偶尔间接地诱发心房内折返)。

另一个心动过速诱发的要点在于,折返性心动过速开始发作时传导延迟的部位。回顾折返的诱发机制,我们可以了解传导延迟的原因(图2.6)。正如第2章所述,折返环的形成需要两条大致平行的通路(路径A和B),其近端和远端均与正常传导组织相连,形成解剖环路。路径B不应期比路径A长,传导速度比路径A快。当路径B仍处于前一次正常激动的不应期时,路径A已恢复兴奋性,此时进入折返环的期前收缩刺激可以诱发折返。

由于路径B传导速度快于路径A,一个正常(而非期前收缩)激动将通过路径B而不是路径A传导(图6.6a)。当一个期前收缩阻滞于路径B(快径路),转而通过路径A(慢径路)传导时,诱发折返。因此,诱发折返需要传导延迟的存在(图6.6b)。电生理医生必须留意心动过速发作时的传导延迟,延迟部位几乎总是指向折返环的某一路径。

另一个与心律失常诱发方式相关的问题是心动过速(或回波)区间。心动过速区间是指期前收缩可以诱发折返性心动过速的期前收缩联律间期范围。发放联律间期逐渐缩短的一系列期前收缩,最终某一激动会遇到路径B的有效不应期(阻滞于路径B),此时折返常被诱发。使路径B发生阻滞的最后一个期前收缩刺激(若刺激稍晚一些,将不会遇到处于不应期的组织)代表了心动过速区间的起始。若继续发放联律间期逐渐缩短的连续期前收缩刺激,折返将会持续,直到在遇上路径A的有效不应期之前,这些期前收缩刺激均能够诱发折返。此时,期前收缩刺激在两条路径上均发生阻滞时,折返终止将不会被诱发。路径A的有效不应期代表了心动过速区间的终点。心动过速区间

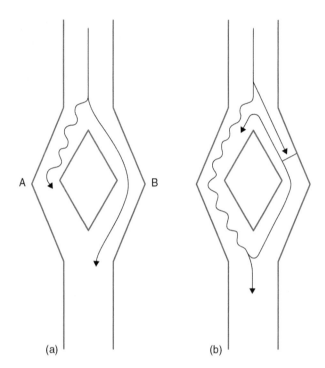

图 6.6 折返形成需要传导延迟的原因。(a)这个折返环中,正常激动沿快径路(路径 B)自上而下传导,没有传导延迟。(b)期前收缩在路径 B 发生阻滞并且诱发折返,必须通过慢径路(路径 A)自上而下传导。因此,当诱发折返时,可观察到折返环出口处的激动出现延迟。

的宽度与折返环两条路径不应期长短的差异有关。心动过速区间越宽,期前收缩刺激就越容易进入折返环诱发折返。对室上速进行电生理检查时,我们常希望得知参与折返环的不同路径的不应期,由此便可知其心动过速区间。这样一来,就可以通过恰当的治疗方法缩短心动过速区间的宽度。

相对于诱发方式而言,心律失常的终止方式对于旁路定位帮助不大。然而,仔细观察折返终止的精确机制可提供一些与折返类型有关的线索。这一点将在后文详述。

窦性心律及室上速发作情况下顺向和逆向激动模式分别是什么?

从心房到心室和从心室到心房,激动模式异常有助于折返环的定位。

我们已经讨论过正常激动顺序(见第 1 章)。窦房结处的激动呈放射状横跨心房直至房室沟的心脏纤维骨架结构处,此处为房室传导系统(房室结和希氏束–浦肯野系统)。因房室结的电生理特性,激动在房室结传导缓慢,而期前收缩刺激的传导将会更加缓慢(希氏束电图上可见 AH 间期延长)。当引入联律间期逐渐缩短的单个心房额外刺激,房室传导延迟(AH 间期)逐渐增加,最终将遇到房室结的有效不应期而发生阻滞。

这一 AH 间期随着房早联律间期缩短而逐渐延长的正常模式见图 6.7。该房室传导曲线显示了随期前收缩刺激平稳延长的 AH 间期。两种影响这一正常模式的室上速情况,即房室结双径路和房室旁路,将在后文详述。

当心房激动经正常房室传导系统传到心室时,心室的激动遵循一个典型的模式。首先室间隔除极,接着是右室和左室的顶部,然后是心室的游离壁,最后是心室的基底部。最晚除极的心室区域为左室后基底部。如果存在旁路预激心室,那么心室的正常激动顺序会发生改变。研究心室激动顺序有助于定位旁路的心室插入点。

正常逆向激动特点(心室刺激时从心室到心房的激动传导)在评价室上性心动过速中非常重要。正常情况下,逆向激动经过正常房室传导系统——从心室肌到浦肯野纤维,接着是希氏束、房室结,最后到达心房,随之放射状激动(由房间隔到右房和左房)。尽管逆向激动可见于大部分人群,但多数不如顺向激动高效。大多数人群中,发生逆向激动阻滞时的联律间期长于前向阻滞时(但有时少数完全性前向房室传导阻滞患者的逆向激动完好)。

如果在正常人中发放逐渐提早的心室额外刺激并记录逆向传导间期,可以看到 VA 间期逐渐延长(图 6.8),与前向激动时 AH 间期的

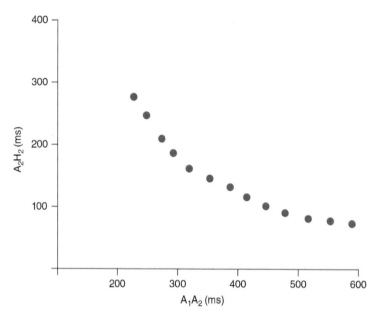

图 6.7　一条正常房室传导曲线。随着联律间期逐渐缩短，房性期前收缩在房室结处发生渐进性传导延迟。图中 x 轴代表传导间期（A_1A_2），y 轴代表随之产生的 AH 间期（A_2H_2）。如图所示，正常房室传导曲线连续而平滑。

延长相似。正常情况下阻滞最先发生在希氏束–浦肯野系统，但实际操作中由于 H 波被大的 V 波掩盖，很难在希氏束电图上看到逆向激动的 H 波。

　　在室上速的电生理检查中，了解心房逆向激动的模式十分重要。正常逆向激动时，希氏束电图上可见最早心房激动，因为此处记录的是房室结周围的心房活动（正常逆向传导时心房肌激动的入口）。然后逆向激动在心房内呈放射状发散，几乎同时记录到右房和左房激动电图（图 6.9a）。当存在房室旁路时，这种正常逆向激动顺序会被打乱。此时将会发生偏心性心房逆向激动。比如，存在右侧旁路时右心房最早被激动（图 6.9b），存在左侧旁路时左心房最早被激动（图 6.9c）。记录心房逆向激动顺序是定位房室旁路最有效的方法之一。

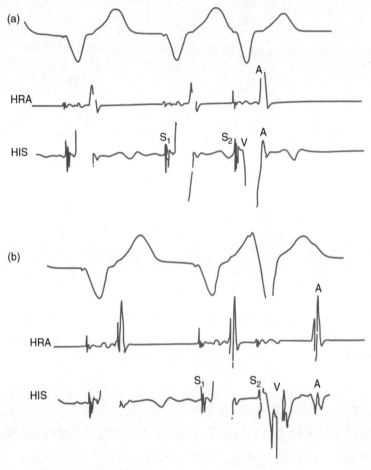

图 6.8   右心室刺激时的正常 VA 传导。图示为体表心电图的某一导联、高位右心房(HRA)电图和希氏束(HIS)电图。相对较长的 S_1S_2 间期下,心房逆向激动快速(S_2 后的 VA 间期短),在到达高位右心房前,在希氏束电图上(靠近房室结)可记录到心房逆向激动。这说明逆向激动经过了正常房室传导组织。(b)在较短的联律间期下,逆向传导延缓(S_2 后的 VA 间期比上图长)。当逆向激动经过正常房室传导组织时,这种情况是正常的。

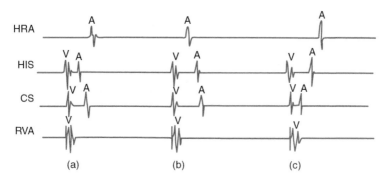

图 6.9　逆向激动的模式对于定位房室旁路十分重要。此图显示右室心尖部起搏刺激下于高位右房(HRA)、希氏束(HIS)、冠状窦(CS)及右室心尖部(RVA)记录到的电图。当逆向激动经过正常房室传导组织或间隔旁路时,表现为正常的逆向激动顺序。首先房间隔被激动(希氏束电图),接着是左心房(冠状窦电图)和右心房。(b)右侧旁路的逆向心房激动模式。由于激动通过右侧旁路,右房首先被激动,接下来是房间隔和左房。(c)左侧旁路的逆向心房激动模式。由于激动通过左侧旁路,左房首先被激动(冠状窦电图),接下来是房间隔和右房。

是否有证据提示心房肌和心室肌为折返环的必需成分?

　　诱发折返性心动过速时,推测心房肌和心室肌是否为折返环的组成部分很有必要。心动过速发作过程中需要寻找前向和逆向激动阻滞的证据,如果在不影响心动过速周长的情况下发生了前向或逆向阻滞,可以排除大折返性心动过速。

　　举个例子,房室结折返性心动过速中,逆向心房激动偶尔伴随文氏现象(逆向激动偶尔脱落)。当室上速的周长不变时观察到了此类现象,则可以排除心房肌参与折返环的可能。

　　观察束支传导阻滞对心动过速周长的影响也很有意义。房室结折返性心动过速中束支传导阻滞不影响折返环,因其并不参与折返环形成。然而在大折返性心动过速中,若在房室旁路的同侧突然发生束支阻滞(比如在左侧旁路参与的大折返中发生左束支传导阻滞),将会延长心动过速周长(图 6.10)。

影响自律性的措施及药物对心律失常有无影响?

如果要确定折返性室上性心动过速的解剖基质及有效治疗方法,常需要了解影响自律性的措施及药物对各种心脏组织的不同作用。正如前几章所述,房室结富含自主神经,并对交感及副交感刺激格外敏感。与此相反,心房肌和心室肌组织对交感兴奋变化有一定反应,但很少对副交感刺激做出反应。因此,当房室结参与形成折返环时(比如房室结折返和大折返),兴奋迷走神经可以通过延长房室结不应期和缩短房室结传导速度终止心律失常。如果房室结不参与折返环形成(如心房内折返),迷走兴奋将不影响折返,却可能引起传导阻滞。

同样,对于房室结参与的折返,针对房室结发挥作用的药物(比如洋地黄类药物、钙离子通道阻滞剂和 β 受体阻滞剂),可终止或预防这类心律失常。而经典 Ia 类抗心律失常药物对房室结几乎没有作用,但可以延长心房肌、心室肌和旁路的不应期,并且减慢其传导速度。因此 Ia 类抗心律失常药可以影响涉及这些结构的折返环。经典 Ib 类抗心律失常药可以影响心室肌(以及旁路),但不影响心房肌和房室结。由于一些室上速涉及心室肌(大折返性心动过速),故 Ib 类药物有时是有效的。经典 Ic 类抗心律失常药物减慢包括房室结在内的所有心脏组织的传导速度。尽管 Ic 类药物对识别解剖基质的作用不大,但可以帮助治疗多种类型的室上速。

室上性快速性心律失常电生理检查的一般步骤

对室上性快速性心律失常患者进行检查时,放置好电极导管之后,大多数电生理医生就开始通过发放心室刺激来观察逆向激动特点。室上性快速性心律失常的电生理检查通常需要从心室刺激开始,主要有两方面原因。首先,许多室上速患者(特别是合并旁路的患者)心房起搏时容易诱发心房颤动。心房颤动时由于心房活动连续而紊乱,基本无法进行其他折返性室上速的检查。先进行心室刺激可以避免房颤发生。其次,对于房室结折返和旁路参与的大折返(折返性室上

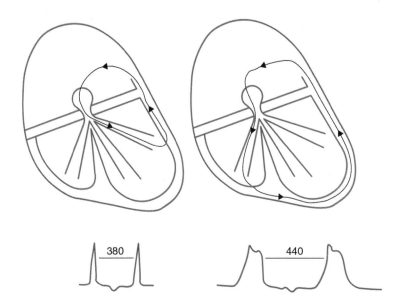

图 6.10　束支传导阻滞对大折返性心动过速的影响。图中的大折返涉及左侧旁路。最初不伴束支阻滞,心动过速周长为 380ms。发生左束支阻滞后,折返激动到达左侧旁路的时间延长,心动过速周长延长至 440ms。

速中最常见的两种类型)来说,逆向传导是折返环的重要部分,逆向激动特点和心房逆向激动顺序对于了解这些心律失常的特点很有帮助,因此有必要尽早进行心室刺激。

通常通过额外刺激及递增刺激来评价逆向传导。窦性心律下或一串起搏刺激后发放联律间期逐渐缩短的单个心室额外刺激,直到额外刺激不能夺获心室。发放单个额外刺激,电生理医生需要观察有无心房逆向激动存在,逆向激动顺序和逆向传导时间(VA 间期;见图 6.8)。同时可以获得逆向传导阻滞时的联律间期(逆向激动有效不应期)。随后发放周长逐渐缩短的递增刺激,记录下当 1:1 逆向传导消失时的刺激周长。

心室刺激结束后在高位右房发放刺激。刺激程序与第 5 章中介绍的相似——利用心房额外刺激和递增刺激评价房室结和窦房结功能及特性。

随后，通过冠状窦导管在左房发放同样的起搏刺激，观察有无左侧旁路。

如果存在旁路，经常需要通过移动右房或冠状窦导管，多个心房位点发放刺激来定位旁路——起搏位点离旁路越近，预激的成分越大。

对于大部分折返性室上性心动过速患者来说，室上速可由一种或多种起搏方式诱发。诱发心律失常后，可以停止刺激方案，开始观察心律失常的特点。具体来讲，需要注意心律失常的机制、记录到的心动周期、患者的血流动力学稳定性及症状严重程度，以及心律失常对心房和心室刺激的反应。

如果折返性室上速无法被标准起搏刺激诱发，可以使用多个额外刺激或药物（如注射异丙肾上腺素）诱发。

如果已知或怀疑有旁路存在，基本检查的最后一步（不包括药物）就是诱发房颤。这是为了评价房颤时旁路的传导功能，是否会因为心室下传频率过快而导致患者生命危险。

最后，基本检查结束时定位折返环，推断出心律失常机制后，可以进行药物研究以选择适当的治疗方法。不过，如今绝大多数患者可以被常规消融治愈，很少需要进行室上速的药物试验。

尽管室上速的常规电生理检查的一般原则相似，但没有两位电生理医生遵循完全相同的检查方案。事实上，就算是同一位电生理医生也不会在所有患者中使用同一检查方案。即使是同一类型的心律失常，不同患者表现也各不相同。所以电生理检查应当采取个体化方案。电生理医生们通常遵循一个大致的检查方案，并根据检查过程中出现的各种结果适时调整方案。

介绍完这些后，我们现在将会回顾特定类型的室上性心动过速的电生理评价方法。

房室结折返性心动过速的电生理检查

如前所述,房室结折返性心动过速是 PAT 中最常见的类型,约占 60%。该型心动过速可见于所有年龄,男女发病率大致相等,无论是否存在潜在心脏疾病。

房室结折返机制

我们可以把房室结折返性心动过速患者的房室结想象成一个圆环(图 6.11)。这些患者的房室结存在功能性分离的两条通路(α 通路和 β 通路),其电生理特性不同。α 通路(慢径路)有效不应期较短,传导速度慢。β 通路(快径路)有效不应期长,传导速度快。这些患者被认为存在房室结双径路。

对于房室结双径路的患者,窦性心律激动通过快径路下传,因为其传导速度更快(图 6.11a)。然而,当一个心房期前收缩到达房室结时,快径路(有效不应期较长)可能处于上一个正常激动的不应期,而慢径路(有效不应期较短)已经脱离不应期。这个期前收缩将会在房室结内通过慢径路缓缓下传(α 通路传导缓慢),到达希氏束(图 6.11b)。房室传导延迟在体表心电图上表现为 PR 间期延长。如果当激动到达慢径路远端的时候,快径路已恢复兴奋性,那么激动将沿快径路逆向传导(产生一个心房回波)。如果逆向激动可以再次进入慢径路,就可以在房室结内持续存在,这就形成了房室结折返性心动过速(图 6.11c)。

因此,房室结折返性心动过速的折返环位于房室结内部。大多数情况下,心房和心室均可以被折返环出口的激动兴奋。心房和心室均不是维持折返的必需成分。因此在希氏束阻滞,心室无法激动的情况下,折返环可以不受影响。当逆向阻滞,心房无法激动时,心动过速同样可以不受影响。

有证据表明,在一些患者中快径路可能不是典型的房室结组织。这些患者中,快径路不像慢径路那样可以对影响房室结的药物(洋地

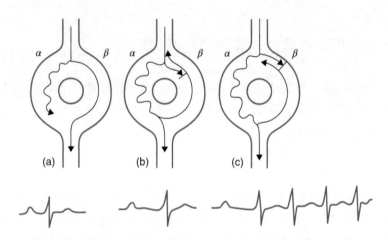

图 6.11　房室结折返性心动过速。(a)房室结折返中,房室结在功能性上分为两条通路(α 通路和 β 通路)。α 通路传导速度比 β 通路慢,不应期比 β 通路短。正常心房激动通过 β 通路下传心室。(b)一个心房期前收缩可能遇到 β 通路的不应期,而 α 通路已经恢复兴奋性,此时便通过 α 通路缓慢下传,PR 间期延长。(c)在合适的条件下,期前收缩在 β 通路发生阻滞,沿 α 通路下传,如图(b),并经 β 通路逆向传导,然后再次经 α 通路下传。由此房室结内折返形成,引起心动过速。从诱发心动过速的那一次激动开始,PR 间期延长(由 β 通路跳跃到 α 通路)。传导延迟常见于房室结折返性心动过速。

黄类药物、钙离子通道阻滞剂和 β 受体阻滞剂)做出反应,反而更易受 Ⅰa 类抗心律失常药物的影响。

房室结折返性心动过速的诱发和终止方式

　　房室结折返性心动过速通常可以被心房额外刺激诱发。如果引入逐渐提前的心房期前收缩刺激,联律间期相对较长的激动将与窦性激动相同,沿快径路下传(图 6.12a)。当期前收缩的联律间期相比快径路的不应期更短时,激动将阻滞于快径路,沿慢径路下传(在房室结产生典型传导延迟),此时将产生房室结折返(图 6.12b)。更早的期前收缩刺激将会遇到慢径路的不应期,此时激动被完全阻滞。房室结折返的

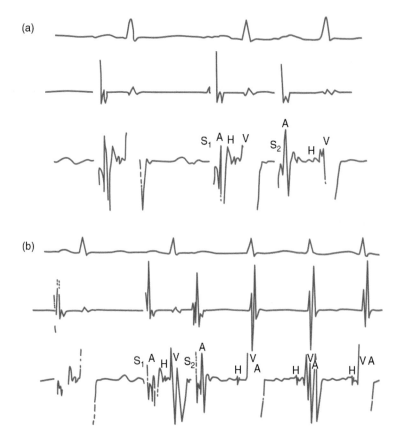

图 6.12　心房额外刺激诱发房室结折返。图上显示了体表心电图的某一导联,高位右房电图和希氏束电图。(a)S_2 刺激沿正常房室传导系统下传,AH 间期轻度延长。此为正常反应,与图 6.7 显示的正常传导模式一致。(b)当 S_1S_2 间期轻微延长,紧随的 AH 间期突然明显跳跃(与上图相比),诱发房室结折返。跳跃性延长的 AH 间期表明传导从快径路跳跃到慢径路。希氏束电图的最后两次激动可见逆向激动的 A 波紧跟 V 波出现。这是因为逆向激动经过快径路传导。房室结折返时体表心电图上的逆向 P 波常埋藏在 QRS 波中(上图同样如此)。

心动过速区间是从快径路的有效不应期到慢径路的有效不应期。这一类型心律失常的心动过速区间可以被复制,换句话说,连续多次重复刺激得到的心动过速区间是相同的。

以文氏周期进行心房递增起搏,常诱发房室结折返性心动过速。房室结传导逐渐延长,直到在快径路发生阻滞,转而沿慢径路下传,此时常可以看到房室结折返。

心室刺激很难诱发和重复诱发房室结折返。房室结双径路患者进行心室刺激时,逆向激动传至房室结后将沿快径路和慢径路共同传导(图 6.13a)。逆向激动将通过快径路先到达心房。然而,由于慢径路尚处于前一次逆向激动的不应期,激动无法通过慢径路前传而形成回路,故折返不能被诱发。极少情况下,两次窦性搏动之间插入的心室期

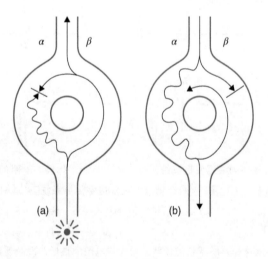

图 6.13　心室刺激诱发房室结折返。由于房室结折返环与心房和心室相连,按理说心房和心室期前收缩刺激均可以诱发折返。但在实际操作中这种情况却很罕见。(a)心室刺激经快径路和慢径路逆传,通过快径路率先到达心房,但由于遇到缓慢传导的逆向激动而无法通过慢径路前传。这是房室结折返难以通过心室刺激诱发的原因。(b)在(a)的情况下,如果当下一个窦性激动下传时,快径路恰好处于心室逆向激动的不应期,那么此时房室结折返就可被心室刺激间接诱发。

前收缩刺激可以诱发房室结折返。此时快径路处于心室刺激逆向激动的不应期,下一个窦性激动在快径路发生阻滞,而沿慢径路下传,诱发折返(图 6.13b)。

　　房室结折返性心动过速的终止遵循第 4 章中描述的模式（见图 4.11）。较晚的期前收缩刺激由于遇到不应期组织而无法进入折返环(见图 4.11a)。早一点的期前收缩刺激可以通过 α 通路进入折返环,重整心动过速(见图 4.11b)。更早的刺激可以终止心动过速(见图 4.11c)。期前收缩刺激能否进入房室结折返环, 取决于起搏导管与房室结的距离以及组织的兴奋性和传导性[功能性不应期(FRP),见第 4 章]。如果心动过速不能被单个心房或心室刺激终止,可以重新放置导管,更常用的是引入多个额外刺激来终止心动过速, 后者会缩短相关组织的功能性不应期。

房室结折返的激动模式

　　房室结折返性心动过速患者存在房室结双径路。由于存在两条传导通路,房室结传导曲线是异常的。图 6.14 显示了房室结双径路患者典型房室传导曲线。额外刺激的联律间期相对较长时,激动通过快径路下传。随着心房额外刺激的联律间期逐渐缩短,起初 AH 间期同正常房室结一样逐渐增加。当遇到快径路不应期时,传导从快径路跳跃到慢径路,房室结传导时间突然延长,表现为 AH 间期的突然跳跃性延长。房室结双径路患者的房室传导曲线是不连续的,从快径路转换到慢径路的时候曲线发生跳跃。

　　有时在窦性心律下也可以表现出房室结双径路的特性——双径路患者在窦律下显示为两个不同的 PR 间期。而在另外一些患者中,基本电生理检查也很难观察到双径路,这些患者快慢径路的有效不应期相近,折返环的心动过速区间特别窄。这些患者的心律失常很少发作,或者只在自主神经刺激(如交感兴奋)导致双径路的不应期差值增大时(假定自主神经对双径路的影响不同)发作。对于怀疑存在房室结折返,但电生理检查无法证实双径路的患者,可以使用自主神经刺激或

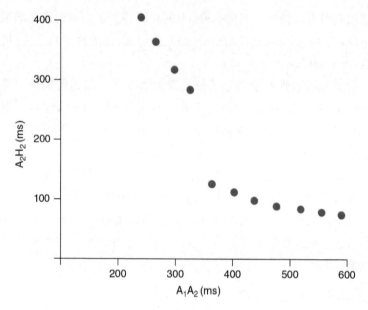

图 6.14　房室结折返性心动过速患者典型房室传导曲线。比较其与图 6.7 的正常曲线有何不同。房室结折返中存在房室结双径路。联律间期较长的心房期前收缩通过快径路下传。当更早的期前收缩刺激遇到快径路的不应期时，传导将跳跃到慢径路。此时可能发生房室结折返。在房室传导曲线上，快径路到慢径路的跳跃表现为曲线的不连续，图 6.12 中可见 AH 间期的突然延长。

药物使双径路分离。

　　房室结折返性心动过速时心室是通过正常希氏束–浦肯野系统激动，故前向传导时的心室激动顺序正常。同样，心房的逆向激动顺序也是正常的。

心房肌和心室肌并非房室结折返环必需成分的证据

　　绝大部分电生理医生认为心房肌和心室肌不是房室结折返环的必需成分。尽管这一点很难在电生理检查中得到证实，但房室结折返性心动过速发作时可提供一些证据。我们需要留意心动过速时逆向传导的文氏现象。如果在心动过速周长恒定的同时,逆向 P 波与 QRS 波的关系改变,特别是逆向 P 波偶尔发生脱落,这有力地证明了心房不是维持心动过速的必需成分。同样,当在心动过速周长不变的同时发生了前向传导阻滞,也说明心室不是维持心动过速的必需成分。最后,由于心室的激动顺序与折返环周长无关,如果房室结折返性心动过速时发生了束支传导阻滞,心动过速周长也不会改变。

如果没有观察到上述现象,心房和心室的额外刺激有助于了解心房肌及心室肌是否为折返所必需。若在不改变心动过速周期的情况下夺获了房室结周围的心房肌或希氏束,则提示折返环局限于房室结内。实际操作中很难通过额外刺激证实心房和心室肌不是折返的必需成分。幸运的是,这也是不必要的,因为房室结折返性心动过速的诊断极少依赖严格的证据去证明心房和心室不是折返的必需成分。

房室结折返性心动过速的其他特点

心动过速时 P 波与 QRS 波的关系

观察心动过速时体表心电图上逆向 P 波与 QRS 波的关系很有意义。在房室结折返性心动过速中,激动通过快径路逆传激动心房。由于传导速度快,逆向心房激动常发生于心室除极过程中或者紧随其后。体表心电图的 P 波常被 QRS 掩盖或者出现于 QRS 波终末。对于规则窄 QRS 波心动过速患者,如果在高质量的 12 导联心电图上未发现 P 波,通常可以做出房室结折返性心动过速的诊断。

不典型房室结折返性心动过速

不典型房室结折返性心动过速患者的慢径路不应期长于快径路。折返的激动方向与典型房室结折返相反,激动沿快径路下传,慢径路逆传。由于逆向传导缓慢,P 波与 QRS 波的关系也不同于典型房室结折返。此型心律失常多表现为持续性发作。

房室结折返性心动过速的治疗

心动过速折返环的两条路径均涉及房室结组织,故增加房室结组织的不应期并减慢其传导速度的药物及措施,对于治疗房室结折返性心动过速是有效的,比如增强迷走神经兴奋性(Valsalva 动作、颈动脉窦按摩和面部浸入冷水刺激)、洋地黄类药物、钙离子通道阻滞剂以及 β 受体阻滞剂。它们可以使慢径路产生文氏传导,当快径路的逆向激动不能再次进入慢径路时,心动过速终止。

快慢径路对药物的反应性不同,有时候治疗反而会加重心动过速。举个例子,抑制房室结功能的药物对有些患者的快径路是无效的,慢径路传导延缓,而快径路不应期并无延长,此时期前收缩沿慢径路下传的时候快径路早已恢复兴奋性,折返更易形成且难以终止。

使用常规房室结抑制药物治疗无效的患者可以考虑Ⅰa 类或Ⅰc 类抗心律失常药,此类患者的快径路更像心房肌或心室肌组织,而不太像房室结组织。

房室结折返性心动过速的慢径路消融技术现在已相当成熟(见第 9 章),导管消融成功率超过 95%,对于发作频繁、病情严重的患者可以进行消融治疗。

旁路参与的大折返性心动过速

第 1 章中介绍过,正常情况下心房激动仅通过正常房室传导系统传到心室。1000 人中就有几个人的心房和心室之间本身就存在异常连接,这些异常连接被称为"旁路",房室传导系统的全部或部分激动均可通过旁路传导。旁路由细小的心肌组织条束构成,一端常插入心房肌,另一端插入心室肌。旁路常呈散发性,Ebstein 畸形和二尖瓣脱垂患者旁路的发生率高于正常人。

不同旁路的电生理特性不同,但它们都与心肌组织相似,而不像房室结组织。因此,早搏通过旁路时传导不会减慢。快速激动旁路会产生像希氏束-浦肯野系统一样的突然阻滞(莫氏Ⅱ型传导阻滞),而不是房室结那样的进行性阻滞(文氏传导阻滞)。

　　旁路肉眼不可见,外科医生在手术中也无法看到旁路结构,只能通过电生理检查定位。除了主动脉瓣和二尖瓣之间的区域,旁路几乎可发生于房室沟的任何地方,间隔部位与正常房室传导系统大致平行的地方也可有旁路存在。旁路有四种常见的类型(图 6.15):房室旁路(位于房室沟的典型旁路,连接心房肌与心室肌;见图 6.15 的旁路 A)、房室结旁路(连接低位心房肌和希氏束-浦肯野系统;旁路 B)、连接远端心房肌(靠近房室结)和右束支的旁路(Mahaim 纤维;旁路 C)、连接希氏束(或浦肯野纤维)和心室肌的旁路(旁路 D)。其中房室旁路最常见。

　　旁路既可前传也可逆传。当其前传时(即 WPW 综合征),体表心电图可见预激波(图 6.16 和图 6.17)。预激指前向激动通过旁路提前激动心室。旁路和大部分心肌组织相似,传导速度快,不会像房室结一样出现传导阻滞。预激常表现为 PR 间期缩短,QRS 波起始部分粗钝(δ 波)。这类患者的 QRS 波常包含经正常房室传导系统下传和旁路下传的心室激动成分。预激的程度受多种因素影响,包括房室结传导时间

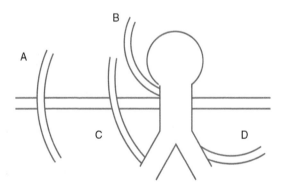

图 6.15　旁路的四种类型。旁路 A 为房室旁路,连接心房肌和心室肌。旁路 B 为房室结旁路,连接心房肌和希氏束-蒲肯野系统。旁路 C 为 Mahaim 纤维,连接靠近房室结的远端心房肌和右束支。旁路 D 连接希氏束(或浦肯野纤维)和心室肌。

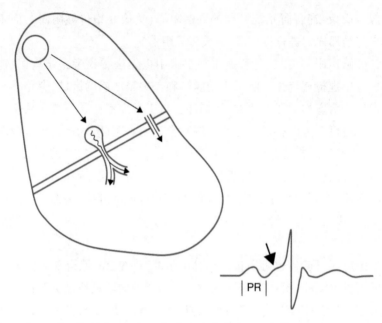

图 6.16 预激。此例为左侧房室旁路,窦房结激动经正常传导系统和旁路下传心室,QRS 波中包含了上述两种激动成分。由于房室结传导缓慢,激动经旁路率先激动心室。PR 间期缩短,QRS 起始部分粗钝,即 δ 波(箭头处)。旁路前传也称为WPW综合征。

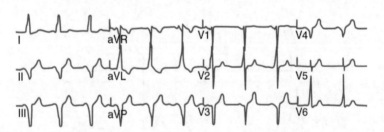

图 6.17 房室旁路患者典型 12 导联心电图。绝大多数导联中可见 PR 间期缩短和预激波。

(房室结传导越慢,预激波越大),旁路的传导速度和不应期(传导速度越快,不应期越短,预激越明显),以及旁路距窦房结的远近(心房激动到达右侧旁路的时间比到左侧旁路早,右侧旁路预激更明显)。

许多旁路参与的大折返性心动过速患者中,旁路没有前传功能,只能逆传。这些旁路被称为隐匿性旁路,因为在窦性心律下既没有预激波,PR 间期也不缩短,心电图无任何异常。

旁路有很重要的临床意义,原因有三。第一,它们具有迷惑性。预激波有时候看起来很像 Q 波,会误诊为心肌梗死。房性心动过速合并明显预激可误诊为室性心动过速。第二,旁路常作为大折返环的通路之一(正常房室传导系统为另一条通路),故旁路患者常有大折返性心动过速。第三,旁路缺乏房性心动过速时房室结的保护性机制(延缓传导以降低心室率,特别是在心房扑动和心房颤动中),不应期短的前传旁路可使房性心动过速时的心室率过快导致生命危险。

电生理检查在确定旁路和大折返性心动过速的电生理特性以及选择合适的治疗方法中起重要作用。此外,电生理检查有助于判断旁路是否存在导致致命性心律失常可能 (隐匿性旁路则不存在这个问题,只有前向旁路有此风险)。最后,最重要的一点是可以通过电生理检查准确定位并消融旁路(见第 9 章),如今电生理医生在发现旁路后基本都会选择对旁路进行消融。

旁路参与的大折返性心动过速的电生理检查

大折返性室上性心动过速的机制

把该类型心动过速描述为“室上性”实际上是不恰当的,因为心室同样参与了折返环。图 6.18 描述了这种心律失常的机制。旁路可以作为折返的其中一条通路。类似于房室结折返的快径路,旁路传导速度快,不应期相对较长。正常房室传导系统则类似于慢径路,传导速度慢,有效不应期相对较短。当旁路存在时,常形成显性预激(图 6.18a)。如果一个房性早搏下传的时候旁路仍处于前一次激动的不应期,而房

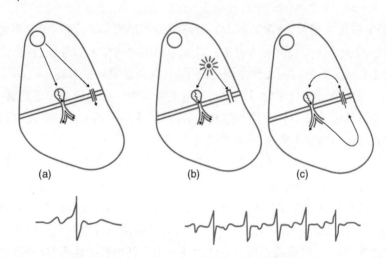

图 6.18   旁路参与的大折返性心动过速。图示为一条左侧房室旁路。(a)窦性激动经正常房室传导系统和旁路下传(同图 6.16),心电图上表现为 PR 间期缩短和典型预激波。(b)一个房性期前收缩下传过程中遇到旁路不应期(旁路的不应期常比房室结长),在旁路发生传导阻滞,仅通过正常传导系统激动心室,PR 间期正常(取决于房性期前收缩的起源点),QRS 波形正常,无预激波。(c)房性期前收缩在旁路前传时发生阻滞,当激动经正常传导系统下传心室时旁路可能已恢复兴奋性,此时激动可沿旁路逆传回心房,由此便形成了沿正常传导系统前传,旁路逆传的折返。这种大折返在具有房室旁路的患者中极为普遍。

室结已经恢复兴奋性,就可能形成大折返(图 6.18b 和图 6.18c)。由于激动是通过正常房室传导系统下传的,故大折返性心动过速的 QRS 波形正常。

大折返的诱发和终止方式

旁路参与的大折返性心动过速通常可被心房或心室起搏刺激诱发和终止。

旁路参与的大折返常可被单个心房额外刺激诱发。当发放周长逐渐缩短的一串房性期前收缩刺激时,前传旁路的反应见图 6.19。联律间期较长的期前收缩仅引起轻度预激(图 6.19a)。联律间期缩短时,房

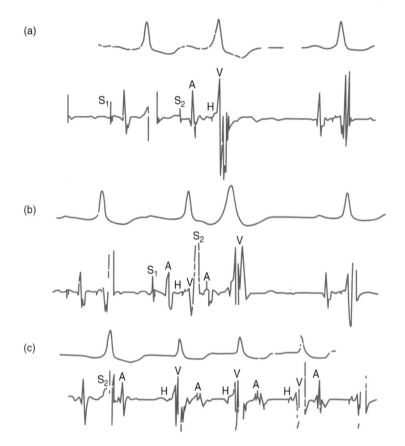

图 6.19　右心房的单个额外刺激诱发大折返(机制见图 6.18)。图中可见体表心电图和希氏束电图。(a)S_1 和 S_2 间期较长时,房性期前收缩通过正常传导系统和旁路下传,QRS 波形与窦律下正常的 QRS 波形相似(a 图最后一个波为正常 QRS 波)。(b)和(a)一样,联律间期较短的房性期前收缩在房室结传导延缓,QRS 波的预激成分增多(由于房室结传导延缓,更多心室肌被旁路激动),(b)期前收缩刺激时未见到 H 波是因为希氏束的激动发生于心室除极过程中。(c)一个更早的房性期前收缩遇到旁路不应期,仅通过正常传导系统下传心室。S_2 刺激后的 AH 间期较长,QRS 波较窄(无预激波)。然后激动沿旁路逆传心房,形成大折返。

室结传导延缓,旁路有更多时间除极心室,QRS 波的预激成分增多(图 6.19b)。当联律间期短于旁路的有效不应期时,激动在旁路发生阻滞,仅通过正常传导系统下传心室,QRS 波形正常(图 6.19c)。如果正常房室传导系统的传导足够缓慢,旁路有足够的时间恢复兴奋性,激动就可以通过旁路逆传回心房,诱发大折返。大折返性心动过速发作时的传导延迟代表了房室传导从旁路变换到房室结。折返环的心动过速区起始与旁路有效不应期有关。如果发放更早的房性期前收缩刺激,大折返将被重复诱发,直到遇到正常房室传导系统的有效不应期,即心动过速区的结束。

对于隐匿性旁路(没有前传功能),大折返的起始部分很难见到。如果旁路确实没有前传,那么窦性激动时是可以通过旁路逆传形成折返的。但实际上前传的窦性激动会经过部分旁路组织,这样的话逆传时旁路就会处于前传激动的不应期(图 6.20)。这种传导通过了某一组织而不能被直接观察到,但可以通过其产生的不应期做出推断的现象称为"隐匿性传导"。如果要诱发隐匿性旁路参与的大折返,心房额外刺激必须足够早,直到遇到隐匿性旁路的前向传导有效不应期,此时隐匿性传导便被阻滞(图 6.20)。另外,额外刺激也必须尽量早,使房室传导延迟得足够久,这样旁路才能从上一次隐匿性传导的不应期中恢复。通常需要在靠近旁路的部位起搏才能诱发隐匿性旁路参与的大折返。这样,发生隐匿性传导的时间会提前,旁路在逆向传导前有更多时间恢复兴奋性。

无论是典型旁路还是隐匿性旁路,心房递增起搏都可以诱发大折返,只要起搏频率能加快到使旁路发生完全或间歇性的前向传导阻滞。

与房室结折返相反,旁路参与的大折返容易被心室刺激诱发,这是因为通过正常房室传导系统的逆向传导容易被阻断。室性刺激在希氏束发生逆向阻滞,沿旁路逆传,诱发折返。

大折返性心动过速可被心房或心室刺激终止。当房性期前收缩使房室结产生前向阻滞时折返被终止。室性期前收缩可经由旁路逆传提

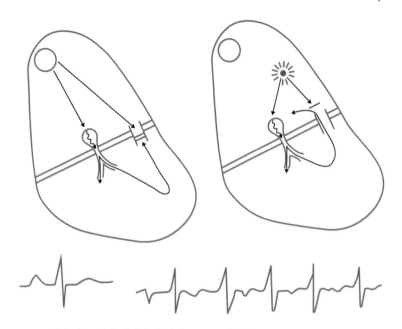

图 6.20　诱发隐匿性旁路参与的大折返。心房刺激无法通过隐匿性旁路到达心室。但是，一些前向激动成分肯定会经过旁路组织，否则按理说每个心房激动都能诱发折返。第一个图中描述了通过隐匿性旁路的隐匿性传导。隐匿性传导使旁路在逆向传导时处于不应期而无法形成折返。隐匿性旁路的 PR 间期正常且无预激波。第二个图中，房性期前收缩下传时旁路恰好处于不应期而无法发生隐匿性传导。由于旁路未被前向激动过，故激动可沿旁路逆传形成折返。

前激动心房，然后同样在房室结产生前向阻滞而终止折返。

旁路参与的大折返性心动过速中心房和心室的激动模式

　　具有前传功能的旁路产生预激时，窦律或房性期前收缩下的心室激动顺序是异常的。如果在房室沟的心室侧记录腔内电图，可以发现最早的心室激动起始于旁路插入心室肌的部位。由于在阻滞发生前，旁路的传导速度快且传导时间恒定，所以进行连续房性期前收缩刺激时 AV 间期（或 PR 间期）基本不变，直到遇到旁路的有效不应期。在旁路发生阻滞而造成激动仅通过房室结传导之前，房室传导曲线平稳（图 6.21）。

隐匿性旁路患者中无法见到预激现象，除非存在房室结双径路，不然这些患者的房室传导曲线是正常的。

左侧和右侧旁路患者具有异常心房逆向激动顺序（见图 6.9）。在联律间期较长的心室起搏刺激下，心房波由通过正常传导组织和旁路组织逆传的激动共同构成。当联律间期缩短时，正常传导通路上发生传导延迟甚至阻滞，激动仅经旁路逆传，此时心房激动顺序完全异常。

前间隔旁路患者可表现为正常的心房逆向激动顺序，因为该类型旁路的心房插入部靠近房室结，但是连续提前的室性期前收缩刺激并

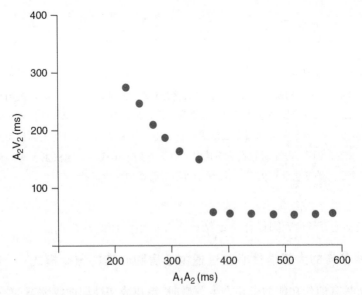

图 6.21 房室旁路患者的典型房室传导曲线。联律间期较长的房性期前收缩刺激通过旁路下传心室。由于旁路不会在期前收缩下传时发生传导延迟，故这一部分的曲线是平稳的。当遇到旁路的不应期时，激动仅通过正常房室传导系统下传，导致曲线的不连续。旁路阻滞发生的时候预激波消失，容易形成大折返，此现象发生时的腔内电图见图 6.19。

不会使旁路发生像房室结那样渐进性延长的逆向传导(正常情况下连续室性期前收缩刺激使逆向心房激动延迟的现象)(见图 6.8)。

大折返性心动过速心房和心室的必需性

大折返性心动过速的折返环涉及心房肌和心室肌。如果在不改变心动过速的情况下出现前向或逆向传导阻滞,则可以排除大折返性心动过速,因为这一类型的心动过速会被任何方向上发生的传导阻滞即刻终止。房性期前收缩和室性期前收缩都能够重整心动过速,这也说明心房和心室是折返环的组成部分。心动过速发作时一个合适的室性期前收缩刺激可以预激心房,证明旁路可以逆传(图 6.22)。旁路同侧的束支传导阻滞会导致大折返性心动过速的周期延长,提示心室是折返环的组成部分(见图 6.10)。

大折返性心动过速中 P 波和 QRS 波的关系

房室结折返性心动过速中心房和心室几乎同时除极,但在大折返性心动过速中却并非如此。大折返性心动过速中 P 波出现于 QRS 波前, 前一个 QRS 波到 P 波的距离短于 P 波到下一个 QRS 波的距离(RP 间期短于 PR 间期),因为旁路逆传激动的速度比正常房室传导系统的前传速度快(图 6.23)。由于心房被逆向激动,P 波电轴向上,下壁导联 II、III 和 aVF 的 P 波呈负向。

大折返性心动过速的治疗

大折返性心动过速的药物治疗侧重于缩短折返环的心动过速区。增加房室结不应期的药物(洋地黄类药物、钙离子通道阻滞剂和 β 受体阻滞剂)可以缩短心动过速区的宽度。实际情况下,缩短心动过速区不如在心动过速时诱发房室结文氏阻滞有效,后者的单个阻滞可以立刻终止心动过速。

另一种治疗方法是利用 I a 类抗心律失常药物增加旁路逆向传导的不应期。但是 I a 类抗心律失常药物通常也会延长旁路前向传导的

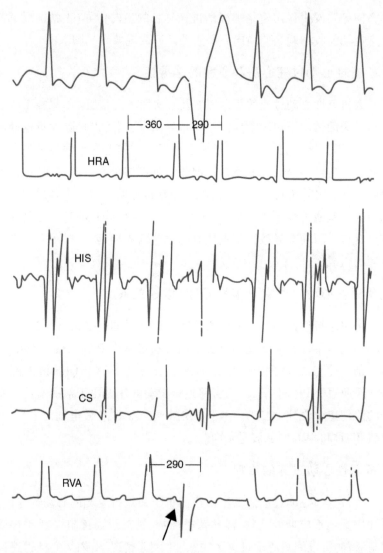

图 6.22　大折返性心动过速中的心房预激。图上显示了体表心电图，以及高位右房（HRA）、希氏束、冠状窦（CS）和右室心尖部（RVA）的腔内电图。心动过速周长为360ms。右室心尖部发放联律间期为 290ms 的单个额外刺激（见箭头标记）。心室刺激引发联律间期相同（290ms）的逆向心房激动，这在 HRA 电图上表现得最为明显。室上速时心室起搏引起心房预激是存在房室旁路的有力证据。

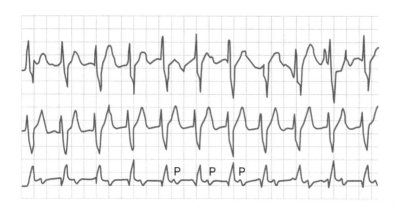

图 6.23　大折返性心动过速。图上显示了三个导联的体表心电图,其中最后一个导联上 P 波最为明显。PR 间期明显长于 RP 间期。

不应期,这就导致了心动过速区间的延长。因此,Ⅰa 类抗心律失常药物只有在对旁路有强烈作用时才会有效,达到"药物消融"的目的。如果只对旁路起轻微作用,通常会加重大折返性心动过速。

总之,药物治疗可通过影响房室结的传导性和不应期达到最佳疗效,可联用或不联用Ⅰa 类抗心律失常药物进行治疗。经典的Ⅰc 类抗心律失常药如氟卡尼和普罗帕酮也可用于治疗大折返性心动过速。胺碘酮也同样有效,但鉴于其毒性一般不用于非致命性心律失常。

起搏器对大折返性心动过速患者也有抗心律失常作用,因为这些心律失常几乎总能被程序性起搏刺激所终止。

现在,绝大部分旁路可以被消融,且成功率很高,上述治疗方法已非首选。

旁路定位

如果要进行导管消融,那么旁路的定位就很重要。旁路可存在于房室沟的任何地方(除了主动脉瓣和二尖瓣之间的区域)。A 型(V1 导联 QRS 波正向)和 B 型(V1 导联 QRS 波负向)旁路的分类方法已经过时,对旁路定位几乎没有帮助。目前主要存在以下五个部位的旁路:左侧游离壁、右侧游离壁、后间隔、前间隔和中间隔。通过 12 导联心电图和腔内电图可以进行旁路的定位。

旁路的定位应结合腔内电图和 12 导联体表心电图。上述五种类型旁路的心电图特点见第 9 章。

电生理检查中，可以通过预激时心室的激动顺序以及逆向传导时心房的激动顺序定位旁路。左侧旁路和后间隔旁路最容易被定位。将冠状窦导管置于左房和左室之间的房室沟处，冠状窦的出口则位于后间隔区域。通过冠状窦导管的多对电极记录其腔内电图，可以准确定位出逆向传导时左房的激动顺序以及预激时左室的激动顺序。右侧游离壁和前间隔旁路较难精确定位，因为我们无法记录到右侧房室沟的电活动。尽管如此，近几年来电生理医生们已经能熟练地定位各种旁路，详见第 9 章。

心房扑动/心房颤动合并旁路

旁路患者相比普通人更容易发生心房扑动（房扑）和心房颤动（房颤），原因尚不明确。由于旁路的传导速度快，这些患者的心室率极高（隐匿性旁路患者无此现象）。如果旁路的传导速度快，前传不应期短，心率可超过 300 次/分（图 6.24）。因此，对伴发房颤的旁路患者进行电

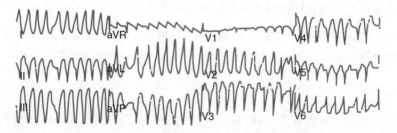

图 6.24　一位房室旁路患者发生心房颤动。一些房室旁路患者在房性心动过速时可以通过旁路快速传导，此时由于心室几乎全部由旁路激动，QRS 波增宽。这是一种致命性的心律失常。

生理检查,评价其旁路的前传不应期和传导速度尤为重要。

在电生理检查过程中,可以通过窦性心律下的心房起搏刺激测量旁路的不应期。有一点需要牢记,不同于房室结组织,旁路对快速刺激的反应与心肌组织更相似——刺激越快,不应期越短,传导速度越快。因此,要得知房扑或房颤时旁路的传导能力,只能通过在电生理检查中诱发这些心律失常。另外,旁路对交感刺激略有反应,故可以注射异丙肾上腺素后观察旁路的传导。一般来说,如果伴发房颤时预激下最短的 RR 间期超过 270ms,此时旁路被认为是良性的。如果 RR 间期短于 270ms,绝大多数电生理医生认为需要采取治疗措施。

以往对于有致命危险的旁路最常用的治疗方法就是用 I a、I c 或 Ⅲ 类抗心律失常药延长旁路前传的不应期,但同时必须通过重新诱发房扑/房颤来评价药物疗效。通常只有再次注射异丙肾上腺素后才会观察到药物起效,不过这样一来药物的抗心律失常作用会被抵消,此时可以加用 β 受体阻滞剂。

对于有潜在致命危险的旁路,I a 类抗心律失常药可以增加前向传导的有效不应期,延长折返环的心动过速区间,使大折返更容易发生。这时可以给予干预房室结的药物,比如 β 受体阻滞剂,在减轻折返的同时还可抵消交感刺激对旁路前传有效不应期的影响。

一些药物(尤其是洋地黄类药物和维拉帕米)会缩短旁路的前传不应期,增加旁路的危险性。预激患者应避免使用这类药物。如果必须要用,一定要通过电生理检查仔细评价药物对旁路前传不应期的影响。

对于潜在的恶性旁路,鉴于慢性抗心律失常药物治疗有诸多缺点,大部分患者可以进行射频消融治疗。旁路消融后可无须再使用抗心律失常药,由于旁路患者相对年轻,这一点便显得非常重要。

少见旁路类型

房室结旁路

房室结旁路(图 6.15 的旁路 B)相对少见,其连接低位间隔部心房肌和远端传导系统(通常为希氏束),穿过房室结。体表心电图表现为短 PR 间期和正常 QRS 波。希氏束电图可见 AH 间期缩短。

此类旁路的特性同样更接近于心肌组织,而非房室结组织。虽然房室结旁路患者也可以发生沿旁路逆传,正常房室传导系统前传的折返性心动过速,但主要的问题还在于房颤时旁路的快速传导。由于抑制房室结的药物对这些旁路无效,可以使用 Ia 或 Ic 类抗心律失常药进行治疗,但通常还是考虑消融治疗。

Mahaim 纤维

Mahaim 纤维(图 6.15 的旁路 C)连接心房肌和右束支(房束纤维),或者心房肌和心室肌(房室纤维)。这类旁路不同于典型旁路,它们和房室结一样存在递减性传导,详见第 9 章。Mahaim 纤维参与的折返性心动过速通过旁路前传,正常房室传导系统逆传。此时右束支被提前激动,心动过速表现为完全性左束支传导阻滞图形。

束室旁路

束室旁路(图 6.15 的旁路 D)连接希氏束(或浦肯野纤维)和心室肌。这类旁路极为罕见,它们不参与形成折返性心动过速,几乎没有临床意义,仅表现为 HV 间期缩短。

多发旁路

约 10% 的旁路患者存在不止一条旁路。多发旁路难以通过电生理检查被诊断,因为激动几乎总是通过一条优势旁路传导,这样其他旁路就很难显示出来。成功消融一处旁路后,另一旁路便可得以显露。如果 12 导联心电图上预激波或心动过速不典型(包括预激波电轴方向改变),则极有可能存在多条旁路。如果电生理检查中发现心房存在多种激动顺序或者前向和逆向激动顺序不一致,同样提示有多条旁路。

旁路的外科手术治疗

20 世纪 80 年代中后期,对于药物疗效不佳的旁路患者,外科手术是一种不错的选择。但如今外科手术已被导管消融技术所取代,即便消融失败也极少选择外科手术治疗。旁路的外科手术治疗常见于心肺转流术,心房切开术可以直接分离包含旁路的房室沟。术前需要详细的电生理检查以明确旁路的位置和特性,在实行心肺转流术前还需在手术室中再次进行标测。

心房内折返的电生理检查

少于 5% 的室上速患者表现为心房内折返。该类心动过速的折返环局限于心房内部,与自律性房性心动过速相似,QRS 波前有分离 P波,其形态与窦性 P 波不同,在不影响心动过速的情况下可以发生房室传导阻滞。不过与自律性房性心动过速不同的是,心房内折返可以被起搏诱发和终止。

心房内折返可以被心房起搏诱发。不管是单个额外刺激还是心房递增刺激,只有当期前收缩在心房内产生足够程度的延迟时(即心房的相对不应期),心动过速才能被诱发。心房内传导延迟的必需性证明了折返的存在,且心房肌参与形成折返环。

发生心房内折返时,心房激动的起源点与窦律下不同,故心房激动顺序异常。如果折返环靠近窦房结,那么心房激动顺序可能是正常的,此时可以依据心动过速的诱发是否需要心房内传导延迟来区分心房内折返与窦房结折返。

由于心房内折返的折返环仅涉及心房组织,房室结或远端传导系统的阻滞并不影响心动过速,这也说明心动过速无须心室肌参与。

可以使用影响心房肌的药物(Ⅰa 类、Ⅰc 类和Ⅲ类抗心律失常药)治疗心房内折返性心动过速。如果不产生心脏阻滞的话,仅对房室结起作用的药物是不会影响心动过速的。起搏器对这类心动过速也可起到抗心律失常作用。尽管消融心房内折返比消融房室结慢径路和旁路困难,仍可考虑对心房内折返性心动过速患者实施射频消融。

窦房结折返的电生理检查

窦房结折返是折返性室上性心动过速中一种罕见的类型,其折返环局限于窦房结内部。由于窦房结的电生理特性与房室结相似,窦房结折返的机制类似于房室结折返。窦房结内存在双径路样结构,并形成折返环。窦房结折返时体表心电图上的 P 波形态和心房激动顺序正常,其区别于窦性心动过速的地方在于突发突止的发作特点以及可以被起搏诱发和终止。

窦房结折返可以被心房单个额外刺激或递增刺激诱发和终止。与心房内折返不同,窦房结折返的诱发无须心房肌传导延迟。折返的诱发可能需要在窦房结内部类似于双径路的组织上发生传导延迟,但这一点尚未得到证明。

窦房结折返的治疗类似于房室结折返。迷走神经刺激以及使用减慢窦房结和房室结传导速度,延长不应期的药物(洋地黄类药物、钙离子通道阻滞剂和 β 受体阻滞剂)是有效的。另外还可以进行窦房结消融,但必须同时安装永久性起搏器。

心房扑动和心房颤动的电生理检查

心房扑动和心房颤动属于折返性室上性心动过速,其折返环位于心房内。在心房相对不应期(即起搏过程中恰能短至产生心房内传导延迟的联律间期)内发放的单个心房额外刺激或递增刺激均能诱发心动过速。心房扑动中可以看到独立存在的锯齿状 P 波。心房颤动时心房活动连续而混乱,P 波消失。这两种心律失常均可合并二度房室传导阻滞。

心房扑动

　　阵发性心房扑动(房扑)患者的心脏结构正常,但是慢性房扑患者常存在导致心房压力增高或心房扩张的潜在心脏疾病。慢性房扑经常发展为慢性房颤。

　　电生理检查中可诱发的房扑通常存在心房内异常传导,可以通过足够短的心房起搏刺激诱发心房内传导延迟。

　　心房内折返性心动过速同样存在上述特性。心房内折返、房扑和房颤的发生机制都源于心房内折返。房扑与心房内折返性心动过速的不同之处在于心率(房扑为 220~350 次/分,心房内折返性心动过速为120~220 次/分)和终止方式的差异。心房内折返性心动过速可以被单个程序性心房期前收缩刺激终止,但对房扑无效,房扑的终止通常需要持续数秒的高于房扑频率 20%~50% 的快速心房起搏刺激。

　　房扑的心房内电图可以揭示扑动波的周长、幅度以及电轴方向,电轴方向与体表心电图上 P 波方向一致(图 6.25a)。如果这些特点表现得十分典型,房扑就很容易被快速心房起搏刺激终止。倘若其周长、幅度和电轴方向多变,这种房扑可能实际上属于房颤(图 6.25b),此时快速心房起搏刺激通常不能终止心动过速。这种类型的房扑在体表心电图上表现为介于房颤与房扑之间的波形,心房活动看起来像房扑,但不完全规则,心室率也常不规则。

　　当用起搏刺激终止房扑时,可以出现两种反应,即房扑节律转为窦性心律或者房颤。一般来讲,起搏速度越快(起搏频率约为房扑频率的 150%),越容易发生房颤。如果在起搏终止房扑的时候出现房颤,房颤通常会在 24 小时内自动转为窦性心律。

房扑的治疗

　　房扑的治疗包括恢复并维持窦性心律。可以通过起搏或直流电复律终止房扑,恢复窦性心律。如果房扑复发,可以通过长期慢性治疗预防房扑发作,过去常用的药物为 Ia 类、Ic 类及Ⅲ类抗心律失常药物。

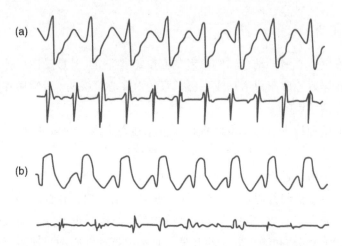

图 6.25　两种类型的心房扑动。两个图中均显示了某一导联的体表心电图和右房电图。(a)腔内电图可见典型房扑波的幅度和周长恒定,这种房扑比较容易被起搏终止。(b)腔内电图可见不典型房扑波的幅度和周长多变,介于房颤和房扑之间,较难被起搏终止。

现在,对于这些考虑使用慢性抗心律失常药物治疗的房扑患者,强烈建议进行导管消融(见第 12 章)。

心房颤动

心房颤动可以表现为阵发性 (常发生于心脏结构正常的患者)或慢性(常发生于伴有心脏疾病的患者)。虽然房颤属于心房内部折返,但由于心房活动连续而紊乱, 很难从腔内电图上得到有意义的信息,也很难通过起搏终止心动过速。因此,房颤可以被起搏诱发,却不能被起搏终止。

在对窦房结和房室结进行常规电生理检查的过程中,5%的正常人会发生持续数秒的房颤。如果这些患者没有房颤病史,那么这些诱发的房颤会在几秒内自行终止。

与房扑及心房内折返性心动过速患者相似,房颤患者的心房内传导多存在异常。房颤患者发生传导异常的范围广泛,常涉及窦房结和房室传导系统。

心房颤动的治疗

心房颤动的药物治疗非常普遍,但同时也很困难。其难点在于缺乏广泛适用、可靠和安全的手段以恢复并维持窦性心律。因此最简便的治疗方法是不去终止心动过速,但应控制心室率并进行抗凝。心房颤动的基本治疗侧重于恢复窦性心律或控制心室率。

节律控制

心房颤动的节律控制需要恢复并维持窦性心律。

通常可以直接将心房颤动转复为窦性心律,但需要注意转复的时间,避免栓塞发生。如果已知或怀疑心房颤动发作超过 48 小时,心房内常有血栓存在,应给予抗凝药物 3~4 周后再进行复律。当心房颤动发作超过 48 小时(或发作持续时间未知),如果经食管超声心动图未见到心房内血栓,也可以提高即刻心脏复律的安全性。

一般可以通过两种方法恢复窦性心律:直流电转复和药物治疗。电转复的优点是效率高且无致心律失常作用。如果病情稳定,可以选择药物治疗,包括多非利特、氟卡尼、依布利特和普罗帕酮。据报道,这些药物的疗效可以达到 30%~60%,但由于它们具有致心律失常性,服用这些药物后需要对患者进行数小时的监测。

转复窦性心律的时候应注意这些患者是否存在弥漫性心脏传导系统病变(见于许多老年心房颤动患者),特别是在未使用房室传导抑制性药物的情况下出现缓慢心室率,常需要备好临时起搏器。

只有 20%~30% 的患者可以在不使用抗心律失常药物的情况下维持窦性心律 1 年。Ⅰa 类、Ⅰc 类和Ⅲ类抗心律失常药物可以将成功率提高到约 50%,胺碘酮大概能将成功率提高到 60%~70%。

由于抗心律失常药物对维持窦性心律的作用轻微,且毒性大,可考虑消融治疗心房颤动。尽管心房颤动消融技术有很大进步,但仍存在困难,消融治疗并不是完全有效的,且存在一定风险。需要严格选择合适的患者,由经验丰富的电生理医生进行心房颤动的消融。心房颤动的消融治疗将在第 11 章讨论。

心率控制

如果维持窦性心律既简单又安全,那么没有必要去控制心室率。但实际上窦律的维持十分困难并存在危险性,故控制心室率尤为重要。

影响房室结传导性和不应期的药物(洋地黄类药物、钙离子通道阻滞剂和 β 受体阻滞剂)可以用于控制心房颤动心室率。常须联用上述三种药物以达到足够低的心室率。

如果药物不能控制心室率,还有一种更激进(尽管更安全有效)的手段可供选择——消融房室传导系统,产生完全性心脏阻滞,然后植入永久性起搏器。这样可以很好地控制心室率,而且对于心率过快,症状严重的患者,这一方法可以极大提高生活质量。心室率控制的方法详见第 9 章。

心律控制与心率控制

到底是控制心律还是心率能更好地管理心房颤动患者,这一争论已经持续了几十年。

两个大样本的随机临床试验——AFFIRM 试验(WyseDG et al.,N Engl J Med 2002 Dec 5;347:1825)和 RACE 试验(VanGelder IC et al., NEngl J Med 2002 Dec 5;347:1834), 表明心房颤动患者进行节律控制与心率控制比较并无额外获益。两个试验中室率控制组均有更好的临床疗效,这可能是因为抗心律失常药存在毒性。另外,节律控制组中系统性栓塞的发生率并没有减少,所以慢性或持续性心房颤动患者即便成功转复并维持窦性心律,仍需要长期抗凝治疗。故现在原则上对慢性或持续性心房颤动患者首选控制心室率。

但是 AFFIRM 及 RACE 试验仍存在不足之处,原因如下:

● 一些患者即使控制心室率后,症状依然严重,他们的心室相对僵硬,顺应性差(舒张功能异常)。这些患者必须依赖有效的心房收缩维持左室舒张末期高压,同时维持正常的平均左房内压。心房颤动发作后, 维持左室舒张末期高压的唯一途径就是立刻提高左房内压,而左房压力的增高会造成肺瘀血。对于这类患者,不管随机试验结果如何,维持窦性心律都是必要的。

　　• 对于心脏结构正常的阵发性心房颤动患者, 推荐维持窦性心律,因为窦性心律下症状会得到减轻。AFFIRM 及 RACE 试验中均未提及到这类患者。

　　• AFFIRM 试验中的一个亚组分析表明,长期维持窦性心律的患者相比于心室率控制的患者有更好的临床转归。

　　控制心室率成为心房颤动的基本治疗手段,并非因为它的疗效充分,而是因为其他治疗方法令人不甚满意。随机试验表明节律控制疗效不大, 这很可能是因为目前尚缺乏能够维持窦性心律的有效手段。随着心房颤动消融技术的改善和推广,这一现象可能得到改善。然而,对于慢性或持续性心房颤动患者仍推荐首选心室率控制。

　　对于阵发性或初发性心房颤动患者,几乎所有专家都支持恢复窦性心律,尽管抗心律失常药物不一定能充分维持窦性心律。对于发作频繁的阵发性心房颤动患者,心律失常多数起源于肺静脉内的异位触发灶,这类患者可通过肺静脉隔离进行消融治疗(见第 11 章)。

何时对室上速患者实施电生理检查？

　　室上性快速性心律失常的电生理检查可能是心律失常的电生理检查中最有挑战的类型, 但很多室上速的患者并不需要侵入性检查。电生理检查通常是不必要的,原因有两方面。第一,如果了解了室上速的发生机制,通过分析体表心电图和对迷走刺激的反应也可以诊断并治疗心动过速。第二,大部分室上速不会威胁患者生命安全,即使治疗措施不当,患者还是可以存活下来,而且还有机会调整治疗方案(除了前向传导不应期短的旁路患者)。

　　体表心电图对于诊断室上速有极大帮助。心房扑动和心房颤动几乎能立刻通过心电图诊断出来。而对于其他类型的室上速,观察心动过速时 P 波与 QRS 波的关系以及 P 波的形态也有助于诊断。图 6.26 描述了四种属于 PAT 的心动过速中 P 波的主要特征。

大部分房室结折返性心动过速(PAT 中最常见的类型)的 P 波埋藏在 QRS 波中,故 12 导联心电图上看不到 P 波。仔细分析心电图通常可以看到 PAT 的 P 波,如果确实没有 P 波,很可能是房室结折返性心动过速。

旁路参与的大折返性心动过速(PAT 中第二常见的类型,约 90% 的患者属于该型或房室结折返)的 P 波可见,由于心房被逆向激动,下壁导联 P 波呈负向。RP 间期一般短于 PR 间期。由于 RP 间期较短,若不加留心就会把逆向 P 波误认为 T 波的一部分。

心房内折返性心动过速时体表心电图上也能看到 P 波。PR 间期通常短于 RP 间期,故 P 波比大折返性心动过速中明显。不同患者的 P 波形态各异,取决于心房内折返环的位置。

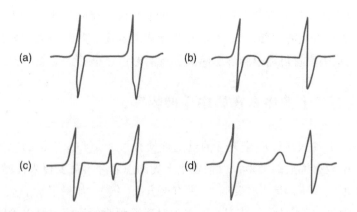

图 6.26　四种类型室上速的典型 P 波特点。图上显示的是体表心电图的 II 导联。(a)房室结折返性心动过速时 P 波埋藏在 QRS 波中而无法被发现。(b)旁路参与的大折返性心动过速中,下壁导联 P 波呈负向,RP 间期短于 PR 间期。(c)心房内折返性心动过速时,P 波位于 QRS 波前, 且可以为任何形态,PR 间期正常或缩短。(d)窦房结折返性心动过速中,P 波和 PR 间期正常。

窦房结折返性心动过速的 P 波和 QRS 波与窦性心律下基本相同,容易被误诊为窦性心动过速。

迷走刺激对于明确这些心律失常也有帮助。增强迷走神经兴奋性可以降低房室结折返和大折返性心动过速的频率,甚至终止心动过速,因为房室结均参与了上述两种心动过速的折返环。同样,迷走刺激可以减慢或终止窦房结折返性心动过速。迷走刺激不会影响心房内折返性心动过速的周长,但是可以在不改变心动过速的情况下延长 PR 间期或产生房室传导阻滞。

大部分时候可以通过非侵入性检查推断 PAT 的机制并选择合适的治疗方案。举个例子,5%~10% 的 PAT 患者对静注维拉帕米和腺苷没有反应,如心房内折返性心动过速。

通常有三种情况需要对室上速患者进行电生理检查。

第一,治疗无效的患者可以进行电生理检查。这些患者对治疗没有反应,可能是因为心律失常的机制不明或者被误诊,也可能是因为折返环具有独有的特征,对治疗的反应跟其他折返环不同。侵入性检查可以明确心律失常的机制和折返环的特性,据此可以选择药物或非药物治疗。

第二,电生理检查有助于发现可能导致致命性心律失常的旁路,包括在房扑和房颤时快速传导的旁路。许多电生理医生提倡对有症状的旁路患者实施侵入性检查,一些医生甚至推荐对任何心电图上可见预激的患者进行电生理检查,以明确其有无潜在致死风险。

第三,对于要进行导管消融的患者,必须进行电生理检查。大部分室上速的射频消融成功率很高,目前建议对长期每日使用药物治疗的患者进行消融治疗。

（刘强　刘彤　译）

第**7**章

电生理检查在室性心律失常的评估和治疗中的应用

室性快速性心律失常与猝死

　　猝死(完全出乎预料的瞬间死亡)可能已成为美国最主要的公共健康问题。猝死是美国最常见的死亡原因,每年大约有 40 万人猝死。虽然很多人知道猝死,但很少有人认识到,猝死的最主要原因是心脏生理电学紊乱。理论上,这一猝死原因是可以预防的。

　　以下是一个典型猝死案例:一位 59 岁男性,12 个月前出现心肌梗死症状,经治疗后好转,平时无特殊不适,生活和谐。他遵从医生建议,改变自己的生活方式,包括戒烟、健康饮食及锻炼。重返工作后,濒死的经历让他能够更好地适应工作相关的压力。总之,他感觉目前的生活比过去更好。

　　有一天,在和妻子坐在沙发上看电视时,他开始轻轻地喘气,随后倒了下去。几分钟后救护车到达并将患者送至急诊室,不幸的是,患者仍然没有抢救成功。急诊室医生(之前没有见过这个患者)告诉家属其死于恶性心律失常。之后,这个患者的私人医生向患者家属表示,这是一个非常令人遗憾和"无法避免"的意外事件。

　　令人悲伤的是,每分钟都会发生一起类似的悲剧。而民众和医学界对猝死原因的不了解更加重了这一悲剧。一般情况下,猝死大多不是急性心肌梗死或心动过缓引起的。美国每年大约有 40 万人猝死,绝大多数猝死的原因是室性心动过速或心室颤动。而这类心律失常大都可以通过治疗达到预防的目的。

过去的几十年中,室性心动过速和心室颤动治疗的进展主要归功于心脏电生理医生们对这一类疾病的深入研究。现已明确的是,绝大多数致命性心律失常的发生机制为折返。电生理实验室对这一机制的研究也促进了 20 世纪 80 年代电生理中心的迅速扩展及知识积累。实际上电生理医生最初主要是解决心脏性猝死问题。

本章我们将回顾当前快速性室性心律失常的治疗策略,以及电生理检查在评估及治疗中的作用。这一作用明显不同于既往研究。虽然如此,电生理检查仍然有助于快速性室性心律失常患者的诊断并给出合理的治疗方法。

快速性室性心律失常的评估

室性心律失常的发生机制

正确评估及治疗室性心律失常取决于心律失常的发生机制。表 7.1 列出了临床最为常见的室性心律失常的发生机制。这个表格可以作为临床上或者电生理实验室进行诊断评估的依据, 依据其发生特点,可以推测出哪种机制可能性大。

我们将从折返性室性心律失常开始,从临床发病率等方面依次分析各种类型的心律失常。

折返性室性心律失常

多数室性心律失常发生机制为折返,折返性室性心律失常多继发于慢性心脏疾病。心室内折返还常继发于某种可产生心室肌瘢痕的心脏疾病。心肌瘢痕主要发生于缺血性心脏病及各种心肌病。缺血性心脏病中,急性心肌梗死后恢复过程和心室重构可导致折返发生。通常情况下,折返环多位于瘢痕组织与正常心肌的移行处。与自律性室性

表 7.1 室性心律失常的发生机制

自律性室性心律失常

- 室性期前收缩
- 急性疾病相关的室性心动过速和心室颤动
  - 急性心肌梗死或心肌缺血
  - 电解质紊乱与酸碱失衡,低氧血症
  - 交感神经张力增高

折返性室性心律失常

- 室性期前收缩
- 慢性心血管疾病相关室性心动过速和心室颤动
  - 既往心肌梗死
  - 心肌病(包括束支折返性心律失常、致心律失常性右心室心肌病相关室性心律失常)

触发活动

- 长间歇依赖性触发活动
- 儿茶酚胺依赖性触发活动

其他室性心律失常

- 特发性左室室速
- 流出道室性心动过速(反复单形性室性心动过速)
- Brugada 综合征
- 儿茶酚胺敏感性多形性室性心动过速

心律失常(此类心律失常多有典型的发生基质,如急性缺血,而且为一过性且能完全逆转)不同的是,折返性心律失常的发生基质是固定的,而不是暂时性的。

一旦折返环形成,发生时毫无预警并即刻触发折返性心律失常。因此,既往心肌梗死病史患者的"迟发"猝死[急性心肌梗死 24 小时后至数月(或者数年)]多为折返性心律失常。折返性心律失常常见于有心脏疾病病史的患者,但不常见于急性心律失常发作。心脏性猝死多与折返性室性心律失常有关。

折返性室性心律失常的危险因素

　　如果能够理解折返性室性心律失常的病理基础,就能很自然地预测到这类心律失常的危险性(也能联想到这类患者存在心脏性猝死风险)。折返性室性心律失常的发生与以下因素有关:折返环形成的电生理基质,以及一个适时发生触发折返性心律失常的期前收缩。

　　由于折返环多继发于心肌疾病,尤其多见于潜在心脏疾病的患者。值得注意的是,最常见的原因是心肌梗死及心肌病。然而,任何能够引起心室肌纤维化,哪怕只是很少部分的纤维化因素,都会引起折返性室性心动过速。这些疾病包括:心脏外伤、心肌梗死,与心脏搭桥外科手术相关的亚临床心肌梗死、亚临床病毒性心肌炎。

　　一般而言,心室肌纤维化越严重,发生折返性心动过速的风险越大。临床上,各种能够产生大面积瘢痕的疾病,例如急性心肌梗死,这类患者更容易发生折返性室性心动过速。与之相反,能够引起心肌微小纤维化的疾病,发生折返性室性心律失常多依赖于其潜在的疾病进展。

　　一旦解剖上的折返环路形成,维持折返持续发生的电生理学基础就已经形成;不过还需要一个合适的期前收缩来触发折返性室性心动过速。因此折返性室性心动过速发作的另外一个因素就是室性期前收缩。对这类患者进行 24 小时动态心电图检查,发现频发室性期前收缩,即每小时超过 10 个室性期前收缩,呈二联律、三联律或者非持续性室性心动过速。合并潜在心脏疾病的患者,如果发生室性期前收缩,则较无室性期前收缩患者猝死风险明显升高。值得注意的是,频发室性期前收缩并不是发生折返性室性心动过速的唯一原因,临床上,一个室性期前收缩[甚至一个房性期前收缩(PAC)]都能触发折返性室性心动过速。实践中,我们确实发现对于部分经历恶性心律失常而幸存的患者,其常规检查仅仅发现可以忽略不计的室性期前收缩。另外,要牢记的是,心肌正常的患者合并频发室性期前收缩并不增加猝死的风险(因为正常心肌中没有形成折返环的基质)。

折返性心动过速引起心脏性猝死的个体危险因素取决于有无潜在心肌疾病以及疾病严重程度。一般而言,射血分数下降提示广泛心室肌纤维化,也预示折返心动过速发生风险更高。射血分数越低,猝死风险越高。许多因恶性心律失常猝死患者的射血分数多低于 40%。如前所述,需要室性期前收缩来触发折返性心动过速,但不依赖于室性期前收缩的数量,也就是说并不一定需要频发的室性期前收缩才能诱发心动过速。折返性心动过速的发作主要依赖于折返环的基质(折返环的心动过速区),而不是室性期前收缩是否频发。

许多研究期望定量分析猝死的危险因素,主要聚焦在三个危险因素:既往心肌梗死,心功能不全(LVEF<40%),室性期前收缩。既往研究将猝死的危险因素过分地简化,本章节中将做如下更新来进一步明确此风险:首先,潜在心脏疾病较单纯室性期前收缩风险更高,因为潜在心脏疾病本身就会增加猝死风险,而单纯室性期前收缩并没有这个风险。第二,具有单一危险因素的患者(除外室性期前收缩),据估计年猝死发生率约为 5%。第三,具有多个危险因素,年猝死发生率也急剧增加(见表 7.2)。因此,既往心肌梗死或者射血分数下降,年猝死率为 5%。合并两个危险因素的年猝死率为 10%,合并三个危险因素的风险则为 15%。显而易见,这只是依据文献报道做出的粗略评估。每一个危险因素内部的差异对猝死率也有明显影响,例如,广泛心肌梗死的猝死发生率要明显高于小范围心肌梗死,射血分数为 15% 的患者的猝死发生率要明显高于射血分数为 35% 的患者, 非持续性室性心动过速的猝死风险要高于单纯室性期前收缩。因此,一个患者如果存在大面积心肌梗死、低射血分数及非持续性室性心动过速,年猝死率会明显高于15%。

另一个预测折返性室性心动过速风险的因素为信号平均心电图,信号平均技术将通过体表记录的一系列 QRS 波(基本上是数百个)进行数字化处理。这个结果能够清晰、高质量地记录 QRS 波平均信号,

表7.2　危险因素与心脏性猝死的可能性

危险因素	年猝死风险
中危患者	
既往心肌梗死或 LVEF<40%	5%
既往心肌梗死及 LVEF<40%或既往心肌梗死合并多源室性期前收缩，或者 LVEF<40%合并室性期前收缩	10%
既往心肌梗死且 LVEF<40%合并室性期前收缩	15%
高危患者	
猝死生还	30%~50%
伴晕厥的室性心动过速	30%~50%
无明显症状的室性心动过速	20%~30%

数据主要来源于多中心心肌梗死后研究组的研究（Bigger JT et al.，*Circulation* 1984；69：250）及控制心肌梗死面积的多中心调查（Mukharji J et al.，*Am J Cardiol* 1984；54：31）。LVEF，左心室射血分数。

这些非常小的低振幅信号（在普通体表心电图上，通常因为信号振幅太小而被忽略）能够被记录及分析。

　　许多发生致命性心律失常的患者，平均信号心电图都能记录到位于 QRS 波后方的低频信号（图 7.1）。理论上，这些晚电位代表着一个或多个折返环内存活心肌因缓慢传导引起的延迟激动。因此，信号平均心电图可能是检测潜在心脏疾病的患者是否存在折返环的一个有用方法。当合并其他危险因素时（表 7.2 中列出），信号平均心电图的预测价值明显提高。例如，一位射血分数下降的患者，既往有心肌梗死病史、室性期前收缩、信号平均心电图阳性，年猝死率将达到 20%~30%。值得注意的是，信号平均心电图必须与其他危险因素一起进行分析，而不能单独分析。

　　总之，心肌梗死后生还或者射血分数下降的患者因折返性快速性室性心律失常导致猝死的风险增加。如果合并室性期前收缩或者信号平均心电图阳性，猝死率将进一步升高。考虑到美国每年有 50 万~100 万

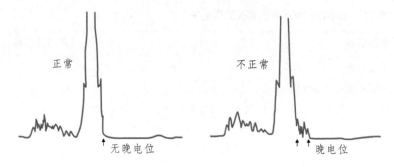

图 7.1　信号平均心电图,左图为正常的信号平均心电图,QRS 波终末部位无晚电位。右图为异常的信号平均心电图,QRS 波终末部位可见晚电位。这预示心室肌内存在缓慢传导,有折返发生的病理基础。

人发生心肌梗死,那么猝死的基数人群非常大。这些基数人群中,每年约有 40 万人猝死。

折返性快速性室性心律失常的临床特征

折返性快速性室性心律失常主要有两种:室性心动过速及心室颤动;主要引起三种临床症状,即心脏性猝死、晕厥或者轻微症状,如头晕、心悸。

室性心动过速(图 7.2)是相对有规律的心动过速,QRS 波群间界限明确。按照症状及持续时间可分为持续性和非持续性室性心动过速,按照 QRS 波形态可分为单形性和多形性室性心动过速(较单形性室性心动过速频率快且不稳定)。室性心动过速的频率介于 100~300 次/分。频率较慢的室性心动过速不会引起明显的血流动力学变化,且无症状。室性心动过速引起的症状除与频率相关外,还与如下因素相关:心动过速形态、潜在心脏疾病的严重程度、血管张力,心动过速期间心室收缩的几何结构以及患者体位(直立或仰卧)。频率较快的室性心动过速(常超过 220 次/分),QRS 波群难以与 T 波区分,这一类室性心动过速归为心室扑动。

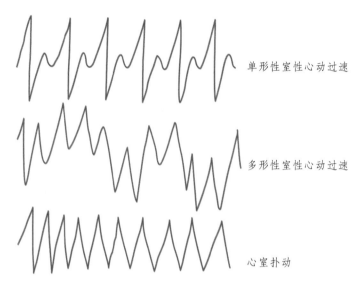

单形性室性心动过速

多形性室性心动过速

心室扑动

图 7.2　室性心动过速。单形性室性心动过速,所有 QRS 波形态一致;多形性室性心动过速,QRS 波形态多变;心室扑动,心室率过快,不能明确区分 QRS 波及 T 波。

心室颤动(图 7.3)是完全不规整且无明确 QRS 波形态的心动过速。这种心动过速发作时,由于心室没有有效收缩,引起急性血流动力学障碍,患者很快失去意识。当心室颤动发作时,心室的电活动变得紊乱且无规律。随着心脏电活动越来越弱(在几分钟的时间内),心电图

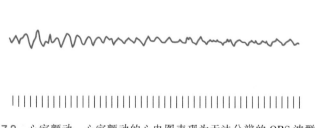

图 7.3　心室颤动。心室颤动的心电图表现为无法分辨的 QRS 波群。

上看到的颤动波振幅变得越来越细小。最后,所有心室电活动停止(直线)。

　　24 小时动态心电图检查清晰地记录了一位患者发生心脏性猝死时心律失常的演变过程(图 7.4):开始是室性期前收缩,之后是数秒钟至数分钟的室性心动过速,随后在数秒至数分钟内变为粗颤及细颤。再过 5~7 分钟后,心室的电活动完全消失。这种情况下成功复苏的患者(电生理医生称之为"猝死生还者")常常被标记为原发性心室颤动,因为这是救援人员到达时通常会看到的节律。如果救援人员来得晚一点,他们看到的是心室电活动的停止(直线)。这导致了一种普遍的误解,即大部分猝死的原因是突发心动过缓。猝死生还者 1 年内心律失常复发的风险为 30%~50%,且大多数复发都是致命的。

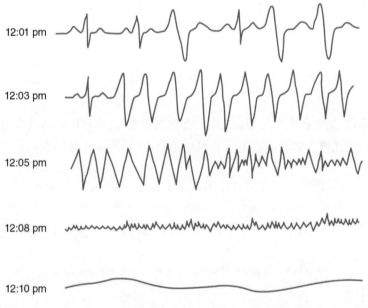

图 7.4　典型猝死心电图演变过程。这些心电图来自一位猝死患者的动态心电图检查记录。下午 12:01,这位患者窦性心律与室性期前收缩交替,12:03 发作室性心动过速,很快变为粗颤(12:05)及细颤(12:08)。12:10 所有心室电活动消失。

既往有心肌梗死或心肌病(尤其合并频发室性期前收缩)的患者发生晕厥时,必须高度怀疑有能够自行终止的快速性室性心律失常发作。电生理检查发现,这类患者有 50% 的可能性能够诱发室性心动过速;诱发这种心律失常的患者有很高猝死风险(几乎和猝死生还者的比例一样)。显而易见,这部分患者不可能每次都能从这些导致血流动力学障碍的室性心律失常(常导致晕厥)中幸运生还。事实上,合并潜在心脏疾病的患者中,发作过一次晕厥的患者的预后较发作多次晕厥者差(后者可能有其他导致晕厥的原因)。

尽管折返性快速性室性心律失常是众多心脏性猝死事件的主要原因,但持续折返性室性心动过速的症状相对较轻并非罕见(如仅表现为心悸、头晕、视物模糊和其他轻度意识丧失的症状)。症状表现轻微的持续性室性心动过速,频率一般低于 200 次/分。与发作时失去意识的患者相比,这类患者猝死发生率较低。需要牢记的是,这类患者的猝死发生率仍然明显高于正常人群。

实践中,由于这部分患者并未出现严重症状,内科医生常常将这些室性心动过速误诊为室上性心动过速伴差异性传导。内科医生职业生涯的某个阶段,他们经常只是记住室性心动过速与室上性心动过速伴差异性传导的区别,这两种心动过速的鉴别诊断线索见表 7.3。

不幸的是,内科医生常常只是花费 15 分钟来记住这些线索,用来应付考试。之后,绝大多数内科医生都会忘记这些鉴别诊断的线索。相反,他们经常用以下简单的规则来代替(因为很容易记忆):"室性心动过速常常导致意识丧失。"这一原理显然是不成立的,而医生常常将持续性室性心动过速误诊为阵发性房性心动过速伴差异性传导。然后将这些因误诊而没有接受适当治疗的患者送出急诊室。由于无法识别这类折返性室性心动过速,因此错过了给予恰当治疗来减少长期猝死风险的机会。

静脉注射腺苷已广泛用于终止室上性心动过速,因此也常用于宽 QRS 波心动过速患者。当给予腺苷时,通常可以观察到诊断室性心动

表 7.3 室性心动过速与室上性心动过速伴差异性传导的鉴别诊断线索

	室性心动过速	室上性心动过速伴差异性传导
室房分离	50%	从不
QRS 波时限	常 >0.14s	常 <0.14s
胸前导联一致性	多存在	多不存在
如果为 RBBB 型：		
V1 导联	呈 Rsr 型	呈 rsR 型
V6 导联	单向 QRS 波多见	多向 QRS 波多见
	电轴多 <-30°	电轴多 >-30°
如果为 LBBB 型：		
V1 导联	宽 R 波 >0.04s	窄 R 波

一致性，所有 QRS 波主波向上或者向下；RBBB，右束支阻滞型；LBBB，左束支阻滞型。

过速的有用线索。当用腺苷鉴别任何类型的室上性心动过速时，即使室上性心动过速没有终止，通过仔细观察也会发现一些短暂的心率变化。例如，心房扑动或房性心动过速患者最常见的情况是在静脉注射腺苷后出现短暂二度或三度房室传导阻滞，从而揭示心律失常的潜在机制。相反（除非患者的室性心动过速是维拉帕米和腺苷敏感型），当给予室性心动过速患者腺苷治疗时，心动过速不会终止。因此，宽 QRS 波心动过速对腺苷无反应时，应确诊为室性心动过速。

由于表 7.3 的鉴别诊断线索难于记忆，笔者总结归纳了一种非常简单有效的鉴别诊断方法：

既往有心肌梗死病史或者心肌病的患者出现宽 QRS 波心动过速时，无论是否有症状，最可能的诊断是室性心动过速。

这一规则能确诊 95% 以上合并基础心脏病的宽 QRS 波心动过速的患者。如果推荐这类患者进行更积极的评估，首次诊断为室性心动过速的患者中,仅有极少数患者通过电生理检查确诊为室上性心律失常。

电生理检查在评估折返性快速性室性心律失常中的作用

电生理检查颠覆了既往我们理解与治疗致命性室性心律失常的观点。通过电生理检查,我们已经认识到大多数患有快速性室性心律失常的患者具有作为心律失常起源的折返灶,这些心律失常可以通过电生理检查安全地再现,经导管标测消融技术可以成功地治愈部分折返性心动过速。需要引起重视的是,无论用何种激进刺激方案来测试抗心律失常药物的治疗作用,都不能完全保证室性心律失常不再复发。

对确诊或者怀疑有持续性快速性室性心律失常患者行电生理检查的目的如下:

1.明确存在导致快速性室性心律失常的折返环路;

2.测试抗心律失常药物对诱发心律失常的治疗作用;

3.评估标测及消融折返环路的可行性;

4.优化植入器械的抗心动过速起搏治疗程序。

诱发室性心律失常

考虑诱发室性心律失常的技术时,我们应该首先回顾折返产生的先决条件。首先,应该存在一个合适的解剖环路(见图2.6)。其次,折返环路的电生理学特征应该具有如下条件,特定时间内的期前收缩在一条通路(通路 B)发生阻滞并通过另一条通路下传(通路 A)来建立一个连续的循环激动。最后,初始的期前收缩能够在关键时刻激动折返环(即当通路 B 处于不应期且通路 A 的不应期已经恢复时)。

电生理学导管室成功诱发室性心动过速取决于前两个先决条件:必须存在具有适当电生理特征的解剖环路。由电生理医生提供能够进入折返环路的临界期前刺激。通过程序刺激,电生理医生试图给予一个恰当的期前刺激至折返环路,以诱发室性心动过速。

在恰当时刻向折返环路提前给予一个期前刺激绝非易事。如第 4

章所述,起搏电极与折返环路之间的距离以及周边组织的不应期和传导速度[即相对不应期(FRP)],这些因素决定了期前刺激是否能够传导到折返环内诱发心律失常。不幸的是,精确定位可能的折返环路是非常困难的,而且也不能测量起搏电极和折返环路之间组织的相对不应期。因此,通过程序刺激诱发心动过速必然是经验性的,程序刺激的目的是允许一个合适的期前刺激到达并侵入折返环,从而诱发心动过速。

正如我们所看到的,以更高的频率(即更短的起搏周长)起搏能够缩短不应期,并增加心室肌的传导速度,从而降低 FRP。较短的 FRP 将允许期前刺激快速地到达折返环路,从而增加诱发概率。刺激方案通常使用两种基本技术来缩短心室肌 FRP:多个期前刺激(通常最多为 3 个期前刺激)及以高频率递增起搏。

另外,大多数刺激方案要求从不同部位进行起搏,简单来说,一个刺激部位可能比另一个刺激部位更接近折返环路。通常,起搏刺激从右心室心尖部开始,如果没有诱发心律失常,则将电极导管移至右心室流出道并重复刺激。部分电生理医生也从左心室进行程序刺激。然而,大多数的经验是,如果在两个右心室位点部位都没有诱发心律失常,左心室刺激也不太可能诱发心律失常。

最后,通过静脉滴注异丙肾上腺素偶尔可以增加折返性心动过速的诱发率。据推测,在某些患者中,儿茶酚胺可能会作用于潜在折返环路,利于诱发心动过速。

不同电生理中心的程序刺激方案有所不同。总体来讲,都是逐步使用更激进的刺激方法,来诱发期望的心律失常或完成刺激方案(在这种情况下,患者被标记为"不可诱发")。

表 7.4 列出了典型的刺激方案。刺激导管最初放置在右心室心尖部。在 600ms 的周长基础上,连续 8 次刺激后(S_1),提早发放一个联律间期为 500ms 的期前刺激(S_2)(图 7.5a)。如果没有诱发心律失常,则重复进行起搏刺激。接下来每次起搏,最后 S_1 刺激和 S_2 刺激之间的联律间期减少 10~20ms,直到 S_2 不再夺获 [即达到 S_2 的有效不应

表 7.4 典型的刺激方案

电生理检查终点

- 可重复诱发的>10 个连续心搏的室性心动过速(阳性结果)[a]
- 完成刺激方案并没有诱发心动过速(阴性结果)

右心室心尖部程序刺激方案

- 步骤 1:三个不同基础起搏周长下,单个期前刺激直至心室不应期
- 步骤 2:三个不同基础起搏周长下,两个期前刺激直至心室不应期
- 步骤 3:三个不同基础起搏周长下,三个期前刺激直至心室不应期
- 步骤 4:8~12 个递减起搏周长直至心室不应期

  如果没有诱发室性心动过速,于右心室流出道重复上述刺激方案

  如果仍未诱发室性心动过速,静脉滴注异丙肾上腺素后,于右心室心尖部及流出道分别重复上述的刺激方案

[a] 许多作者认为诱发持续超过 30s 的室性心动过速才被认为是阳性结果。

(ERP)]。然后重复此过程,S_1 的基础起搏周长先后减少为 500ms、400ms。如果三个不同基础起搏周长的情况下,单个期前刺激直至心室不应期都没有诱发心动过速,那么 S_2 在不应期基础上增加 20ms,同时再增加一个期前刺激(S_3)(图 7.5b)。在 600ms、500ms 与 400ms 三个不同基础起搏周长下,S_1-S_2-S_3 联律间期尽可能接近。如果两个期前刺激也未能诱发心律失常,再增加一个期前刺激(S_4)(图 7.5c)。在 600ms、500ms 和 400ms 三个不同基础起搏周长下,S_1-S_2-S_3-S_4 联律间期尽可能接近。如果仍未诱发心动过速,可以尝试递增刺激方案。递增刺激方案是每次发放 8~12 个刺激,起搏周长逐次递减,直至心室不应期,通常以 350ms 开始,逐渐缩短起搏周长直至心室不应期(图7.5d)。如果从右心室心尖部起搏没有诱发室性心动过速,则将电极导管重新定位到右心室流出道,并且重复整个刺激方案。如果未诱发室性心动过速,则给予异丙肾上腺素静脉滴注(直至出现 110~140 次/分的窦性心动过速),并重复整个刺激方案。如果仍没有诱发室性心动过速,则认为患者是"不可诱发"。

(a)

S₁ S₁ S₁ S₁ S₁ S₁ S₁ S₁ S₂　　单个期前刺激

(b)

S₁ S₁ S₁ S₁ S₁ S₁ S₁ S₁ S₂ S₃　　两个期前刺激

(c)

S₁ S₁ S₁ S₁ S₁ S₁ S₁ S₁ S₂ S₃ S₄　　三个期前刺激

(d)

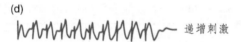

递增刺激

图 7.5　典型诱发室性心动过速的刺激方案。以右心室起搏为例。(a)连续的刺激后(S_1),提前发放一个期前刺激(S_2)。(b)如果没有诱发室性心动过速,则给予两个期前刺激(S_3)。(c)如果仍不能诱发室性心动过速,则使用三个期前刺激(S_4)。(d)如果仍未诱发室性心动过速,递减起搏周长直至心室不应期。

对于电生理检查结果的描述,我们将患者分为两种:可诱发或不可诱发。虽然这个概念并不是没有瑕疵(将在以后讨论),但临床上仍广泛应用。

例如,电生理检查目的主要是诊断。电生理检查的重点是判断心律失常是否可诱发。如果可诱发,这类患者之后自发室性心律失常的风险较高;如果不可诱发,则自发室性心律失常的风险较低。最典型例子是,针对不明原因的晕厥患者进行电生理检查(晕厥的评估将在第14章进一步讨论)。显而易见,电生理检查时所有人都希望刺激方案能够诱发临床相关心律失常,而不是诱发非临床相关心律失常。

电生理医生尚未就"最佳"刺激方案或"诱发"的定义达成一致。尽管理想情况下希望将假阳性和假阴性结果都降至最低,但实际上,当电生理医生选择刺激方案和"诱发"定义时,都有可能在诱发方面犯错。这也许会导致更多的假阳性结果(诱发非临床性心律失常,这可能导致不恰当的激进治疗),也许会导致更多的假阴性结果(未诱发真正的临床心律失常,导致治疗不足)。表 7.4 中列出的激进刺激方案在假阳性结果增加方面存在问题。

在对看似正常的患者进行电生理检查时发现,20%~30% 的患者中,当使用三个期前刺激可诱发多于 10 次的多形性室性心动过速,但当仅使用两个期前刺激时,几乎没有诱发性心律失常。因此,使用三个期前的刺激方案可能会产生一些假阳性研究结果。另一方面,许多已记录持续性室性快速性心律失常的患者需要三个期前的刺激来诱发临床心律失常。因此,使用少于三个期前刺激的方案能够减少假阳性结果,但也会造成漏诊。

任何定义为"可诱发"的心律失常,都必须考虑诱发性心律失常的形态和持续时间。诱发时必须关注诱发心律失常的形态,因为前面提到针对"正常人群"的电生理检查发现,当诱发假阳性室性心动过速时,心律失常几乎总是多形性的。因此,诱发的多形性心律失常往往不具有特异性。一些研究机构为了减少假阳性率,规定电生理检查结果阳性的定义如下:诱发的室性心动过速必须是单形性。然而,尽管诱发的多形性心动过速不具有特异性,但有些患者确实会发生多形性室性心动过速。坚持单形性心律失常作为阳性结果,会导致一些真正的阳性结果被忽视。

关于诱发心动过速的持续时间,大多数电生理医生认为,临床上存在持续性心律失常发作的患者,其电生理检查往往只能诱发非持续性心动过速。因此,大多数实验室将诱发非持续性心动过速(如果持续时间足够)作为阳性结果。确定非持续性心动过速应持续的时长完全依赖经验。许多电生理中心将可诱发性心律失常定义为可重复诱发至少 10 个心搏的室性心动过速(图 7.6);值得注意的是,数字 10 是任意选择的。一些电生理医生认为诱发持续 3~15 次的心动过速可以认为

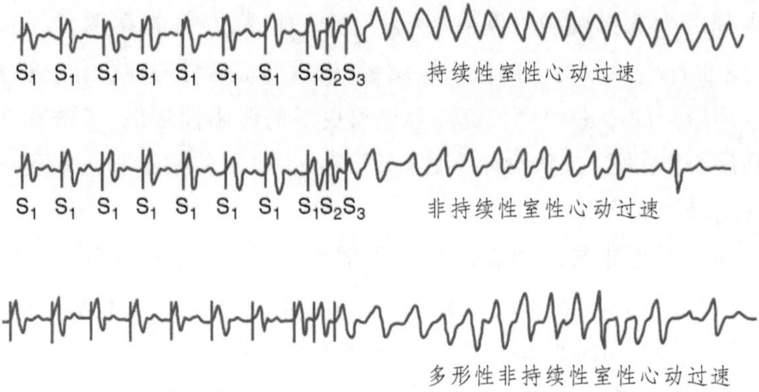

S_1 S_1 S_1 S_1 S_1 S_1 S_1 $S_1S_2S_3$ 持续性室性心动过速

S_1 S_1 S_1 S_1 S_1 S_1 S_1 $S_1S_2S_3$ 非持续性室性心动过速

多形性非持续性室性心动过速

图7.6 诱发性室性心动过速的分类。电生理检查时,主要目的是诱发单形性室性心动过速(上图),这个结果被认为具有特异性。中间图及下图显示另外两种诱发的室性心律失常(非持续性室性心动过速及多形性非持续性室性心动过速),这两种心动过速的临床意义还存在争议。

是阳性诱发。另外一些电生理医生认为,诱发的室性心动过速至少需要持续30s,才能被定义为阳性诱发。

决定合适的刺激方案和可诱发性的定义时,必须注意Bayes定理。Bayes认为,任何测试的特异性主要取决于测试人群中正在进行的测试的真实发生率。在自发性持续性室性快速性心律失常患者的电生理检查中,使用更激进的刺激方案和更宽泛的"可诱发性"定义是合理的。这类患者中,阳性结果的假阳性率要明显低于正常人群,而且多被认为是阳性诱发。如果程序刺激用于低风险组患者(如发生不明原因晕厥的患者),则不使用激进的刺激方案和更严格的"可诱发性"定义可能是合理的,因为在这样的患者中,阳性结果的假阳性可能性更高。

电生理医生对诱发阳性结果的认识存在争议,因为他们无法就标准化刺激方案和"可诱发性"的定义达成一致。他们担心电生理学文献无法解释不同中心之间的许多差异。相反,笔者的观点是使用不同方法实际上可能更有益。对文献的分析表明,对于临床上持续性室性心律失常患者,通过电生理检查获得的结果在不同中心之间实际上非常相似。这表明在高危患者群体中,方法学差异并不影响心律失常的诱发。此外,如前所述,当将电生理学研究用于不同的患者群体时,不同方法可能更有益。当研究新的群体时,使用标准的刺激方案可能会增加假阳性或假阴性结果。

表 7.5 总结了评估电生理学研究特异性时必须考虑的相关因素。

室性心律失常的终止

诱发的室性快速心律失常可通过两种方法来终止:程序刺激(仅用于室性心动过速,不能用于心室颤动)或直流电复律(或电除颤)。

用程序刺激来终止折返性心律失常需要 1 个期前刺激在关键时刻侵入折返环路。这样,与诱发折返性心动过速的过程相似(正如前面描述的一样,特定时间内的期前收缩在一条通路发生阻滞,通过另一条通路下传来诱发折返性心动过速),这个期前刺激如果都落在 2 条通路的不应期,就会导致心动过速的终止。因此,程序刺激终止心动过速类似于程序刺激诱发心动过速。

已经提出了几种终止室性心动过速的方法,基本上归结为我们之

表 7.5 电生理检查阳性结果的特异性评估

增加阳性结果特异性的因素

- 诱发的心律失常为单形性室性心动过速
- 诱发的心动过速呈持续发作
- 1 个或 2 个期前刺激诱发心动过速
- 患者属于高危人群

降低阳性结果特异性的因素

- 诱发的心律失常为多形性室性心动过速或者心室颤动
- 诱发的心动过速呈非持续发作
- 心动过速需要 3 个期前刺激或者递增刺激才能诱发
- 患者不属于高危人群

前描述的递增刺激及期前刺激(图 7.7)。递增刺激方案最常用。一般来说,以比心动过速的周长快 10~20ms 的刺激开始,每次持续至 8~12 个刺激来终止室性心动过速。如果不成功, 则以更快的速度重复刺激。当使用期前刺激方案终止室性心动过速时,期前刺激通常依据心动过速周长设置一定的联律间期,发放 1~3 个刺激,而不是一系列递增刺激。

　　无论哪种起搏方法用于终止室性心动过速,确实存在加速心动过速或使其变为心室颤动的风险(图 7.8)。如果采取更加激进的刺激方案来终止心动过速(如快速递增刺激或 3 个期前刺激),这种不良结果

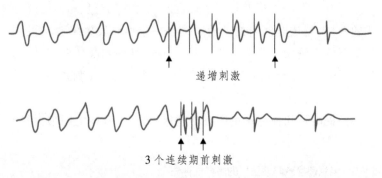

图 7.7　刺激终止室性心动过速。上图为 6 个递增刺激终止心动过速。下图是使用 3 个期前刺激终止心动过速。

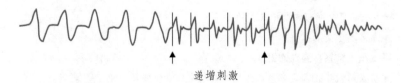

图 7.8　递增刺激使室性心动过速蜕变为心室颤动。本图显示了试图通过起搏终止心动过速时引起的心动过速蜕变。在这个例子中,6 个起搏刺激的递增刺激方案将室性心动过速蜕变为心室颤动。

出现的可能性越大；但这些更激进的刺激措施也是终止心动过速的最有效方法。如果室性心动过速蜕变，那么患者通常需要电复律或电除颤。

程序刺激常常容易终止慢频率的单形性室性心动过速。如果室性心动过速的频率越快，并且越不规整，则程序刺激越难终止。

终止诱发性心律失常的时机和方法的选择取决于几个因素：诱发性心律失常的频率和形态，心律失常的持续时间，以及患者的血压、症状和意识状态。大多数电生理中心，如果患者发作室性心动过速时血流动力学稳定，则不会尝试在 30s 内终止心律失常（两者都是为了评估患者对心律失常的耐受性并查看心律失常是否会自发终止）。如果患者清醒但感觉不适（表现为头晕、严重心悸或心绞痛）或严重低血压，电生理医生应立即起搏刺激终止心律失常。如果患者心动过速发作时意识丧失，应立即给予电复律或电除颤治疗。在大多数实验室，一旦开始尝试终止心律失常，室性心动过速多在 10~15s 内通过程序刺激终止。电生理导管室诱发室性心律失常的死亡率非常低（<0.01%），也很少需要进行心肺复苏（<0.10%）。

测试药物对折返环的影响

从 20 世纪 80 年代初到 90 年代中期，对折返性室性快速性心律失常的研究主要是为了一系列的药物测试。但现在这种研究已逐步消失，原因有二。首先，大型研究表明，基于系列药物测试的药物治疗效果不如预期有效。其次，使用植入式心脏转复除颤器（ICD）获得的结果远远好于使用系列药物测试获得的结果，亦优于任何其他治疗方法。现在，很少再进行系列药物测试，药物测试通常仅限于那些拒绝 ICD治疗的患者，或者是在植入 ICD 后筛选药物来减少心律失常复发的患者。

药物治疗室性快速性心律失常的原理很简单。正如第 3 章所讨论的那样，抗心律失常药物通过改变心脏动作电位的形态，从而改变心脏组织的传导速度或心脏组织的不应期。通过这样做，这些药物能够改变折返环路的电生理特性,从而使折返性心动过速更难(或更容易)发生。如果在基础状态下(无药物),程序刺激能够诱发心动过速,而给药后不再诱发,那么该药物针对折返环有效(图 7.9)。多年来,人们认为药物治疗可使以前可以诱发的心律失常不再诱发,以此来预防复发性心律失常。事实证明,在系列药物测试中定义为"成功"的药物只能延缓心律失常的发作,但不会显著降低长期风险。

在广泛进行系列药物测试的时代,大多数中心每位患者平均会接受 3 次药物试验,其中 30%~40% 的患者能够筛选出有效抗心律失常药物。一些中心,在进入非药物治疗时代前,很少进行药物测试研究。而其他中心,进行了详尽的药物测试研究,包括多种药物组合的研究。不同中心之间,尽管在刺激方案和"可诱发性"的定义以及所进行的药物研究的数量方面存在差异,但对药物测试有反应的患者以及对药物测试无反应的患者的长期结果都是相似的。与无反应者相比,药物测试有效者复发性心律失常的发生率似乎更低(每年为 5%~10%,而无反应者每年为 30%~50%)。然而,令人意外的是,由于大多数复发是致命的,两组患者的 5 年生存率相似。

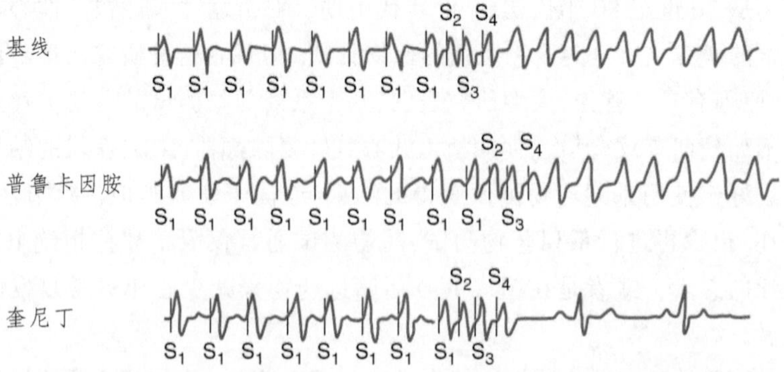

图 7.9 成功的室性心动过速系列药物测试。基线(上)和给予普鲁卡因胺(中)后,持续性室性心动过速仍可诱发。然而,给予奎尼丁(下)后,室性心动过速不再诱发。奎尼丁似乎对该患者的折返环有效。

"诱发"及"不诱发"的意义

系列药物测试已经不再普遍开展,这显然限制了对室性心律失常患者进行电生理检查。然而,电生理检查最主要的目的是确立诊断,也就是说,即对怀疑有室性心律失常的患者进行检查(最好的例子是不明原因晕厥的患者,将在第 14 章中进行讨论)。特别是在这种情况下,了解"诱发"和"不诱发"的真正含义非常重要。

此前,许多电生理医生认为,电生理检查将患者分为两种状态:可诱发和不可诱发。如果是可诱发的,那么该类患者具有潜在的致命性心律失常。如果是不可诱发的,那么他们可能没有心律失常的基础,或者既往医生给予的治疗(例如给予抗心律失常药物)已经有效地抑制了致命性心律失常的发生。换句话说,患者"诱发状态"被认为具有二元和确定性的特征,这是由电生理检查定义的。

几年前,我们中心(RNF)的一位医生进行了一项研究来验证这个假设。这项研究中,如果患者在基础状态下诱发了室性心动过速,给予系列药物测试后,室性心动过速不再诱发,这些患者在接下来的 24 小时内再次接受 5 次完整的期前刺激方案。结果发现,随后 5 次药物试验中的任何一次中,诱发室性心动过速的概率都较为稳定(为 15%~20%)。换句话说,第二次试验失败的可能性(在通过之前的 1 次试验后)与第六次试验失败的可能性相似(在通过之前的 5 次试验后)。这样的结果强烈表明,折返性心律失常的诱发性并没有明确定义的二元状态——患者既不是可诱发,也不是不可诱发,也就是说,可诱发性更应该被定义为概率函数,而不是确定性状态。

当人们认为几乎所有复杂、多因素的生理事件遵循概率"剂量-反应"曲线时,这一发现是非常有意义的,也就是给予定量的"剂量"刺激会产生可测量的事件。图 7.10 假定这种诱发室性心动过速的概率曲线。在这个模型中,一次成功的药物试验仅仅意味着概率曲线向右移动。

另一种观察折返性室性心动过速诱发性概率的方法可以通过"水桶模型"来说明(图 7.11)。这个模型中,室性心动过速的患者可以被看

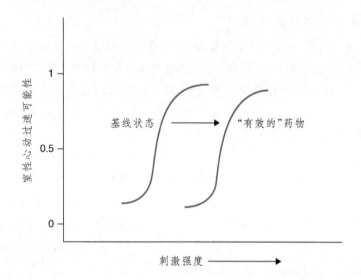

图 7.10 诱发性室性心动过速的可能性。假定诱发室性心动过速(VT)的概率遵循典型的 S 形曲线,类似于大多数生理系统的概率函数表达。在该模型中,阻止程序刺激诱发心律失常的药物仅仅将曲线向右移动,以便在基础状态的刺激下,降低诱发心律失常的可能性。

作是坐在水桶上方平台上的模型(当然,这个水桶中没有水,只有沸腾的油)。患者的折返环路与目标平台机制类似,触发电脉冲(PVC 或期前刺激)类似于向目标投掷的垒球。在基线状态下(图 7.11a),目标足够接近时,投掷者有一个很好机会用一个垒球(或一个期前刺激)击中患者。这名患者将被标记为可诱发。"有效的"抗心律失常药物可以将目标向远处移动(图 7.11b),因此用一个垒球击中目标的可能性已经大幅降低(例如达到 15%)。该患者将被标记为不可诱发。但是,如果有人要继续购买更多的垒球,那么击中目标的累计概率将逐渐增加。

　　该模型不仅符合我们的实验数据,而且符合系列药物测试的临床结果。"成功"的系列药物测试后,任何给定时间间隔内发生致命性室性心律失常的概率都会降低,但随着越来越多的时间间隔积累,心律失常的总体累计概率仍然很高。

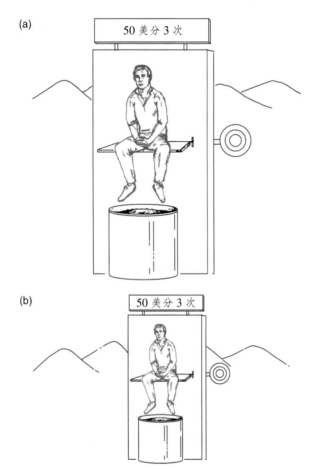

图 7.11 室性心动过速的水桶模型。该图呈现了阐明室性心动过速的概率性质的不同方式。室性心动过速的患者可以被看作坐在水桶上方平台上的模型。目标平台代表折返环路,向目标投掷的垒球代表心室异位激动或由电生理医生引入的期前刺激。(a)中的目标距离投掷者足够近,因此用一个垒球击中患者的概率相对较高。(b)显示了"有效的"抗心律失常药物的治疗作用,即将目标向远处移动,这样目标的投掷距离加大,因此不太可能会被一个垒球击中。但是,如果持续向目标投掷,患者早晚会跌入滚烫油桶中。

从这个角度观察患者的诱发状态并不是认为电生理检查无用。相反,它提供了一个更现实的视角(相比二元的确定性模型)来解释电生理检查的结果,无论该研究是系列药物测试还是诊断程序。与在医疗领域中进行的任何测试一样,医生必须了解电生理检查的固有局限性和益处,以提供更合适的临床建议。

电生理检查在折返性室性快速性心律失常治疗中的应用

尽管在过去,电生理检查被认为是评估持续性室性心律失常治疗效果的标准方法,但现在看来并非如此。但是电生理检查至少在两个方面有助于室性心律失常的治疗。首先,电生理检查在经导管消融治疗室性心律失常中起重要作用;这项技术将在第 10 章讨论。其次,电生理检查可以用于优化 ICD 程控来处理心律失常复发。

ICD 术前电生理检查

适当程控 ICD 通常依赖几个复杂的因素。其中一个是如何使用抗心动过速起搏(ATP)终止复发性室性心动过速。对 ATP 进行程控时,医生设置一个心动过速区间后,可以尝试 ATP 来终止这个区间内心动过速。例如,对频率为 150~190 次/分的心律失常,人们可能会选择尝试使用 ATP 来终止心动过速。如果发生超过 190 次/分的室性心动过速,则不会使用 ATP,而是使用电复律治疗。如果预先选择的 ATP 治疗未能终止室性心动过速,或心律失常加速,则也会给予电复律治疗。

不恰当的程控 ATP 会导致严重的问题。由于 ATP 是一种潜在"更友善、更温和"的治疗方法,因此医生可能也会尝试使用 ATP 来终止快速且血流动力学不稳定的心动过速,否则将立即进行高能量电复律治疗。与慢频率室性心动过速相比,快频率室性心动过速(大多数电生理医生同意)更难通过 ATP 治疗终止。实施"最终"治疗前,长时间尝试 ATP 可能会使血流动力学长期受损。

相反,因为 ATP 治疗的有效性,临床医生更喜欢使用植入装置来治疗缓慢、耐受性相对较好的室性心律失常,而这种心律失常其实可以通过其他方法得到更好的治疗。在这种情况下,ICD 可能被程控为以较慢的频率进行治疗,然而,患者出现窦性心动过速或心房颤动时很容易达到 ATP 的治疗窗, 引发不恰当的 ATP 治疗。这种不恰当的 ATP 序列不仅不能阻止室上性心动过速,而且还可能诱发原本应该终止的室性心动过速。任何情况下,一旦 ICD 开始运行,直到心率降至设定的低限频率以下才会停止。因此,除非室上性心律失常自发终止,否则该装置会逐渐地、不可避免地,且不适当地升级治疗,直到最后给予一系列高能量电击治疗。

为了避免这些问题,一些电生理医生在植入 ICD 之前进行电生理检查。检查目的是明确患者持续性室性心动过速的性质,包括发生率,血流动力学是否稳定以及哪种刺激方案能够安全地终止心动过速。一般在这些检查中,常常多次诱发及终止室性心动过速,以明确心律失常的特征并尽可能地证明 ATP 治疗的有效性。

一些电生理医生认为,ICD 植入前的检测非常有用,因此常在 ICD 植入前常规进行电生理检查。其他电生理医生指出,患者诱发室性心动过速的特征往往与其自发性心动过速有很大差异,并且成功终止患者诱发的心律失常的刺激方案每天都不一样;因此术前检查的有效性值得怀疑。此外,这些电生理医生认为,只要通过对 ATP 进行经验性程控就可以达到足够的(甚至相当的)成功率。笔者完成数项 ICD 术前电生理检查并观察其结果, 现在倾向于后者的观点, 即经验性程控 ATP 治疗。虽如此,许多电生理医生仍然坚信 ICD 术前电生理检查是一个常规且合理的指标。

自律性室性心律失常

自律性室性心律失常较少导致致命性室性快速性心律失常。与慢性心脏基础疾病相关折返性室性心律失常相比,自律性室性心律失常多与急性可逆的医学病症相关,例如急性心肌缺血、低氧血症、酸碱平衡紊乱、电解质异常(特别是低钾血症和低镁血症)以及高肾上腺素张力。因此,自律性室性心律失常一般倾向于在两种临床情况下出现:患有急性病的患者(如在重症监护室)和急性心肌缺血或心肌梗死的患者。可以认为,重症监护病房内患有严重疾病的患者并不是真正"猝死"的患者,事实上,这些患者也不包括在大多数关于猝死的统计资料中。另一方面,继发于急性心肌缺血或心肌梗死的致命性心律失常可以并且确实会"突然"发生。

在美国,继发于急性心肌梗死后的最初 24~48 小时的自律性室性心律失常导致的心源性猝死约占 20%。冠心病监护室能成功预防这类心律失常相关性死亡(尽管不幸的是,这些心律失常多发生在急性心肌梗死后的 1 小时内,因此这些患者并没有及时得到监护)。急性心肌梗死后的第一天或第二天观察到的自律性心律失常可能与梗死区急剧发生的残余缺血有关。一旦梗死愈合,这类早期心律失常的发生基质就会消失。因此,在急性心肌梗死早期发生的自律性室性心律失常对于长期的预后意义很小(在患者能够幸存的前提下)。

自律性心律失常通常发生于代谢异常,因此应尽可能确定并治疗潜在的病因。在很多情况下,静脉注射抗心律失常药物(特别是利多卡因、苯妥英钠和胺碘酮)有助于临时抑制自律性室性心律失常,同时解决主要问题。

自律性室性心律失常在电生理学实验室中不可诱发,电生理研究在评估或治疗中没有临床意义。

触发活动

如第 2 章所述,触发活动是室性心律失常的另外一种机制(其他两种为自律性及折返,前面已经提及)。近年来,由触发活动介导的心律失常的临床特征得到了更好的阐述。尽管触发活动是室性心律失常相对罕见的原因,但临床医生必须警惕此类心律失常。原因有二:首先,这类心律失常与任何室性快速性心律失常一样,都会危及生命。其次,由触发活动介导的心律失常的治疗方法与其他形式的室性心律失常不同。

　　临床上，由触发活动引起室性心律失常的两种综合征包括：长间歇依赖性心律失常和儿茶酚胺依赖性心律失常。这两种综合征都会出现多形性室性心动过速，称为尖端扭转型室性心动过速。尽管这些心律失常往往只出现相对较短的数个心搏，但通常伴有头晕或晕厥，如果心律失常持续足够长的时间亦可导致猝死。

长间歇依赖性触发活动

　　长间歇依赖性触发活动是由发生在心脏动作电位 3 相期的后除极引起的，因此被称为早期后除极（EAD）（图 7.12a）。如果后除极达到心脏细胞的阈电位，则可以产生另一个动作电位。长间歇依赖的触发活动几乎总是与延长心脏动作电位持续时间的条件有关，如电解质异常（低钾血症和低镁血症），使用 Ⅰa 类或 Ⅲ 类抗心律失常药物。QT 间期延长患者，由于先天性心肌细胞膜功能异常，导致动作电位复极时程增加，而易于发生触发活动。

　　室性心律失常本身（又称为尖端扭转型室性心动过速）通常是多形性的，并且倾向于短阵发作。窦性心律心电图中通常显示 QT 间期延长和 T 波变形；经常出现明显 U 波。使用单相动作电位的研究中，美国俄克拉荷马大学的 Wareen Jackman 有证据表明，U 波实际上是 EAD本身的 ECG 表现。当一组室性心动过速发生时，快速性心律失常的第一次搏动总是叠加在 U 波（或扭曲的 T 波）上，表明 EAD（由该 U 波表示）已达到产生动作电位的跨膜电位（图 7.13）。

　　这种情况下的 TU 波异常通常是动态变化的。其倾向于频率依赖的递减传导，主要取决于前一个心搏的周长；前一个心搏的周长越长，接下来的 TU 波差异就越大。因此，这种现象被称为“长间歇依赖”。一旦非持续性室性心动过速发作，往往表现为“室性心动过速二联律”，即室性心动过速发作，停止后出现代偿性心脏停搏，并且该停搏导致随后窦性搏动的 U 波明显异常（即发生明显的 EAD）。因此，在第一次

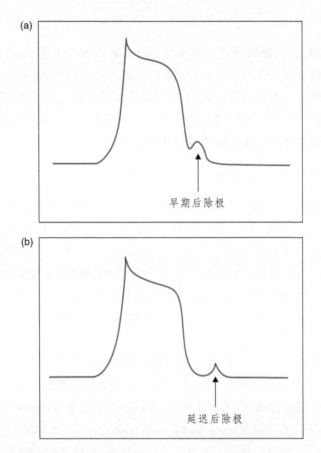

图 7.12　后除极。(a)早期后除极(EAD)多继发于长间歇依赖性触发活动。EAD 发生在动作电位的 3 相期。(b)延迟后除极(DAD)与儿茶酚胺依赖性触发活动相关。DAD 发生于 3 相动作电位结束后。

窦性搏动之后会产生另一组心动过速。QT 间期延长状态,或虽然没有明显的 QT 间期延长,但有倾向发生 QT 间期延长的条件存在时,都应高度怀疑长间歇依赖性触发活动(图 7.14)。

　　长间歇依赖性触发活动的治疗旨在减少动作电位时程。应该停用延长 QT 间期的药物, 特别是不应使用延长动作电位时程的抗心律失

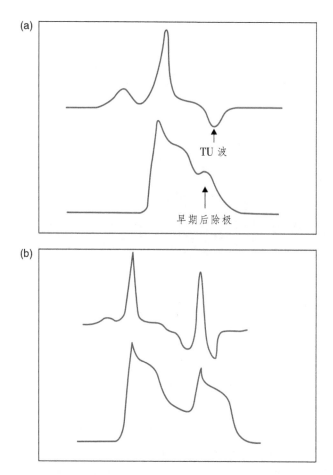

图 7.13　早期后除极(EAD)、TU 波异常和室性期前收缩的关系。(a)体表心电图上看到的 EAD 与 TU 波异常的时间关联。TU 波很可能是 EAD 本身的表现。(b)如果 EAD 的幅度足以达到阈值电位,则会产生过早的室性期前收缩。请注意,室性期前收缩恰好发生在前一次心跳的 TU 波上。

常药物(表 3.3 中已列出引起这种触发活动的常用药物)。如果电解质存在异常应快速纠正。即使血清镁水平未下降,静脉注射硫酸镁通常也能改善此类心律失常。然而,此类心律失常紧急治疗的主要方法是

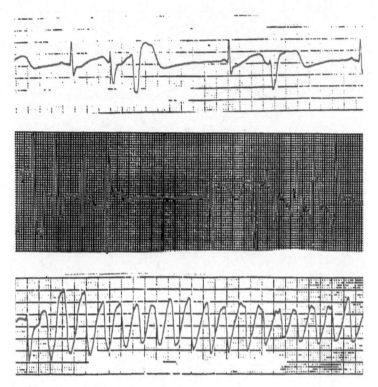

图 7.14 长间歇依赖性触发活动引起的室性心律失常(尖端扭转型室性心动过速)。由奎尼丁引起 QT 间期延长的患者显示长间歇依赖性室性心律失常的特征。上图中,在相对较长间隔的 QRS 波(即"暂停")之后立即出现"晚发"室性期前收缩(与 U 波的发作一致)。在容易出现这些心律失常的患者中,停搏本身可诱发后除极(见正文),从而触发异位期前收缩。这种"短-长-短"模式是非常典型的,因为每个期前收缩都会产生代偿性停搏,这又会产生另一个窦性心律失常后的期前收缩。中图,异位心律失常变得更加持久。在每次室性心动过速终止后仍有代偿性间歇,以便患者现在显示"室性心动过速二联律"。下图,心律失常变得更加持久,显示更典型的"尖端扭转型室性心动过速"形态。识别尖端扭转型室性心动过速的关键是鉴别心律失常的停搏依赖性;治疗此类心律失常的关键是消除心脏停搏。因此,超速起搏能可靠地抑制此类心律失常。

纠正心脏停搏,也就是增加心率。通常使用心房或心室起搏或静脉滴注异丙肾上腺素的方法。

由于导致长间歇依赖性触发活动的条件通常是可逆的,所以长期治疗旨在避免导致 QT 间期延长的各种因素。

儿茶酚胺依赖性触发活动

儿茶酚胺依赖性触发活动是由心脏动作电位 4 相去极化引起的(图 7.12b)。因此,称为延迟后除极(DAD)。DAD 可发生于洋地黄中毒、心肌缺血以及一些先天性长 Q-T 综合征的患者。这些先天性综合征可能是罗马-沃德综合征和 Jervell-Lange-Nielson 综合征(QT 间期延长伴有神经性耳聋)。具有儿茶酚胺依赖性触发活动的患者被认为心脏交感神经支配上存在不平衡,左侧星状神经节的激活是主要原因,刺激左侧星状神经节可以再现 DAD。

儿茶酚胺依赖性触发活动通常不依赖于心脏停搏(尽管在一些患者中可见停搏依赖特征)。相反,它是在交感神经兴奋的情况下出现的。因此,患者在运动或情绪紧张时会出现室性心动过速(表现为晕厥或心脏骤停)。通常,这些患者的 QT 间期在休息时处于正常范围。负荷试验时,发生 QT 间期延长及室性心动过速发作。左侧星状交感神经切除术可消除一些患者的心律失常。

儿茶酚胺依赖性触发活动的治疗通常是应用 β 受体阻滞剂及钙通道阻滞剂(因为 DAD 可能与钙依赖性通道介导有关)。此外,越来越多的临床医生建议在这些患者中植入 ICD。

其他类型的室性心律失常

目前临床上有一部分室性心律失常的临床综合征尚未明确地归入上文描述的任何类别中。许多情况下,发生这种心律失常的心脏结构是正常的,而且其机制尚不清楚。现今,许多文献混淆了它们的分类和命名,这也反映了我们对这些心律失常认识的不足。以下是对这些综合征的简要描述。

特发性左室室速

这种心律失常多发生于没有器质性心脏病的年轻患者。心律失常呈右束支阻滞(RBBB)形态,电轴左上偏。它可以通过程序刺激诱发,每个 QRS 波前都有浦肯野电位。心律失常起源部位多位于左后间隔区域,常常能通过射频消融根治。此类心律失常对 β 受体阻滞剂和钙通道阻滞剂敏感。目前来看,这种心律失常的机制可能为触发活动或者折返。

流出道室性心动过速

这种心律失常也被称为"反复单形性室速",起源于右心室流出道,通常见于没有器质性心脏病的年轻患者。它表现为非持续性左束支阻滞(LBBB)心动过速,电轴下偏,并且通常由运动诱发。虽然心律失常往往不能通过程序刺激诱发,但以快速心室起搏或静脉滴注异丙肾上腺素(即模拟运动时的心率反应)通常会诱发心律失常。心律失常倾向于用 β 受体阻滞剂和钙通道阻滞剂治疗,但是导管消融术能够根治该心律失常,且成功率很高。这种心律失常的发生机制究竟是自律性还是触发活动,还存在争议。

致心律失常性右心室心肌病

右心室发育不良是一种罕见的病症,通常见于年轻患者,病理基础是右心室心肌由脂肪和纤维组织代替。该病似乎具有遗传性;已经发现几组基因突变,至少占总发病率的 30%。致心律失常性右心室心肌病中发作的室性心动过速通常表现为左束支阻滞型,并且几乎总是可以由程序刺激诱发。这种心律失常的治疗与继发于冠状动脉疾病的室性心动过速的治疗相似。外科手术能够电隔离右心室低电压区,虽然能够成功地控制心律失常,但通常会出现右心室衰竭。已经开始使用经导管消融治疗致心律失常性病灶,但效果并不理想。一般来说,该病患者发生持续性室性心动过速或心室颤动后应该植入 ICD。

束支折返性室性心动过速

束支折返性室性心动过速是一种独特的室性心动过速,在特发性心肌病患者中很少见,这类患者多合并室内传导阻滞。这类患者大多表现为快速单形性室性心动过速,具有 LBBB 及 RBBB 形态。以 LBBB 形态为例,右束支下传,经过室间隔心肌至左后分支,通过左后分支逆传至左束支。其意义在于它可以通过消融右束支根治心动过速。第 10 章将讨论束支折返性室性心动过速的消融。

Brugada 综合征和夜间不明原因猝死综合征(SUNDS)

Brugada 综合征最初被认为是一种由室性快速性心律失常引起的临床综合征(通常表现为猝死、心脏骤停或晕厥)。此类患者的 ECG 在 V1~V3 导联中出现非缺血性 ST 段抬高,表现为伪 RBBB 形态。现在认为这些患者主要是心脏钠通道功能异常(主要负责心脏动作电位的去极化 0 期的通道)引起的。男性患有 Brugada 综合征的比例远高于女性,并且其伴随的心律失常常发生在睡眠中。这种情况似乎是夜间不明原因猝死综合征(SUNDS)的原因,这种症状在明显健康的亚洲男性中已有描述。

Brugada 综合征患者的心电图有多种变异,可能反映了心脏钠通道基因中的各种突变。在一些患者中,基线 ST 段改变是短暂的,在这种情况下,特征性 ST 段改变通常可以通过给予 I 类抗心律失常药物(上调钠通道的药物)、起搏或刺激迷走神经实现。与这种综合征相关的心律失常往往可以通过程序刺激诱发,因此如果怀疑 Brugada 综合征,诊断性电生理检查可能会有用。具有心脏骤停史、晕厥史或猝死家族史将明显增加 Brugada 综合征患者猝死的风险。

ICD 是唯一能够降低 Brugada 综合征患者猝死风险的治疗方法。尚未证实 β 受体阻滞剂和胺碘酮可降低这些患者的猝死率。普遍接受的治疗方法是使用临床参数来评估患者猝死的风险,如果风险相对较高,则应植入 ICD。

儿茶酚胺敏感性多形性室性心动过速

儿茶酚胺敏感性多形性室速是一种先天性疾病，表现为快速、多形性室性心动过速或心室纤颤，这是由运动或情绪压力引发的，表现为猝死或晕厥，通常发生在儿童或青少年中。这类患者往往有类似事件发生的家族史。值得注意的是，这类患者的 QT 间期没有延长。

儿茶酚胺敏感性多形性室速与两种特定的基因突变（心脏 ryanodine 受体和 calsequestrin 2）有关。这些突变通常是遗传的，但也可以自发发生。多形性心律失常本身的机制尚不清楚，但持续刺激通常不能诱发这种心律失常。

这种情况下的多形性室速通常可以使用 β 受体阻滞剂治疗而减少发作。患有心力衰竭的患者或者使用 β 受体阻滞剂复发的患者应该接受 ICD 治疗。

二尖瓣脱垂相关快速性室性心律失常

二尖瓣脱垂相关快速性室性心律失常非常罕见，且容易被忽视。尽管医学文献中有许多病例报告将猝死归咎于二尖瓣脱垂，但没有流行病学研究表明二尖瓣脱垂患者比一般人群更容易发生快速性室性心律失常。猝死与二尖瓣脱垂之间的联系可能与以下事实有关：一般人群中患有二尖瓣脱垂的概率为 5%~10%，而 5%~10% 不明原因的猝死患者在尸检时发现二尖瓣脱垂。

室性心律失常治疗综述

自 1990 年本书第 1 版出版以来，室性心律失常的最佳治疗策略已发生了巨大变化。今天，由于技术的进步和大型随机临床试验中获得的新知识，成千上万的患者正在接受过去几十年中没有接受过的治疗，并因此而获得良好的生存率。这一方面进展还是非常显著的。

以下将讨论过去几十年来我们在室性心律失常治疗方面所学到的知识,以及对未来治疗观点的进展。

室性心律失常治疗的四大常识

常识 1:用抗心律失常药物抑制心室逸搏不会降低风险

如前所述,有基础心脏疾病史的患者,心室逸搏是猝死的危险因素之一。多年来,人们认为用抗心律失常药物抑制这种心室逸搏可以降低死亡风险。1989 年心脏心律失常抑制试验(CAST;Echt DS et al., *N Engl J Med* 1991;324:781)的结果,终于推翻了这一陈旧观点,CAST 旨在研究抑制近期心肌梗死患者的心室逸搏是否降低死亡风险。结果表明,用三种药物中的两种(恩卡尼和氟卡尼)能成功抑制逸搏,不幸的是,其死亡或心脏骤停的风险是原来的 2~3 倍,而使用第三种药物(莫雷西嗪)成功抑制逸搏也没有明显获益。当时还有许多其他理由怀疑使用抗心律失常药物来抑制逸搏是有风险的,但是 CAST 试验明确指出,使用抗心律失常药物抑制心室逸搏不会使死亡率下降,事实上可能会增加死亡率。

相反,另一种选择抗心律失常药物治疗的主要方法——电生理导管室进行系列药物测试——评估抗心律失常药物对折返环路本身的影响,而不仅仅是针对心室逸搏。以这种方式选择用于慢性给药的药物很少产生在 CAST 中表现出的致心律失常作用,因为给患者开具长期使用的抗心律失常药物前,可以通过电生理检查来避免选择具有致心律失常效应的药物。事实上,系列药物测试中经常能够发现这种致心律失常效应的药物,许多进行这种测试的电生理医生对 CAST 结果并不感到惊讶。

尽管通过系列电生理测试选择的抗心律失常药物使临床医生能够避免这些药物的大部分致心律失常效应,但以这种方式治疗致命性室性心律失常,患者的总体存活率结果仍然非常令人失望。

事实上是,抗心律失常药物的使用,不论是用于抑制心室逸搏还是抑制电生理检查中快速室性心律失常的诱发,都不是降低猝死风险的有效方法。

近年来,许多频发、有症状或有潜在危险的室性期前收缩患者可以接受消融治疗。将在第 10 章详细讨论这一点。

常识 2:经验性应用胺碘酮并不会减少风险

胺碘酮是一种独特有效的抗心律失常药物,此外,其优点是不具有明显的致心律失常作用。不利的一面是,它具有复杂的药代动力学特性(其半衰期在 30~100 天之间,并且直到应用数周后才达到治疗剂量),并且其副作用非常显著(参见表 3.4)。因为胺碘酮必须服用数周才会起效;当停用后的很长一段时间内患者血清中仍可检测出胺碘酮,因此该药物最常用于经验性使用,即没有在特定患者针对有效性进行任何形式的正式测试。尽管存在这些缺陷,但其疗效相对显著,因此电生理医生经常使用胺碘酮。

几项随机临床试验现在已经验证了这样的假设,即经验性使用胺碘酮进行治疗是降低高危患者猝死风险的适当方法。表 7.6 列出了部分研究结果。需要注意的是,胺碘酮可能会提高某些亚组患者的死亡率(这一结论尚未确立),也没有 ICD 那样有效;高危患者中使用胺碘酮一般应限于无 ICD 适应证(或拒绝)的患者,或为了减少 ICD 的治疗频率而与 ICD 联合治疗。

常识 3:射频消融折返触发灶是治疗部分室性心动过速的有效方法

由于消融可消除快速性室性心律失常的折返基质,对适宜消融的室性心动过速患者,消融应作为一线治疗策略。不幸的是,目前只有少数室性心律失常患者适合这种方法。第 10 章将介绍经导管消融治疗室性心动过速。

常识 4：大多数高危患者中，ICD 是唯一能降低室性心律失常死亡风险的可靠治疗方法

ICD 能够自动且可靠地终止导致猝死的快速性室性心律失常。除了那些高度适合导管消融的患者可经导管消融获得很好的疗效外，没有其他疗法能够超过 ICD 的疗效。事实上，当决定对由室性心律失常导致的心源性猝死高危患者的最佳治疗方法时，主要问题通常不在于 ICD 是否有效，而在于是否"允许"（由监管机构或保险公司判断）为特定患者植入 ICD。

ICD 简介

像起搏器一样，ICD 使用脉冲发生器，用于感知和起搏的电极以及用于除颤的电极。对于大多数 ICD，使用的都是心内电极，但现在可以使用皮下 ICD（见下文）。除颤电极和心室感知/起搏电极被合并到一个植入在右心室的电极中。如果要使用双腔起搏，则在右心房植入第二个感知/起搏电极。一些心脏再同步化治疗起搏器（CRT）（第 13 章）也会整合 ICD 功能，在这种情况下，第三根电极置入冠状窦内，用于感知和起搏左心室。

脉冲发生器包含用于起搏、感知和治疗的电路，以及独立的大电压电池和用于除颤的电容器。大多数现代 ICD 使用 5~7 年后才需要更换。

ICD 采用的检测算法通常能够区分需要治疗的室性心律失常和其他不需要治疗的心律失常。其能够通过起搏治疗或电除颤来治疗室性心律失常，并且可以根据正在治疗的室性心律失常的"频率区"进行程控，以完成其中一项或两项。

ICD 程控

对 ICD 进行程控以获得最佳治疗是非常复杂的策略。许多电生理医生试图调整 ICD 治疗方案来治疗他们能够在实验室诱发的心律失

表7.6 在不同组别具有高猝死风险的患者中经验性地使用胺碘酮的主要临床试验结果。胺碘酮对缺血性心脏病患者没有生存益处的证据。虽然两项较早的试验(GESICA 和 CHF-STAT)显示非缺血性心肌病患者有获益趋势，但更大规模的 SCD-HeFT 试验随后显示没有这种趋势

研究	患者人群	随机分组	结果
GESICA[a]	516例，NYHA分级II/IV级，心室增大	胺碘酮对安慰剂	13个月时，胺碘酮效果显著(33.5%对41.4%)
CHF-STAT[b]	674例，LVEF<0.4，室性逸搏，心室增大	胺碘酮对安慰剂	没有显著的生存获益，但与非缺血性心肌病相比，胺碘酮效果较好
CAMIAT[c]	1202例既往心肌梗死患者，室性逸搏	胺碘酮对安慰剂	没有明显临床获益
EMIAT[d]	1500例既往心肌梗死患者，LVEF<0.4	胺碘酮对安慰剂	没有明显临床获益
SCD-HeFT[e]	2521例，LVEF≤0.35，NYHA分级II/III级	ICD对胺碘酮对常规治疗	胺碘酮不减少死亡率，ICD减少死亡率

GESICA，阿根廷心力衰竭生存研究组；CHF-STAT，充血性心律失常治疗无症状性充血性心力衰竭的生存试验；CAMIAT，加拿大胺碘酮心肌梗死试验；EMIAT，欧洲心肌梗死试验；SCD-HeFT，心力衰竭中心脏性猝死试验；LVEF，左心室射血分数；NYHA，纽约心脏协会心功能分级。

a Doval HC et al., *Lancet* 1994; 344: 493.
b Singh SN et al., *N Engl J Med* 1995; 333: 77.
c Cairns JA et al., *Lancet* 1997; 349: 675.
d Julian DG et al., *Lancet* 1997; 349: 667.
e Bardy GH et al., *N Engl J Med* 2005; 352: 225.

常。针对性治疗中通常采用"阶梯式"的治疗方法(根据治疗心律失常的频率)。这种方法的目的是尝试尽可能多地使用起搏而不是电击来治疗心律失常。然而大多数情况下,针对性的治疗在预防电击方面不如使用经验方法更有效。

通过经验性程控 ICD 的治疗方案,也就是通常将 ICD 程控设定为在相对较长的延迟后才对频率极快的心律失常进行治疗。MADIT–RIT 试验(Madhaven M et al.,*Circulation* 2013;128;659)比较了"传统"快速治疗 (频率为 170~199 次/分的 2.5s 延迟,200 次/分或更高频率的 1s 延迟)到延迟治疗(170~199 次/分的 60s 延迟,200 次/分或更高频率的 12s 延迟)或仅快频率室速进行治疗(对于<200 次/分的室速不进行治疗,对于 200 次/分或更快的室速,延迟 2.5s)。这项研究中,延迟治疗组和快频率室速治疗组的不适当电击治疗较少,快频率室速治疗组的全因死亡率较低。基于这项研究,除了对于抗心动过速起搏反应良好的反复单形性室速的患者以外,目前大多数电生理医生使用经验方法程控 ICD。

ICD 相关并发症

大多数 ICD 相关的并发症发生在围术期,包括感染、囊袋出血、血肿、电极脱位以及气胸。ICD 相关的感染常常涉及起搏电极,治疗此种感染常常需要移除整个 ICD 系统。如果 ICD 植入的时间超过数月,拔除电极时的风险将明显增加。

许多 ICD 相关晚期并发症多与植入电极相关, 包括电极脱位、电极破裂以及绝缘层损坏。其他晚期并发症包括皮肤糜烂、皮肤坏死或者脉冲发生器移位。起搏器能源提前耗竭以及脉冲发生器功能异常比较罕见,但常导致严重不良后果。

ICD 植入患者中约有 25%存在不恰当的电击治疗。常见的原因为室上性心动过速,如窦性心动过速;也见于起搏电极或者脉冲发生器故障导致的电极干扰或者其他不恰当感知。不恰当电击频繁发生时

（特别是窦性心动过速或者电极干扰时），常常导致患者出现严重的心理问题。

皮下 ICD

目前，ICD 可以直接于皮下植入。与经静脉系统植入 ICD 相比，皮下 ICD 具有如下优势：不需要经静脉系统植入，而经静脉电极相关的并发症常常很难处理。对于皮下 ICD 而言，如果有电极相关并发症（如感染），移除整个 ICD 系统会相对比较容易。皮下 ICD 的主要不足是只能进行电击治疗，不能起搏治疗，例如对缓慢性心律失常进行起搏支持或者程序刺激终止室性心动过速。

电生理医生倾向于为年轻患者选择皮下 ICD 来避免长期静脉植入电极的各种问题，也倾向于为存在高感染风险的患者（如透析患者）选择皮下 ICD。然而，皮下 ICD 仍然处于早期阶段和不断发展的时期。

ICD 的无线监测

现代 ICD 都具有储存及无线传输数据的能力，传输的数据包括患者心脏节律和对治疗的反应。这些数据通过既往程控设定的固定时间表进行远程传输，或者医生手动上传数据。远程传输监测系统能够使得故障监测简单化，避免起搏器发生故障，也能够监测不恰当电击治疗。

ICD 治疗的循证医学证据

当今，ICD 的使用受到严格审查，临床医生为患者植入 ICD 时应严格遵守正式批准的指南。由于植入 ICD 的适应证不断进展，而且由于费用支付方对这些指南某些方面给予的不同强调可能偶尔会显得有些武断，所以笔者不会在此赘述 ICD 指南，或者规定临床医生如何规范他们的行为。

相反，从构成这些指南基础的随机临床试验中，简要回顾关于 ICD 的临床证据的现状会更有用。

评估 ICD 益处的随机临床试验可分为两大类：二级预防试验（经历过致命性室性心律失常患者植入 ICD）和一级预防试验（研究对象被判定为高风险但尚未发生危及生命的心律失常）。由于二级预防试验是最早开始的研究，所以我们将从二级预防研究开始介绍。

二级预防试验

至少 3 项随机临床试验的结果显示，与其他疗法（主要是胺碘酮的药物治疗）相比，ICD 治疗可显著延长持续性快速室性心律失常患者的生存率（表 7.7）。这些研究的设计相对简单，随后的 ICD 适应证也是如此。目前 ICD 被普遍认为是大多数持续性快速室性心律失常患者的首选治疗方法。

表 7.7　对持续性快速室性心律失常患者进行的 3 项随机临床试验(即二级预防试验)。这些试验证实 ICD 能有效治疗危及生命的持续性快速室性心律失常患者

研究	患者人群	随机分组	结果
AVID[a]	1016 例，合并致命性 VT/VF	ICD 对胺碘酮或索他洛尔	ICD 更优
CASH[b]	288 例，心脏性猝死生还者	ICD 对药物(3 种药物中任意一种)	ICD 更优
CIDS[c]	659 例，持续性 VT/VF	ICD 对胺碘酮	ICD 有明显优势

AVID，抗心律失常药与植入式除颤器；CASH，汉堡心脏骤停研究；CIDS，加拿大植入式除颤器研究；ICD，植入式心脏转复除颤器；VT/VF，室性心动过速或心室颤动。

[a] The Antiarrhythmics versus Implantable Defibrillators (AVID)Investigators,*N Engl J Med* 1997；337：1576.

[b] Kuck KH et al.，*Circulation* 2000；102：748.

[c] Connolly SJ et al.，*Circulation* 2000；101：1297.

一级预防试验

ICD 二级预防试验旨在明确对于有明显室性心律失常患者使用 ICD 的正确性，而一级预防试验目的是在尚未发生持续性室性心律失常的高危患者中评估 ICD 作用。正如人们所预测的那样，这些研究的设计（以及由此产生的 ICD 适应证）比二级预防试验的设计要更简单。表 7.8 列出了影响 ICD 适应证及其最相关设计特征的主要一级预防试验。

MADIT Ⅰ 试验（多中心自动除颤器植入试验）是第一个完成的一级预防试验。在本研究中，既往有心肌梗死、左心室射血分数<0.35、自发非持续性室速、在电生理检查中能诱发持续性室速且系列药物检测不能终止室速的患者，被随机分组接受 ICD 或"最佳"抗心律失常药物治疗（大多数情况下为胺碘酮）。试验结束时，随机分组接受 ICD 的患者总体生存率显著提高。随后，将 ICD 适应证扩大到包括满足 MADIT Ⅰ 要求（包括电生理检查和至少一项药物试验）的患者。

MUSTT 试验（多中心非持续性心动过速试验）在设计上比 MADIT Ⅰ 更加复杂，而且事实上它并非为 ICD 试验特别设计。但是对于我们的目的而言，这个试验可以被认为与 MADIT Ⅰ 类似，只是在其射血分数入选标准方面更为随意（射血分数≤0.4 的患者可以入选 MUSTT）。在这个试验中，ICD 再一次显著地提高了生存率。

MADIT Ⅱ 试验将既往有心肌梗死及左心室射血分数≤0.3 的患者随机分为 ICD 组或传统药物治疗组。在这个试验中，不再进行常规的电生理检查。MADIT Ⅱ 结果显示，接受 ICD 治疗的患者存活率显著提高。

SCD-HeFT 试验（心力衰竭相关的心脏性猝死试验）纳入了既往因心肌梗死或非缺血性心肌病导致的心力衰竭患者（这是首次包括非缺血性患者的一级预防试验）。入选者需要满足左心室射血分数≤0.35 且 NYHA 分级 Ⅱ 级或 Ⅲ 级。他们被随机分配到植入 ICD 组、经验性胺

表 7.8　ICD 对猝死风险增加但从未出现持续性快速室性心律失常（即一级预防试验）的患者进行的主要随机临床试验。除 DINAMIT 外，这些试验均显示使用 ICD 的生存益处，但对于不同亚组的患者，其 ICD 的结果指示并不明确（见正文）

研究	患者人群	随机分组	结果
MADIT I [a]	196 例心肌梗死患者，NSVT，LVEF<0.35，能诱发 VT	ICD 对药物（主要是胺碘酮）	ICD 更优
MUSTT [b]	704 例心肌梗死患者，NSVT，LVEF≤0.4，能诱发 VT	不治疗对 EP 指导下的治疗	植入 ICD 者，EP 指导下治疗更优
MADIT II [c]	1232 例心肌梗死患者，LVEF≤0.3	ICD 对保守治疗	ICD 更优
SCD-HeFT [d]	2521 例，LVEF≤0.35，NYHA 分级 II/III 级	ICD 对胺碘酮对保守治疗	ICD 更优；胺碘酮无效
DINAMIT [e]	674 例，近期急性心肌梗死，LVEF≤0.35，交感神经过度兴奋	ICD 对保守治疗	ICD 减少心律失常相关死亡，但对总生存率无影响
IRIS [f]	898 例，近期急性心肌梗死，LVEF≤0.4，交感神经过度兴奋	ICD 对保守治疗	ICD 减少心律失常相关死亡，但对总生存率无影响

MADIT，多中心自动除颤器植入试验；MUSTT，多中心非持续性心动过速试验；SCD-HeFT，心力衰竭相关的心脏性猝死试验；DINAMIT，急性心肌梗死患者植入除颤器试验；IRIS，即刻危险分层改善生存试验；EP，电生理检查；ICD，植入式心脏转复除颤器；LVEF，左心室射血分数；NSVT，非持续性室性心动过速；NYHA，纽约心脏协会心功能分级；VT，室性心动过速。

a Moss AJ et al., *N Engl J Med* 1996;335:1933.
b Buxton AE et al., *N Engl J Med* 1999;341:1882.
c Moss AJ et al., *N Engl J Med* 2002;346:877.
d Bardy GH et al., *N Engl J Med* 2005;352:225.
e Hohnloser SH et al., *N Engl J Med* 2004;351:2481.
f Steinbeck G et al., *N Engl J Med* 2009;361:1427.

碘酮治疗组或安慰剂组。试验结束时,与胺碘酮或安慰剂相比,ICD 明显降低总体死亡率,而胺碘酮与安慰剂相比没有明显的生存获益。

DINAMIT 试验(急性心肌梗死患者植入除颤器试验)研究对象为经历急性心肌梗死后的患者,平均 18 天内接受 ICD 或传统药物治疗。所有患者的左心室射血分数≤0.35,同时存在交感神经过度兴奋(心率变异性降低或静息心率增加),但没有明显的充血性心力衰竭。ICD 使心律失常相关死亡减少 50%,但并未降低整体死亡率。ICD 组中非猝死的相关死亡率增加主要原因是泵衰竭,而 ICD 使这些患者在心肌梗死早期发生致命性心律失常时得以获救。

IRIS 试验(即刻危险分层改善生存试验)和 DINAMIT 试验一样,该试验入选人群为 1 个月内急性心肌梗死的患者,随机分为 ICD 植入组和药物治疗组。IRIS 入组的患者左心室射血分数均≤40%,合并非持续性室性心动过速发作。此外,所有患者静息平均心率≥90 次/分。经过平均 3 年的随访,总体死亡率无差异。ICD 组的猝死风险较低,但非心源性死亡风险较高。

从 DINAMIT 和 IRIS 试验得出的结论是,应在急性心肌梗死后 4~6 周再决定是否植入 ICD,因为在此期间植入 ICD 尚未显示可以获益。但值得注意的是,所有参加这两项研究的患者均有发生心力衰竭的迹象,表现为静息心率升高或心率变异性下降。在预后上,鉴于静息心率增快是严重心律失常发作的危险因素之一,这两项试验都选择了因心脏重构而发生泵衰竭风险特别高的患者。对于静息状态下心率正常的患者,整体生存率也许能从 ICD 中获益,但遗憾的是,这些研究都没有纳入此类患者。由于没有研究支持,随后的指南不允许这些患者植入 ICD。

最后,2016 年发表的 Danish 试验(KøberL,Thune JJ,Nielsen JC et al., *N Engl J Med* 2016;375:1221)至少在某种程度上解决了非缺血性心肌病患者是否需要植入 ICD 的问题。在这项研究中,共纳入 1116 例非缺血性心肌病和射血分数≤0.35 的患者;随机接受 ICD 联合最佳药物治疗，另一组仅接受最佳药物治疗。在 Danish 试验中，最佳药物治疗组（与较早研究使用 ICD 进行一级预防相比）有 58% 的患者接受 CRT 治疗。平均随访 5.8 年后，两组总体死亡率无显著差异（ICD 组为 21.6%，非 ICD 组为 23.4%）。但是，对于 ≤68 岁的患者有显著的生存获益。现在讨论这些结果是否会影响 ICD 指南还为时尚早。但可以明确的是，在 69 岁以上的非缺血性心肌病患者中，使用 ICD 作为一级预防可能会受到限制。

ICD 植入适应证的循证医学证据

因此，在收集随机临床试验的所有证据后，我们该如何决断。以下是基于当前临床证据总结的被认为可能合乎逻辑的临床表现，但不是精确复制的可在法庭和其他场合评判医疗行为的正式临床指南。

对于持续性室性快速心律失常患者，答案很简单。这些患者通常应该植入 ICD。

对于尚未出现持续性室性心律失常的高风险患者（即一级预防），情况会变得更加复杂。然而，根据目前可用的随机临床试验的结果，使用 ICD 针对猝死进行一级预防的适应证如下所示。如果符合以下条件，则应该考虑植入 ICD。

1.射血分数 ≤0.35，由缺血性或非缺血性心肌病引起，在过去的 4~6 周内没有出现急性心肌梗死（见注 1），并且纽约心功能分级为 Ⅱ/Ⅲ 级（来自 SCD-HeFT 试验）。

2.若无纽约心功能 Ⅱ/Ⅲ 级心力衰竭，但有超过 4~6 周的心肌梗死病史，射血分数 ≤0.3（来自 MADIT Ⅱ 试验）。

3.不符合标准 1 或 2，但有超过 4~6 周的心肌梗死病史，合并射血分数 ≤0.4（来自 MUSTT 试验）或 <0.35（来自 MADIT Ⅰ 试验），非持续性室性心动过速，药物试验不能终止诱发的持续性室速。

图 7.15 将这些条件归结为针对快速性室性心律失常猝死高危患者的治疗策略流程。这种治疗策略通常反映（但可能不完全复制）正式应用的 ICD 指南。

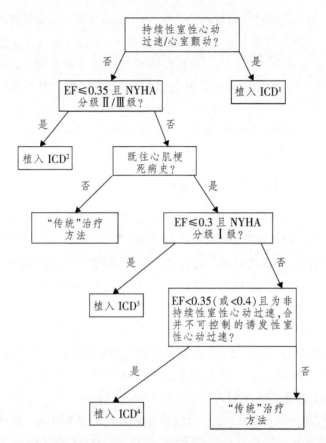

图 7.15　循证医学指导下高危患者治疗策略流程图。这些治疗策略均基于文中讨论的随机对照试验。"传统"抗心律失常治疗指除植入 ICD 之外的任何心律失常治疗方法。ICD[1]，证据来源于 ICD 二级预防试验；ICD[2]，证据来源于 SCD–HeFT 试验；ICD[3]，证据来源于 MADIT Ⅱ 试验；ICD[4]，证据来源于 MADIT Ⅰ 试验（射血分数<0.35）和 MUSTT 试验（射血分数 <0.4）。注：急性心肌梗死后 4~6 周内，专家共识不建议植入 ICD 作为一级预防（DINAMIT）。EF，射血分数；ICD，植入式心脏转复除颤器；NYHA，纽约心功能分级；MI，心肌梗死；VT/VF，室性心动过速或心室颤动。

在此策略下,可以使用两种常规治疗模式:植入 ICD 和"传统"治疗方法。传统的心律失常治疗(不含植入 ICD),包括经验性使用胺碘酮,通过系列药物试验或其他方法选择的抗心律失常药物,或者非特定的抗心律失常治疗。无论是否接受 ICD 治疗,所有患者将接受传统治疗(如 β 受体阻滞剂、ACE 抑制剂和缺血对照),以及任何必要的针对危险因素的治疗。

在这种治疗策略下,持续性室性心动过速或心室颤动的患者通常建议植入 ICD。其他所有存在高风险的患者均需要进行评估,以确定这些患者是否属于上述一级预防随机临床试验中能够从 ICD 中获益的临床亚群。

对于射血分数≤0.35 的缺血或非缺血性心肌病,并且纽约心功能分级 Ⅱ/Ⅲ级,但 4~6 周内没有心肌梗死的患者,应该植入 ICD。该治疗策略的证据来自 SCD-HeFT 试验。

任何不符合 SCD-HeFT 标准的非缺血性心肌病患者均应接受"传统"治疗。

如果缺血性心脏病患者不符合 SCD-HeFT 标准,但他们在过去的 4~6 周内没有出现心肌梗死,射血分数≤0.3,纽约心功能分级 Ⅰ级,可以植入 ICD。该治疗策略的证据来自 MADIT Ⅱ试验。

不符合 SCD-HeFT 或 MADIT Ⅱ标准的缺血性心脏病患者,如果具有以下条件也适合植入 ICD:在过去的 4~6 周内没有出现心肌梗死,射血分数<0.35(或<0.4)合并非持续性室性心动过速,电生理检查时可诱发室性心动过速,且至少一种抗心律失常药物不能终止。这个治疗策略的证据来自 MADIT Ⅰ试验(射血分数<0.35)和 MUSTT 试验(射血分数<0.4)。

所有其他的患者应仅接受"传统"治疗。

注 1:急性心肌梗死后等待 4~6 周再植入 ICD 进行猝死一级预防,来自 DINAMIT 试验和 IRIS 试验。

注 2:唯一需要进行 ICD 一级预防的纽约心功能 Ⅰ级的患者是那

些符合 MADIT Ⅱ标准的患者(既往有心肌梗死病史,射血分数≤0.3)。然而这些患者中临床心功能很少能达到Ⅰ级。

注 3:医疗保险和医疗补助服务中心(CMS)现已规定满足 CMS 对心脏再同步治疗(CRT)和纽约心功能Ⅳ级的患者可以同样接受 CRT 植入。这是目前纽约心功能Ⅳ级中唯一一组有可植入除颤治疗指征的患者,其根本原因是,接受 CRT 治疗的心功能Ⅳ级患者在心功能上一般会有显著改善(心功能改善为Ⅱ或Ⅲ级),因此在接受 CRT 治疗后数周或数月内发现他们有资格接受 ICD 治疗(CRT 治疗将在第 13章中讨论)。

(陈红武　刘强　译)

第8章

经导管消融技术:治疗性电生理学

在过去几十年中,心脏电生理领域最大的进展就是从最初以诊断为主迅速转变为以治疗为主的操作。许多早期只能用具有毒副作用的抗心律失常药物或心脏外科手术进行治疗的心律失常,目前可以在电生理导管室通过导管消融技术得以治愈或改善。

经导管消融术的基本原理是将导管放置于心脏内的关键区域,并通过消融导管所造成的破坏性能量来产生精确的局部瘢痕。消融造成的瘢痕具有电绝缘性,从而阻断了病理性心律失常形成所必需的路径。在本章中,将简要回顾在电生理导管室消融心律失常的技术。后面的章节将具体介绍消融室上性心动过速、心房颤动、心房扑动、室性期前收缩和室性心动过速时的特殊技术以及必须考虑的相关注意事项。

经导管消融技术

成功完成导管消融治疗需要具备三个因素:首先,充分了解治疗心律失常的机制,特别是心律失常相关电学路径的精确位置和生理学特性。其次,熟悉与这些心律失常相关的心脏解剖结构。最后,通过电生理技术确定靶点位置,并通过操作消融导管对靶点部位精准消融,从而治愈心动过速。经导管消融作为一项技术的快速进步取决于上述三个因素的稳步发展。

直流电(DC)消融

使用直流电(DC)能量进行经导管消融治疗已成为历史,目前已完全被射频(RF)能量取代。然而,从 1982 年首次成功在人体进行消融,直至 1989 年,直流电曾是经导管消融术的主要能量来源。

用直流电能量消融时,将标准电极导管连接到常规除颤器,并将电流传导至消融导管的远端电极,同时使用体表电极来缓冲吸收能量。以这种方式输送的直流电在导管头端产生非常高的电压 (2000~4000V)和电流。头端电极温度会瞬间上升至数千华氏度。与导管接触的血液迅速汽化,在心脏内形成一种产生爆裂、可见快速扩展和爆破的气体球,其瞬时压力可高达 70 lb/in^2(1lb/in$^2 \approx$ 6.89kPa),同时产生闪光,有爆裂声。因此,经导管直流电消融过程中会形成几种潜在损伤能量——光、热、压力和电流。这个过程中唯一"有效的"损伤能量由电流产生;而所有其他形式的能量只会增加并发症风险。

直流电能量造成的损伤程度与能量大小有关。能量超过 250J 的情况下,常导致 2~4cm^2 的透壁损伤。遗憾的是,直流电造成的损伤边缘往往是不规则的,因此存在导致心律失常的潜在风险。

由于直流电消融会在心脏内造成一定程度的损伤以及消融损伤病变的不理想,大大限制了直流电能量在消融治疗中的应用。直流电应用最多的情况是消融希氏束来造成完全性心脏传导阻滞。同时,研究人员在寻求另一种更为安全和有效的取代直流电能量的方法。

射频(RF)能量

事实表明,射频消融这种方法较易获得。射频能量在外科手术室已应用多年,如外科伤口小血管的止血(主要为 Bovie 电凝设备)。随后电生理医生发现,将射频发生器连接到电极导管上可以产生界限清晰的局部心肌损伤。

Bovie 电凝设备发出的射频能量包括频率范围为 100kHz 至 1.5MHz 的交流电(AC)。由于高频率在手术室环境中容易产生火花,因此在电生理导管室中通常使用相对较低的频率。射频电流可以使导管头端局部加热,致使心内膜下层组织干燥和凝固坏死。射频消融过程中产生的电压相对较低(40~60V)，从而避免了直流电所导致的气压伤(即心腔内爆破)。

目前，用于消融的射频能量是由专门为电生理设计的设备产生。这些专用的射频消融仪可以实时监测导管输出到心脏组织的能量。同时监控电压、电流、功率和阻抗，使得术者可以精细滴定释放消融能量。此外，一些消融设备可监测导管头端温度，从而使术者能够更好地避免血液焦痂形成(温度超过 100℃会使导管头端形成焦痂，从而降低传输到组织的能量)。

此外，还为射频消融治疗研发了更多的特殊导管。它们具有不同的形状和尺寸。术者通过选择不同的形状导管以便准确操作导管。而且，消融导管头端增大至 4mm 及 8mm，取代最初的标准 1mm 头端电极导管，增加消融导管头端面积可使射频消融效率提高。

近年来，盐水灌注消融导管以及压力消融导管已成为消融常规使用的导管。盐水灌注有助于防止血液焦痂形成，压力监测有助于明确导管头端与组织贴靠的情况。

与直流电能量相比，射频能量有许多优点。首先，射频能量不会产生爆破；因此，射频能量可应用于冠状窦和心脏静脉等薄壁组织结构，而不会导致其破裂。其次，射频能量对肌肉或神经的刺激很小，因此应用时无须使用全身麻醉。再次，逐步增加能量的方法可使局部组织部分损伤。最后，射频能量可产生小而均匀的损伤，所以不易出现致心律失常基质。

射频能量也有两个缺点。首先，所造成的损伤较小(直径 4~5mm，深度约 3mm)。因此，需要进行非常精确的标测才能达到目标区域有效的损伤，相对较宽或较深的靶点(如心外膜旁路)难以成功消融。此外，射频能量的输出不是瞬时的。这意味着在射频消融放电整个过程中的 5~120s 内，导管头端和组织必须稳定贴靠。在消融过程中观察电极阻抗的变化有助于检测导管与组织贴靠程度。

其他能量来源

一些用于导管消融心律失常的其他能量包括激光能量、微波能量和冷冻消融能量(即冷冻)。其中，冷冻消融可以产生可逆性损伤，目前较有前景。可以对组织进行局部冷冻以确定消融区域是否能为理想靶点。如果冷冻消融有效，可以进行进一步冷冻达到组织破坏。如果无效，组织复温后，冷冻损伤可以恢复，不会造成永久破坏。儿科电生理医生有时会在房室结区域采用冷冻消融。

冷冻消融已发展为冷冻球囊系统并应用于心房颤动的肺静脉隔离，可以达到"一枪"隔离的效果(见第 11 章)。虽然这些类型的能量在消融治疗中是可行的，并且其中一种或多种可能将会很大程度上取代射频消融，但目前射频消融仍然是心律失常消融治疗中最常用的方法。

电解剖标测系统

过去几年已经研发出基于计算机的系统对心律失常进行标测和消融。这种新型标测通常被称为"电解剖标测"，它的出现彻底革新了消融治疗技术。

若电生理医生只能依靠较少(甚至较多)心内电图和透视影像中获取的解剖信息来完成手术，那么射频消融就只限于治疗简单的心律失常，如房室结折返、房室旁路介导的心律失常。

电解剖标测突破了电生理和解剖信息的屏障，实现成功消融。这些新型的标测系统可以为整个心脏腔室(或多个腔室)构建详细的三维解剖模型，并可以显示电脉冲在心腔内的激动顺序、异位触发灶的起源部位、缓慢传导区域和低电压区域(例如瘢痕区域)。三维图像可显示电脉冲传导以及重要的心脏解剖标志(如血管和瓣膜)。三维电解剖图像显示的信息非常详尽，一旦完成模型构建，可使术者在不依赖 X 线透视的情况下顺利完成所标测心腔内的导管操作。

电生理医生可以通过电解剖标测明确复杂折返性心律失常机制并可识别特定的解剖区域,例如缓慢传导或瘢痕形成的区域,这些解剖区域可能是消融折返机制心律失常良好的靶点。局灶心律失常的起源点可以通过三维标测系统轻松识别并标记。某些标测系统甚至可以对那些发作不持续、频率较快,或是不适合常规标测技术的心律失常进行详尽的标测。

这些新的标测系统有助于标测和消融那些传统技术难以完成或不可能完成的复杂心律失常。其中最主要的是心房颤动。

成功的心房颤动消融通常需要对肺静脉进行完全电隔离,并且在许多情况下还需要消融异位触发灶。由于左心房解剖结构变异较大(较常见的是肺静脉数量和解剖变异, 以及部分心房存在隐窝和突起的嵴部),因此如果没有详尽的左心房三维解剖图像,很难达到有效肺静脉隔离。通过为电生理医生提供详尽的解剖信息和在这些解剖结构中操控导管的方法,同时标测肺静脉外起源的心房异位灶,电解剖标测系统使得心房颤动消融变得更加简单有效。

目前应用于临床的有几种电解剖标测系统,但均不完美。我们将简要讨论广泛使用的三种系统,并比较它们的优缺点。

磁场标测(CARTO 标测系统,Biosense Webster)

通过磁场定位可构建心腔的三维彩色模型。在 CARTO 标测系统中,安装在导管床下面的 3 个线圈定位板会产生磁场。CARTO 系统专用导管(可调弯四极射频消融导管)头端内存在磁体,其可以感应来自 3 个磁性线圈中的每个磁场强度。消融导管(以及其他标测导管)的准确位置可以被实时测量,这些导管在心腔的位置可以实时地显示在三维解剖图像中。

患者的位置决定了 CARTO 标测系统的电解剖图,如果患者移动,会导致最初构建的三维解剖图不准确。为了解决这个问题,在患者的背部贴放一组贴片作为位置参考。标测系统会把这些贴片的原始位置当作参考,即使患者移动(或电极移位),系统可根据参考发现最初的位置。

当标测心动过速时，建立一个时间参考非常重要，用"时间零点"作为参考，标测导管所标测的局部电解剖图均与参考进行比较。通常，对于室上性心律失常消融治疗，以冠状窦电解剖图作为参考；对于室性心律失常的消融治疗，以体表 QRS 波的波峰或波谷作为参考。

一切准备工作就绪，标测导管会送至感兴趣的心腔，形成电解剖标测图。这个过程需要标测导管在心内膜表面缓慢移动，获取并处理多个取点位置的电解剖信息。这称为"点对点标测"。三维电解剖图中（随着点对点标测的持续进行而不断更新），电脉冲的方向以不同颜色的方式显示在解剖模型上。这些电信号及激动结果可以通过多种方式显示，如激动图、动态激动传导图或电压图。重要的解剖结构（例如瓣环、血管和希氏束）可以标记在解剖模型上。并且可以任何投射体位来观看三维解剖图形。

新一代标测系统可以使构建心脏三维解剖图及电脉冲图的操作更加简便。可以同时进行电脉冲图和电压图标测。使用消融导管或多极标测导管可以在数分钟内完成标测。

标测过程中，为确保所标测心腔的重要解剖标志可在解剖图上明确显示，必须要仔细操作。例如，在标测右心房时，术者通常首先在透视下将标测导管送入至上腔静脉，导管头端指向右心房侧壁，并轻轻回撤至上腔静脉和高位右心房的交界处。不再需要逐点标测，导管操作过程中，模型自动生成。有些术者在该系统的帮助下可以在零射线或最低剂量射线下完成手术。所有 4 个心腔都可以用这种方式完成标测。

很多情况下，诱发心动过速后进行三维电解剖标测非常重要，在心动过速发作时标测，可以明确心动过速的激动顺序。可呈现在三维解剖图像，根据激动顺序明确心律失常的机制和确定消融靶点。对于瘢痕相关的心律失常，如左房房扑或缺血性室性心动过速，应该在心动过速诱发前明确低电压及瘢痕区域。有关详细信息，请参阅以下内容。

另一方面,进行心房颤动的消融时,重点在于解剖,而不是电脉冲。由于左心房的解剖结构变异很大,为了有效地隔离肺静脉,有时需要非常精确的三维解剖图像。为了获得更精准的解剖图形,CARTO 系统会将电解剖图与之前患者 CT 扫描或 MRI 获得的心脏图像进行融合。CARTO 系统还提供了一个功能,可将电解剖图与心腔内超声心动图进行整合。利用这些解剖学工具,可以非常精确有效地消融并隔离肺静脉。

CARTO 系统主要缺点是需要使用的标测及消融导管价格偏贵、无法兼容且只能一次性使用。

电场标测(EnSite NavX 标测系统,St Jude Medical)

Ensite NavX 系统在很多方面与 CARTO 系统相似。主要区别在于,CARTO 系统使用三角形磁场对标测导管进行精确实时定位,但 NavX 使用电场 (具体来说是电场内电极上的电压和阻抗) 来进行定位。通过低电流穿过放置在患者体表的多个贴片,形成三维正交电场。

通过电场标测的主要优势是,NavX 系统可兼容任何标测及消融电极导管,不需要使用专门的磁定位导管。NavX 系统还可用于多达 12 根导管和 64 个电极的定位。由于它可以兼容多种类型的消融导管,因此 NavX 被认为是一种"开放式"三维标测系统。

NavX 系统可以构建出详尽的、颜色编码的三维电解剖模型,与 CARTO 系统构建模型相似。此外,与 CARTO 系统一样,它通过消融导管或多极导管以点对点标测和虚拟标测的方式构建模型。NavX 还可以导入并融合患者既往 CT 或 MRI 图像,以便在精准的解剖指导下进行导管消融。

相对于 CARTO 系统,NavX 系统的其他优点是可以使用任何能够进行射频消融的标测导管,并且可以同时使用多个标测导管。缺点是三维解剖模型图像偏移率高, 心腔的前壁及后壁的分辨率不高。将 NavX 图像与 CT 或 MRI 图像融合有助于解决分辨率不高的问题。

非接触式标测(EnSite Array 系统,St Jude Medical)

由于 CARTO 和 NavX 系统都需要在心律失常持续发作下进行标测,因此在血流动力学不稳定,难以诱发或发作不持续的心律失常中的应用价值不大。

EnSite Array 系统就是为了解决上述问题而研发的。EnSite Array 应用可膨胀球囊导管上的 64 电极矩阵对心腔进行高密度非接触式标测。在球囊矩阵导管末端的电极和其轴上的两个环形电极之间产生的低频电流用于生成心腔的解剖图像。球囊导管在合适的心腔内展开,成为 64 电极的参考。然后可以将标准电极导管接触心腔以建立心内膜边界。一旦建立了这种几何构型,便会记录远场电位,并创建 3360 个"虚拟"单极电图以形成心腔的解剖图像。

由于 EnSite Array 对于距离球囊矩阵 34mm 以外的解剖位置生成的图像不准确,因此该系统提供的解剖精细程度通常低于使用点对点标测三维解剖图。

该解剖图像中,可以使用任何能够进行射频消融的电极导管作为标测导管。通过球囊矩阵上的远端标测电极和环形电极之间的电流对标测电极进行实时解剖定位。

EnSite Array 系统的主要优点是,一旦生成解剖图像,可以使用一个心律失常周期来生成激动图。因此,该系统适用于标测非持续性心律失常(包括房性期前收缩和室性期前收缩)以及血流动力学不稳定的心律失常。

EnSite Array 系统的主要缺点是对于太大或太小的心腔生成解剖图像不够准确。在较小的心腔中,球囊导管的存在可能限制标测导管在心腔内的操控性。由于精确的解剖图像构建是心房颤动射频消融的必要条件,因此 EnSite Array 系统在这方面要劣于 CARTO 和 NavX 系统。表 8.1 列举了上述 3 种电解剖标测系统的主要特点,包括各自主要优缺点。

表 8.1　3 种电解剖标测系统的比较

	CARTO	EnSite NavX	EnSite Array
定位方法	磁场	电场	电场
标测技术	点对点标测	点对点标测	非接触式标测（球囊矩阵）
与多种标测导管和电极的兼容性	不兼容	兼容	兼容
与其他任意电极导管的兼容性	不兼容（需要专用标测导管）	兼容	兼容
患者移动的影响	有	无	无
是否需要心腔内参考电极	不需要	需要	需要（球囊矩阵）
是否可与 CT 或 MRI 影像融合	可以	可以	不可以
是否可与心腔内超声融合	可以	不可以	不可以
快速标测单个或非持续性心律失常	不可以	不可以	可以
主要优点	解剖模型准确，可与 CT、MRI 及心腔内超声融合	解剖模型准确，可兼容多种标测导管，可与 CT、MRI 融合	可在单次搏动时标测
主要缺点	只能使用一次性专用导管标测，模型对患者移动敏感，点对点标测	模型对参考电极移动敏感，点对点标测	解剖模型准确性不足，无法在较小的心腔内进行标测

射频消融的并发症

　　射频消融存在与常规电生理检查相同的风险(见第 4 章),同时射频消融本身也存在操作的风险。

　　其中最常见的并发症是完全性心脏传导阻滞(通常消融位置接近正常传导系统时)以及心脏穿孔和心脏压塞(通常是在消融心房、右心室或在冠状窦及其他心脏静脉内)。这些并发症的发生率在射频消融治疗人群中均低于 2%。

　　更少见的并发症包括致心律失常作用(少见,因为射频能量多产生均匀病灶);二尖瓣或三尖瓣反流(当在瓣膜或其附近消融时);全身栓塞(在左心系统中标测和消融时);肺静脉狭窄(心房颤动消融时);以及冠状动脉病变。此外,进行复杂和困难病例消融时,患者的辐射暴露量可能较大。

　　冠状动脉固定病变的形成显然是在该冠状动脉邻近区域应用射频消融能量,从而导致冠状动脉损伤。其真实发病率尚不明确,但在冠状静脉窦或心脏静脉内进行消融时,应关注血管损伤的风险。据报道,在右心室流出道区域消融时也会发生此类情况。消融导致的冠状动脉病变多数无明显症状且不易诊断,即使已经产生明显的血管狭窄。消融过程中的温度监测可能有助于避免此类问题。其发生率及远期预后仍有待证实。

　　总体而言,射频消融治疗相关的风险发生率较低。对于危及生命或有明显症状,并且通过射频消融可以有效治愈的心律失常,射频消融是很好的选择。另外,对于那些可以通过射频消融治疗的心律失常,如果患者无法摆脱每日服用抗心律失常药物进行疾病控制,也应该强烈推荐射频消融治疗。

(马薇 谷云飞 译)

第 9 章

室上性心动过速的消融

本章我们将讨论消融心房颤动及心房扑动之外室上性心动过速的一般方法。由于心房颤动及心房扑动的消融更具挑战性,我们将在其他章节进行详细阐述。

房室交界区消融

尽管严格意义上讲这并不是针对室上性心动过速的消融手术,但房室交界区消融几乎仅在持续性室上性心动过速患者中进行。实际上,导管消融的最初适应证对慢性心房颤动和持续快速心室率患者造成完全性心脏传导阻滞。房室交界区消融目的是为了造成房室结水平的完全阻滞。尽管在此手术后常常需要植入永久性起搏器,但在大多数情况下患者的逸搏心律相对稳定。

房室交界区消融时首先需要将临时起搏电极置入右心室。有些患者在术前已经植入了永久起搏器。消融导管首先进行希氏束的标测,当标测导管头端记录到最大的希氏束电位后,将导管轻轻回撤,最终撤至导管远端记录到希氏束及心室波相对较小而心房波变大的部位。此时提示导管头端位于致密房室结区。导管位置必须相对稳定,导管头端与局部组织贴靠良好。当确定理想的靶点位置后即可放电消融(通常 20~35W 放电 30~60s)。放电消融出现加速的交界区心动过速预示房室结消融的成功(因此,射频放电时出现交界区心动过速是一个好的"预兆")。如果放电不成功,消融导管需要进行重新定位及再次放电消融。尽管有 5%~10% 的患者需要二次消融才能达到永久阻滞，但对于有经验的术者，消融房室交界区的成功率可达 98% 以上。

采用上述方法进行房室交界区消融，偶有失败的情况。这种情况下，需要从左心室侧消融希氏束。通过左侧消融时需要将消融导管置于主动脉瓣下的左心室间隔面，局部心腔内电图可见希氏束电位领先于心室波 35~50ms（如果距离较近，提示导管记录的电位并非来自希氏束，而是来自左束支）。

有少数报道房室交界区消融术后数天内发生猝死的病例。考虑猝死的原因为部分敏感患者突发心动过缓后诱发尖端扭转型室性心动过速。这种风险常为一过性，房室交界区消融术后数天或数周的相对快速起搏（80~100 次/分）可有效避免这种情况。

房室结折返性心动过速的消融

目前，射频消融是房室结折返性心动过速的首选治疗。

要成功消融房室结折返性心动过速需要改变电生理医生对于房室结的认知。既往大多数电生理医生简单地认为，房室结为致密的纽扣样结构（图 9.1a）。随着对房室结区域解剖认识的逐渐加深，人们发现其解剖结构更类似于图 9.1b。房室结远端确实存在致密成分（发出希氏束的部分），但是房室结靠近端部分的结构则是"弥散"的。

将房室结区域解剖形象化有助于理解从心房到房室结的电传导过程。我们已经知道窦房结产生电冲动，然后以放射样方式传导激动心房。最近研究发现认为，心房电信号到达房室结后，首先汇集至各传导纤维束，传导纤维束合并形成传导通路，最终汇合并形成致密房室结。在某些区域，这些汇合传导通路的细胞电生理特征可以从典型的心房组织变化到典型的房室结组织（即所谓的"移行区"）。因此，房室结的"起始部"本身界限不清且分散，同时可能存在个体差异。

心房纤维传导通路汇合形成房室结的详细解剖目前仍不明确，直到近年来仍然是理论推断。但是目前看来，至少在房室结折返性心动

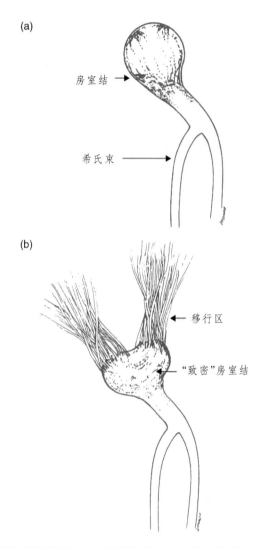

(a)

房室结 →

希氏束 →

(b)

→ 移行区

→ "致密"房室结

图 9.1 关于房室结解剖和电生理的新旧认知。(a)房室结通常被认为是致密的纽扣样特殊组织。(b)目前电生理医生对于房室结解剖的认识。在这种新的认识中，传导纤维汇合形成致密房室结，从心房电生理特性逐渐过渡至房室结电生理特性的移行区可能位于致密房室结近端。解剖学家已经提出上述理论多年，但直至消融专家也参与其中，仍然不能充分肯定上述理论。

过速患者,或者可能在所有人群中,可以从解剖上定位两个不同的传导通路,即上行通路(对应于房室结快径)和下行通路(对应于房室结慢径)。

将房室结折返性心动过速中两条通路形象化的经典方式见图6.11。图中在纽扣样的房室结内功能性划分为两条传导通路。为了更加形象地理解关于房室结双径路的现有认知,必须熟悉 Koch 三角的解剖结构(图 9.2)。

Koch 三角的三条边由三尖瓣环(与三尖瓣隔瓣相邻的部分)、Todaro 腱以及冠状窦口所组成,希氏束位于 Koch 三角的顶点。因此,Koch 三角的主要解剖标志(三尖瓣、冠状窦口以及希氏束)在电生理检查过程中很容易被识别。

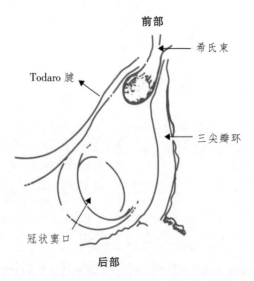

图 9.2 Koch 三角。解剖学专家很早就对该区域进行过描述,但长期被电生理医生忽视。对于导管消融治疗,Koch 三角是至关重要的解剖结构。Koch 三角后部为冠状窦口。顶部为靠前的希氏束。Todaro 腱及三尖瓣环构成了三角的其他两条边。电生理检查过程中,以希氏束电极导管和冠状窦导管作为标志,Koch 三角位于两者之间。

　　认识到 Koch 三角(房室结和希氏束位于其中)顶点是一个靠前的结构非常重要,实际上,Koch 三角的顶点定义了房间隔前部。相反,冠状窦口是个靠后的结构,定义了房间隔的后部。

　　对于房室结折返性心动过速的患者,快径路和慢径路可以理解为心房纤维的两个传导通道,并汇合形成致密房室结(图 9.3)。快径路是纤维的前上通路,沿 Todaro 腱走行。慢径路是纤维的后下通路,沿着三尖瓣环靠近冠状窦口分布。因此,目前已经明确"功能性"双房室结通路的相关解剖结构。由于两条径路定位不同,因此可以分别进行消融。

　　当首次认识到房室结双径路的解剖后,多数情况下选择进行快径路消融来治疗房室结折返性心动过速。这种消融策略可成功治愈大多数患者。但遗憾的是,由于快径路与致密房室结解剖位置相邻(均为间隔前部结构),这种消融方法发生完全性房室传导阻滞的风险相对较

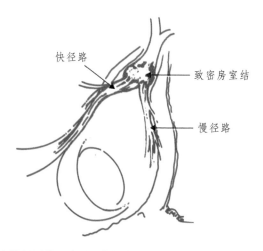

图 9.3　房室结折返性心动过速中的快慢径路解剖与 Koch 三角的关系。对于房室结折返性心动过速,考虑房室结双径路的解剖位置位于纽扣样的房室结中。从事消融的电生理医生明确表明,可以在 Koch 三角内识别和定位快径路和慢径路。两条径路均位于致密房室结的近端。快径位于前上部,沿 Todaro 腱分布,邻近致密房室结。慢径位于后下部,沿三尖瓣环分布,邻近冠状窦口。与快径路相比,慢径路距离房室结较远,因此慢径路通常作为消融靶点,从而减少完全性房室传导阻滞的风险。

高(高达 20%)。

　　近年来均采用消融慢径区域治疗房室结折返性心动过速。由于慢径区域位置靠后,且距离房室结有一定距离,所以消融房室结慢径路导致完全性房室传导阻滞的发生率较低(<1%)。

　　一般有两种普遍使用的方法来进行房室结慢径路的消融:标测消融法及解剖消融法。两种方法均要首先确定 Koch 三角的解剖位置,通过将标测导管放置于希氏束区域及冠状窦口,可明确 Koch 三角的解剖位置。消融导管通过股静脉送至三尖瓣环,邻近冠状窦口部位。尽管对于慢径路消融,并非必须进行三维标测,但其可以帮助标记出重要解剖结构,包括希氏束、冠状窦口及三尖瓣环的解剖位置。

　　对于标测消融法,需要精细操控消融导管沿三尖瓣环进行标测,寻找离散的"慢电位"。"慢电位"代表慢径路自身电除极的过程(图9.4)。心腔内电图中"慢电位"位于心房及心室电位之间。此类标测最

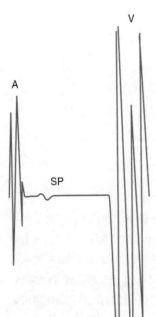

图 9.4　房室结慢径路电位。对于房室结折返性心动过速患者,标测慢径路需要在 Koch 三角内沿着三尖瓣环寻找慢电位(SP),详见正文。A,心房电位;V,心室电位。

好在窦性心律下而非心动过速下进行,因为在窦性心律下,心房电位和心室电位分离且明显。当确定"慢电位"后,在此区域消融几乎总是消融慢径路。

如果通过解剖方法进行消融,则不需要标测慢电位。而是通过影像及三维解剖定位来确定消融部位。通常,从冠状窦口到希氏束之间的三尖瓣环高度可分为三部分:下部(靠近冠状窦口)、中部和上部(靠近希氏束)。消融导管跨过三尖瓣环的下部后,缓慢回撤直至记录到心房波和心室波,并且在心室波振幅大于心房波振幅的位置进行射频消融。如果消融慢径路未成功,将消融导管轻轻上抬后再次消融。从后向前逐渐调整导管消融直至慢径路消融成功。

许多电生理医生联合使用两种方法来进行慢径路消融,最初消融采用下位法并逐渐向上移动导管(解剖方法),然后在解剖法确定的区域简单标测寻找慢电位,最后再进行放电消融。

慢径路成功消融过程中几乎100%的患者都会出现加速性交界性心律。因此,如果消融10~15s后无交界性心律出现,应停止放电并重新标测靶点。如果出现交界性心律,应消融30~60s。消融过程中需要注意的情况将在下一段落进行介绍。成功消融需要术后电生理检查证实慢径路消失(见第6章)。

消融过程中出现加速性交界性心律时,须密切监测 VA 或 AV 阻滞的情况。实际上,所有出现的交界性心律均应有心房波和心室波,如果出现室房文氏或房室传导阻滞,预示可能要发生永久性房室传导阻滞,术者必须在 1s 内停止放电。消融过程中的严密监测可以有效避免意外损伤致密房室结造成的房室传导阻滞。操作的一个技巧是使用脚踏板进行放电消融。这样就可以在无须告诉其他助手的情况下及时停止放电。消融房室结折返性心动过速时需要掌握的重要原则是:复发可以再消融,一旦损伤难恢复。

通过采用上述慢径消融策略,目前房室结折返性心动过速的消融成功率可高达98%以上,同时完全性房室传导阻滞的发生风险较低。

旁路消融

20 世纪 80 年代末,旁路射频消融是非常困难的,也被认为是只有胆量过人的医生才能完成的神秘技术。而在 90 年代它已经发展成为广泛应用的高效技术。目前对于大多数有明显症状或者高风险旁路,射频消融均可作为其首选治疗。

旁路特征

正如第 6 章所述,旁路是细小的心肌束,形成穿越房室结的桥梁,连接心房与心室组织。分布于二尖瓣与主动脉瓣交界以外的房室沟任何部位。由于是心室肌束组成,所以旁路表现出心室肌而非房室结组织的电生理特性。因此随着周长的缩短,其不应期没有变长而是缩短。同时旁路出现二度传导阻滞时,主要表现为莫氏 Ⅱ 型而非莫氏 Ⅰ 型。

旁路定位需要首先依据体表心电图,而后根据心内电生理标测决定。

旁路的体表心电图定位

旁路根据部位可分为 5 种类型(图 9.5),分别为左侧游离壁旁路、右侧游离壁旁路、后间隔旁路、中间隔旁路及前间隔旁路。不同起源部位的旁路,电生理检查时的标测方法各不相同。因此消融术前对旁路进行定位非常重要。对于多数患者,通过体表心电图可准确定位旁路位置。

表 9.1 列出根据体表心电图粗略定位旁路的方法。主要是寻找负向 δ 波导联,因为负向 δ 波的导联指向旁路的位置(图 9.6)。

Ⅰ 导联为左侧导联。如果 δ 波在 Ⅰ 导联是负向则提示左侧游离壁旁路,双向或等电位线提示左后旁路或右后旁路,正向则提示右侧游离壁旁路。

V1 导联为右侧导联,如果 δ 波在 V1 导联为正向,提示左侧游离

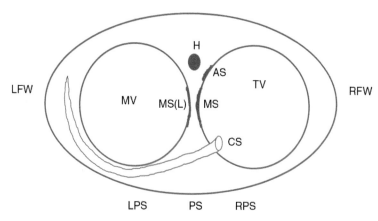

图 9.5 旁路定位。图中可见的解剖结构包括二尖瓣(MV)、三尖瓣(TV)、冠状窦 (CS)和希氏束(H)。LFW,左侧游离壁旁路;LPS,左侧间隔旁路;PS,后间隔旁路; RPS,右侧间隔旁路;RFW,右侧游离壁旁路;AS,前间隔旁路;MS,中间隔旁路; MS(L),左侧中间隔旁路。详见正文。

壁或后间隔旁路,如果为负向则提示右侧旁路。如果双向或等电位线 则提示前间隔旁路。

表 9.1 旁路的心电图定位

旁路位置	QRS 波的预激特征
左侧游离壁	δ 波在 AVL 及 Ⅰ 导联为负向,胸前及下壁导联呈现正向,电轴 正常
右侧游离壁	δ 波在 Ⅲ 导联及 AVF 导联呈现负向,在 Ⅱ 导联呈现直立,电轴 正常
后间隔	δ 波在下壁导联为负向,在 Ⅰ 导联及 AVL 导联呈现直立,V1 导 联中的 R/S 小于 1,电轴左偏
前间隔	δ 波在 V1 及 V2 导联呈现负向, 在 Ⅰ 导联及 Ⅱ 导联呈现直立, 电轴正常
中间隔	心电图与前间隔相似,但 δ 波在下壁导联并非直立

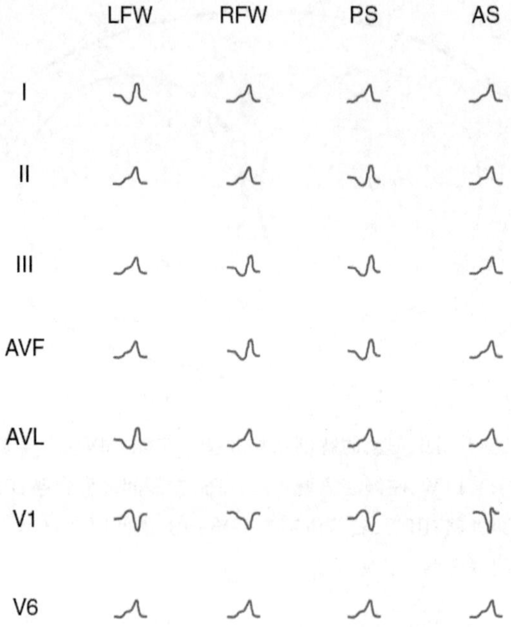

图 9.6　主要旁路类型的心电图表现。左侧游离壁旁路(LFW)、右侧游离壁旁路(RFW)、后间隔旁路(PS)及前间隔旁路(AS)的典型心电图表现。详见正文及表 9.1。

δ 波在 Ⅱ 导联、Ⅲ 导联及 AVF 导联(下壁导联)负向提示后间隔旁路,如果正向则提示前间隔旁路。

基于上述基本原则,准确的定位标准见表 9.1。射频消融术前精确地定位旁路十分有用,有助于制订准确的手术计划。

成功标测和消融旁路的注意事项

概述不同类型旁路消融的具体方法之前,让我们回顾一下成功标测和消融旁路的注意事项。

1.标测可以在房室沟的心房侧或心室侧进行。一般情况下,当在心室侧标测时,标测旁路的前传功能(例如 δ 波),最大限度的预激有助

于对旁路 δ 波进行标测。可以将心房快速起搏或应用延长正常传导通路不应期的药物(例如维拉帕米),使旁路预激更加充分。当在心房侧标测或标测隐匿性旁路时,需要标测旁路逆传。最好在顺向型房室折返性心动过速时(心动过速依赖房室结前传、旁路逆传)或在合适的心室起搏频率保证旁路逆传的情况下来进行标测。

2.当标测导管位于旁路附近(无论是房室沟的心房侧或心室侧)时,局部房室除极波的间期(假设前传或逆传通过旁路)应该较短。通常局部 AV 间期小于 60ms,有时心房和心室除极波几乎融合(图 9.7)。

3.当标测导管靠近旁路,并存在预激时。局部心室除极应提前于体表心电图最早心室除极。

4.当导管移动过程中由于局部压迫导致预激消失(δ 波消失)时强烈提示此处为旁路位置。三维标测系统有助于标记该部位。

5.许多患者在靶点局部可记录到旁路电位(图 9.8)。旁路电位表现为相对低振幅的、分离的、起始锐利的电位。与标测房室结慢径路时所记录的慢径路电位相比,旁路电位通常与希氏束电位更为相似。有时很难鉴别是旁路电位,还是心房或心室电位的一部分。起搏通常能使旁路电位与心房及心室电位区分开来。如果清晰记录到旁路电位,强烈提示该部位是成功消融旁路的靶点。

6.标测导管头端的单极电图对于定位旁路很有帮助。单极电图提

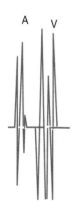

图 9.7 当标测导管位于旁路附近时可见局部 AV 间期较短。与图 9.4 所展示的正常 AV 间期相比,标测旁路时良好靶点处的 AV 间期常短于 60ms。

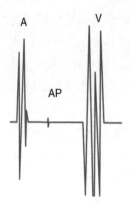

图 9.8　记录的旁路电位。当标测导管位于旁路部位时可记录到旁路本身的局部电位。AP,旁路电位。

供了心脏激动的方向信息（单极电图正向提示激动向着电极导管移动,负向则提示激动传导离开电极导管）。如果存在预激波,靶点位置单极电图的心室波是负向的(如记录到 QS 型)。负向的单极电图提示心室激动是从导管头端向其他区域扩布，这表明导管头端可能位于心室的最早激动部位。负向单极电图与体表心电图 δ 波的负向机制一致。

　　7.最后,一旦标测到旁路位置需要进行消融时,导管稳定性至关重要。因为射频消融能量需要连续且稳定的消融靶点(通常为 60s 或更长)。局部腔内电图的心房、心室波振幅变化小于 10%则提示导管足够稳定。

不同部位旁路的消融方法

左侧游离壁旁路

　　超过 50%的旁路位于左侧游离壁。这些旁路穿过房室沟,位于二尖瓣环的前侧游离壁、游离壁、后侧游离壁及后壁。冠状静脉窦沿二尖瓣环相同位置走行,可以给左侧游离壁旁路患者标测瓣环提供帮助。

　　标准电极导管需放置于高位右心房、希氏束及右心室心尖部。多极导管置入冠状静脉窦(通常使用十极导管)后,可以记录多个冠状静脉窦内位点的双极电位。通过冠状静脉窦粗略标测旁路前传及逆传最早激动部位后,再置入标测及消融导管。

左侧游离壁旁路消融有两种方法:主动脉逆行消融及穿刺房间隔消融。

过去主动脉逆行法是消融左侧游离壁旁路最常采用的方法。但是,随着心房颤动消融时代的到来,更多的电生理医生更愿意采用穿刺房间隔途径进行消融。逆行途径时标测导管通过股动脉,跨过主动脉瓣到达左心室。操控导管头端置于二尖瓣瓣叶下的房室沟并定位旁路位置。逆行途径的优势是消融导管多位于二尖瓣环的心室侧,组织贴靠较好。

穿刺房间隔消融时导管通过股静脉到达右心房后,穿过房间隔进入左心房。通常情况下,房间隔穿刺需要使用专门设计的穿刺针或穿刺鞘来完成。穿刺房间隔完成后,消融导管在二尖瓣环心房面进行标测,这种方法的优势是导管沿着二尖瓣环标测时移动相对容易,但这同时也有不利的一面,因为此时的导管贴靠可能不够稳定。可调弯鞘管有助于增加消融导管在瓣环上的稳定性。

上述两种方法均需要冠状窦导管来作为标测过程中的稳定参考。两种方法消融左侧游离壁旁路的成功率均在 95% 以上。

右侧游离壁旁路

右侧游离壁旁路约占旁路消融的 10%。与左侧游离壁旁路相比,其标测及消融的难度更高。主要原因在于右侧旁路没有像冠状静脉窦样的解剖结构可以指导标测,同时右侧游离壁旁路难以获得导管的稳定贴靠。

术中常规放置电极导管至高位右心房、希氏束、右心室心尖及冠状静脉窦。标测消融导管通过股静脉送入并跨过三尖瓣环,然后缓慢回撤使导管贴靠三尖瓣环,此时可记录到 A 波和 V 波。标测常常采用左前斜(LAO)体位,这个体位下三尖瓣环可以看作一个表盘(图 9.9)。希氏束大概位于 1 点钟方向,冠状窦口大概位于 5 点钟方向。如果旁

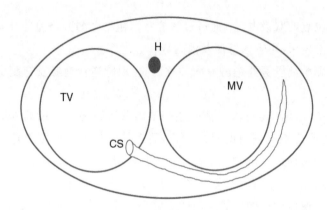

图 9.9 左前斜位下的三尖瓣环方向。在左前斜位下,三尖瓣环可看作一个表盘。希氏束(H)位于表盘 1 点钟方向,冠状窦口(CS)位于 5 点钟方向。TV,三尖瓣环;MV,二尖瓣环。

路标测困难,或者导管稳定性较差,可以尝试其他方法。标测消融导管换用上腔静脉入路或许有一定帮助。塑形的心室长鞘有助于增加导管的稳定性。右侧旁路消融的主要困难就在于导管的稳定性和充分的组织贴靠。

对于有经验的医生,右侧游离壁旁路的消融成功率在 90% 以上。

Mahaim 旁路

最初认为 Mahaim 旁路是连接房室结到右束支(结束纤维)或到心室肌(结室纤维)的异常传导通路。近年来关于 Mahaim 旁路的精细标测研究证实,Mahaim 纤维的起源并非在房室结, 而在心房肌。因此,Mahaim 旁路实际上是连接心房肌和右束支纤维(房束纤维),或连接心房肌和心室肌(房室纤维)。

对于其起源部位误解的原因在于房束纤维及房室纤维均有类似于房室结组织的递减传导特性。普通旁路当心房快速刺激时,刺激波到 δ 波的间期缩短。而 Mahaim 纤维则不同,当心房快速刺激时,刺激波至 δ 波的间期反而延长。应用三磷酸腺苷后,Mahaim 纤维具有与房室结相同的反应。虽然 Mahaim 纤维在解剖上与房室结不同,但它具有与房室结类似的电生理特性。从概念上来讲,Mahaim 纤维可视为偏离正常位置的房室结慢径纤维, 房室结慢径路位于 Koch 三角内沿着三尖瓣环走行, 而 Mahaim 纤维的走行是绕过房室结直接连接于右束支或右心室心肌。

房束纤维有以下电生理特点。窦性心律下心电图显示轻度预激,因为旁路连接于右束支,所以当心房起搏或心动过速发作时呈现左束支阻滞图形。同样,旁路有递减传导特性,静脉推注三磷酸腺苷后出现与房室结相同的反应。房束纤维无逆传功能。因此房束纤维介导的心动过速常常以旁路作为前传路径,房室结(或另一条旁路)为逆传路径,呈现左束支阻滞图形。当出现预激时,由于右束支被提前激动,最早的心室激动点位于右心室心尖附近。

房室纤维与房束纤维电生理特征相似,不同的是,预激时最先激动的是三尖瓣环相邻的心室肌而非右束支,因此右心室心尖部并非最早心室激动点。

标测与消融房束/房室纤维的方法与其他右侧旁路类似, 但由于 Mahaim 纤维没有逆传功能,所以必须在旁路前传时进行标测。这要求标测在心动过速发作下进行,或在心房起搏预激最充分时进行。可以在希氏束与冠状窦口之间沿着三尖瓣环进行标测。三维标测系统可降低 X 线曝光时间,并可对 Mahaim 纤维进行解剖定位,因此使得手术更易于完成。

后间隔(及间隔旁)旁路

后间隔以及间隔旁旁路约占旁路消融的 20%(图 9.10)。

后间隔旁路跨越房室沟,位于冠状窦口附近,此处与右心房及左心室紧邻。因此,后间隔旁路的心房插入点在右心房,而心室插入点在左心室。相反,右侧间隔旁旁路跨越右侧房室沟,并连接右心房与右心室。左侧间隔旁旁路跨越左侧房室沟,连接左心房与左心室。

由于后间隔、左侧间隔旁及右侧间隔旁旁路的连接部位不同。在

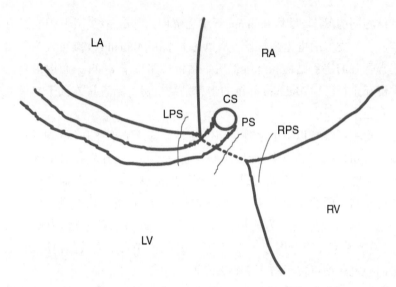

图 9.10　后间隔区域旁路插入部位分布。显示的解剖结构为左心房(LA),右心房(RA),左心室(LV),右心室(RV)及冠状窦(CS)。后间隔旁路(PS)连接右心房及左心室。右侧间隔旁旁路(RPS)连接右心房及右心室。左侧间隔旁旁路(LPS)连接左心房及左心室。详见正文。

大折返心动过速发作过程中对于束支阻滞的不同反应有助于鉴别 3 种后间隔区域旁路。当心动过速出现束支阻滞时,阻滞束支与旁路位于同侧时,心动过速周长延长(见图 6.10)。如果是左侧间隔旁旁路,当出现左束支阻滞时心动过速的周长增加,而右侧间隔旁旁路时,只有右束支阻滞会使心动过速周长增加。而对于后间隔旁路(连接右心房及左心室)时,左束支阻滞出现会延长心动过速周长,而右束支阻滞则不会导致周长改变。

当消融后间隔及间隔旁路时,标测导管首先送至右心房,标测可从 Koch 三角的上部开始,沿着三尖瓣环靠近希氏束的区域,逐渐向后至冠状窦口进行标测。随后进行右后间隔区域标测,最后在冠状窦口内进行标测。

后间隔旁路患者中,有超过 15%的病例冠状窦解剖异常(常见的为冠状窦憩室,如存在,旁路多位于冠状窦憩室的颈部)。冠状窦造影可明确冠状窦的解剖情况。上述情况下,在冠状窦或其他心脏静脉内消融是可行的,且成功率较高。但在冠状静脉内消融有穿孔并导致心脏压塞的风险。此外,在冠状静脉窦内消融,尤其是存在憩室或在心中静脉消融时,可能会损伤右冠的后降支动脉。盐水灌注导管提高了冠状窦内消融的成功率。

如果使用上述方法找不到旁路靶点时,需要标测导管通过逆行法跨过主动脉后进行左侧后间隔旁区域的标测,一般而言,在进行左侧标测之前,至少要在右侧标测的最早靶点尝试一次放电消融。

消融后间隔及间隔旁旁路的成功率可达到 85%~90%。

前间隔及中间隔旁路

在消融时代来临之前,由于前间隔旁路及中间隔旁路在心电图上表现相似,所以将其统称为"前间隔旁路"。目前已认识到这两种旁路存在明显不同。由于两种旁路消融过程中的策略不同,因此二者的鉴别就尤为重要。旁路起源于希氏束前上部的区域称为前间隔旁路。旁路起源于希氏束与冠状窦口之间的区域(例如 Koch 三角)称为中间隔旁路。

心电图上,前间隔旁路表现出 δ 波在 Ⅰ、Ⅱ、Ⅲ 及 AVF 导联为正向,电轴正常,在 V1 导联 δ 波为双向或正向,在 V2~V6 导联,δ 波为正向(图 9.6)。

中间隔旁路的心电图表现与前间隔旁路相似。但仍存在一些差别,由于中间隔旁路接近房室结,Ⅲ 及 AVF 导联的 δ 波是等电位线而非正向, 对于更接近冠状窦口的中间隔旁路,δ 波在 Ⅲ 及 AVF 导联为负向,在 V1 导联是等电位线(图 9.11)。

消融前间隔及中间隔旁路的方法与消融其他部位旁路相似。参考电极放置于右心房,希氏束、冠状窦及右心室心尖部。消融前间隔旁路可采用锁骨下静脉或颈内静脉入路,而消融中间隔旁路多采用股静脉入路。

对于前间隔旁路的消融,标测可从三尖瓣环的心房侧或心室侧完

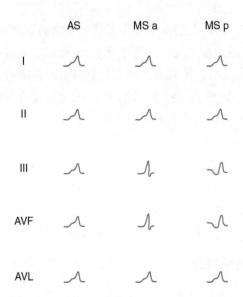

图 9.11   前间隔及中间隔旁路的心电图区别。中间隔旁路比前间隔旁路相对靠后,因此具有一些后间隔旁路的特点。位置更为靠后的中间隔旁路在下壁导联的 δ 波为负向(见正文)。AS 前间隔;MS a,靠前的中间隔;MS p,靠后的中间隔。

成。通常情况下,最好仔细标测记录前间隔旁路电位,并与希氏束电位仔细鉴别(因为前间隔旁路靠近希氏束附近),在心动过速发作时进行标测有助于鉴别前间隔旁路电位和希氏束电位。因为在心动过速发作时,旁路是逆传支,而希氏束是前传支。通过静脉推注 ATP 选择性阻断房室结正常传导通道也有助于两者的鉴别。

消融中间隔旁路与消融房室结折返性心动过速慢径区域相似。在三尖瓣环的冠状窦口至希氏束之间进行标测, 如果右侧消融不成功,则需要进行左侧标测(沿着希氏束和冠状窦口之间的二尖瓣环)。

由于前间隔旁路及中间隔旁路均与房室结或希氏束区域邻近,消融应在发作心动过速下进行,以更好地严密监测正常传导通道是否受损。通常情况下,消融此类旁路的成功率在90%以上。消融导致完全性心脏传导阻滞发生率低于5%, 而消融前间隔旁路发生右束支阻滞的比例则高达 40%。

局灶房性心动过速的消融

房性心动过速可以呈阵发性也可为无休止发作。房性心动过速的症状可轻可重，这取决于发作频率、持续时间、发作次数。发生机制包括自律性、触发机制及微折返。

由于是局灶性房性心动过速，所以可以进行标测及给予消融，房性心动过速的起源部位多与一些特殊的解剖结构相关，常见于右心房界嵴(见 12 章)、左心房肺静脉口部、冠状窦口及三尖瓣环。

消融房速需要进行激动标测，寻找领先体表心电图 P 波的最早心房激动点。电解剖标测非常有帮助。激动标测依赖于消融术中诱发房性心动过速、房性心动过速持续或频繁发作。应在持续性房性心动过速发作下放电消融。

(马薇　谷云飞　译)

第 **10** 章

室性期前收缩和室性心动过速的消融

室性期前收缩的现代治疗

室性期前收缩(PVC)是现代电生理医生能够大显身手的治疗领域之一。普通人群中发生 PVC 的可能性高达 75%,但其发作一般并不频繁且其中仅小部分有症状。无器质性心脏病的室性期前收缩患者常可放心,多数室性期前收缩的临床症状都会随时间推移自行消失。

需要进行 PVC 治疗(包括消融治疗)的 4 种最常见情况:

• 频发 PVC(通常每天期前收缩的次数超过 2 万次),引起心功能障碍或加重左心室功能不全;

• 频发 PVC 的症状严重影响生活质量;

• PVC 诱发室性心动过速(VT)或心室颤动(VF);

• PVC 过于频繁导致心脏再同步化治疗(CRT)的起搏减少。

PVC 的药物治疗通常效果不佳或存在副作用。另外,CAST 试验(心律失常抑制试验)发现用于 PVC 治疗的 Ic 类药物会增加死亡率(见第 7 章)。目前,消融治疗已成为消除 PVC 的有效策略:局灶问题(异位节律点)局灶解决(消融)。电生理医生针对 PVC 治疗的第一步就是分析室性期前收缩的心电图(ECG)。ECG 是一种精简的标测工具。12 导联 ECG 的每一个导联实际都是从不同的角度去观察 PVC。其关键在于识别特征,ECG 能帮助电生理医生定位到心腔内的正确位置。比如,V1 导联上呈 RBBB 形态的 PVC 起源于左心室;电轴向下

（Ⅱ、Ⅲ、aVF 导联大 R 波）的 PVC 起源于心脏上部。本章我们将详述如何通过 ECG 来判断心律失常的起源位置。

ECG 的所有 12 个导联都很重要，但在定位流出道性心律失常的起源位置上，V1 导联有其特殊意义（图 10.1）。V1 导联上呈 QS 型提示位于最前区域——右心室流出道（RVOT）。随着病灶起源点后移，V1 导联 r 波振幅也会逐渐增高。

电生理检查中，目前有两种主要策略用于定位和消融 PVC。

激动标测

术者在 PVC 起源位置附近放置消融/标测导管用于测量导管尖端局部电位起始的时相。相对于体表心电图，标测导管局部腔内电图上的电位越提前，则导管尖端越靠近 PVC 的起源位置（图 10.2）。成功消

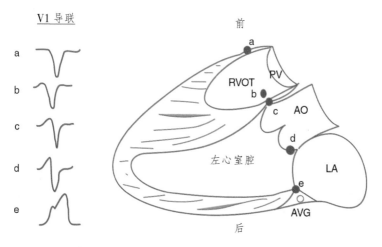

图 10.1　室性心律失常起源位置——V1 导联。图中展示了室性逸搏 5 个常见起源位置在 V1 导联上的典型 QRS 波表现。位置 a 是右心室流出道前壁；位置 b 是右心室流出道后壁；位置 c 是主动脉瓣右冠窦下部；位置 d 是主动脉瓣左冠窦下部；位置 e 是左心室后壁上部近房室沟位置。RVOT,右心室流出道；PV,肺动脉瓣；AO,主动脉；AVG,后房室沟；LA,左心房。

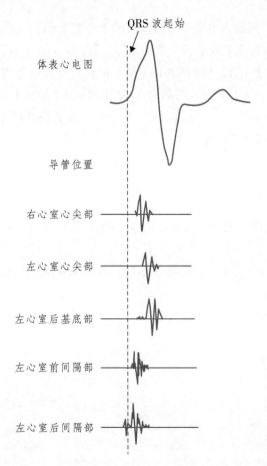

图 10.2　室性逸搏激动标测。通过记录室性期前收缩时心室不同位置的腔内电图来寻找室性激动的最早激动位点(本例位于左心室后间隔部)。最早激动点应位于室性期前收缩起源点附近。

融位置的腔内电图通常要提前于室性期前收缩 QRS 波起始 25ms 以上,且单极电图呈 QS 型(提示所有电脉冲均背离导管尖端)。激动标测通常结合应用三维电解剖标测系统完成,此系统能够将激动时间赋予颜色值,更加直观准确。三维标测有助于心脏结构的定位并可减少 X 线照射量。激动标测通常需要足够的室性期前收缩负荷量。标测时室性期前收缩发作不频繁通常是 PVC 消融的一大难点。

起搏标测

消融导管尖端可以用于起搏心脏。当术者操控导管接近 PVC 起源位置时,起搏的 QRS 波形态开始变得与室性期前收缩形态相似。越接近 PVC 位置越利于起搏标测。当起搏的 QRS 波形态在所有 12 导联上都与自发 PVC 的形态相一致时,术者很可能在此处消融成功。起搏标测可结合激动标测一起进行, 对于 PVC 负荷过低难以完成激动标测时也可单独进行起搏标测。需要注意,起搏标测有赖于稳定的 PVC 出口。例如,左心室流出道(LVOT)起源 PVC 的出口可多变,因此起搏标测在这一区域并不适用。

流出道的解剖特点

尽管 PVC 可起源于心脏的任何区域, 但更倾向于集中在一些典型的位置。我们将讨论其中最常见的几个位置。

心脏上部、左心室和右心室流出道附近、包含瓣膜及心外膜的区域构成 PVC 最常见的位置, 特别是在无器质性心脏病的患者中 (图 10.1)。

右心室流出道(RVOT)

RVOT 可以分为 3 个区域——右前侧(游离壁)、左侧(间隔部)和后侧。RVOT 走行于 LVOT 的左前侧。肺动脉瓣在主动脉瓣上方。需要注意,心肌袖在肺动脉内有数毫米到 2 厘米的延伸。RVOT 下部则与希氏束、三尖瓣环及室间隔相邻。

左心室流出道(LVOT)

与 RVOT 的肌性结构不同,LVOT 既有肌性结构也有纤维性结构。LVOT 的心室肌沿主动脉半月瓣之间向上延伸。注意,肺动脉瓣在主动脉瓣上方, 因此,RVOT 的肌性区域和左、右冠状窦位于同一水平位置。主动脉瓣的这两个窦是 LVOT 室性期前收缩最常见的起源位置。它们紧邻 RVOT 后方。无冠窦位置更靠后,与房间隔相邻,其更常与房性心律失常的发生有关。流出道心肌袖的延伸方向复杂,因而起源于此部位的 PVC 存在不同的出口,相应地,QRS 波形态多变。

心外膜和冠状窦位置

不到 10% 的特发性 VT 和流出道 PVC 起源于心外膜。这些位置的心肌通常可通过冠状窦远端到达。冠状窦在房室沟内走行,绕过二尖瓣环侧壁后与心大静脉相连。前室间隔静脉(AIV)和心大静脉交界处刚好紧邻主动脉瓣左冠窦。

左心室顶部

左心室最高部位于冠状动脉左前降支和左回旋支夹角之间,与心大静脉和前室间隔静脉交界处相邻。这个区域甚至高于主动脉窦。

二尖瓣环和乳头肌

小部分 PVC 起源于二尖瓣环或乳头肌。这些区域消融导管容易到达。QRS 波的形态则取决于其起源点在瓣环上的位置。这类心律失常的一个特征是,其起源于相对肺动脉瓣和房室瓣位置更靠后的二尖瓣上。这意味着除极矢量方向从后指向前,因而在 V1~V3 导联 QRS 波为正向。

流出道 PVC 和室性心律失常的消融

当怀疑为流出道起源时,最好对右心室流出道进行标测,并建立三维标测图以帮助明确解剖结构。ECG 有助于指导标测过程。例如,当下壁导联出现高大 R 波,则肺动脉瓣以上区域可以排除。应当尝试标测最早激动点周围上下左右区域,包括所有最早激动区域。

成功消融靶点的三大特点:①局部激动早于 QRS 波起始≥25ms;②起搏标测所有 12 个导联的 QRS 波图形与室性期前收缩一致;③导

管头端记录的单极电图呈 QS 型。

如果 RVOT 心内膜最早激动点比体表 QRS 波提前程度≤20ms,或起搏图形与自发室性期前收缩形态的匹配度无法超过 10 或 11 个导联,则病灶就不太可能位于右心室。有时在 RVOT 后部消融可暂时抑制 PVC。遇到这种情况,下一步应对 LVOT 的右冠窦或左冠窦处进行标测,因为这些结构紧贴 RVOT 后部(图 10.3)。

LVOT 的标测应从瓣上开始。这有助于在三维标测图上显示 RVOT 的位置。许多术者都会使用心腔内超声(ICE)来明确主动脉窦位置。幸运的是,此类心律失常的病灶通常位于左冠状动脉主干开口下方。一些术者会在术前常规进行主动脉窦区域造影。另一些术者则通过 ICE 明确左主干起始位置(这种心律失常靶点紧邻重要心脏结构的特点提示术前知情同意和谨慎决策十分重要——特别是对轻症患者的消融治疗时。参见下文室性心律失常消融并发症的相关部分)。

如果主动脉窦区域激动标测提前程度仍然不够充分,则可进入左心室流出道主动脉瓣以下区域进行标测。使短弯消融导管完全弯曲可

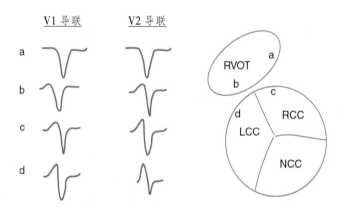

图 10.3 RVOT 与左冠窦和右冠窦的位置关系。上图展示了室性心律失常的常见起源点 a、b、c 和 d 及其对应的心电图。请注意这些位点距离很近。这些起源点即为图 10.1 中所示的起源点。RVOT,右心室流出道;LCC,左冠窦;NCC,无冠窦;RCC,右冠窦。

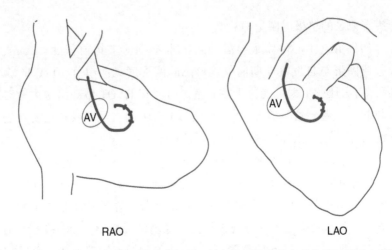

图 10.4　对左心室流出道区域进行标测。短弯标测导管完全弯曲后可跨过主动脉瓣，回拉导管可使得导管尖端到达左心室流出道区域。上图展示了右前斜位和左前斜位投影图。AV，房室环；RAO，右前斜位；LAO，左前斜位。

有助于进入 LV，回拉导管使得导管尖端朝上(图 10.4)。

　　另一个寻找左心室流出道附近起源靶点的位置是心外膜区域。心外膜区域可通过将消融导管送入冠状窦，沿二尖瓣环侧壁向远端推送进入心大静脉。冠状窦内最常被关注的区域是心大静脉和 AIV 的交界位置。起源于此处的 PVC 通常电轴向下，同时胸导联移行非常早——QRS 波上升支起始部常有典型的正向顿挫波(图 10.5)。

二尖瓣环室性期前收缩

　　二尖瓣属于心脏的后部结构。起源于二尖瓣的心律失常从后向前传导，因而在所有胸导联上可记录到正向的波。以下两个特征可明确二尖瓣位置：标测靶点时，右前斜位和左前斜位投影上导管尖端均位于典型二尖瓣位置(类似于左侧旁路消融)，以及在消融导管上同时可记录到心房和心室信号。当导管从二尖瓣环游离壁侧向间隔侧移动时，由于更接近传导系统，起搏 QRS 波会变窄。

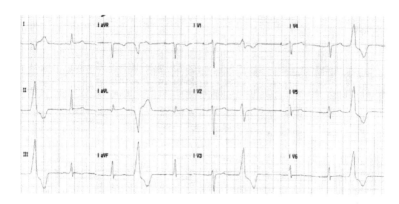

图 10.5　起源于心大静脉和前室间静脉交界区室性期前收缩的 12 导联心电图。此处是心外膜频发性心律失常最常见的部位。电轴向下和胸导联移行早是其特征(详见正文)。

左心室特发性室性期前收缩和室性心动过速

左心室特发性室性心动过速，又被称为左后间隔性心动过速，是起源于左心室左后间隔(左后分支所在区域)的一种维拉帕米敏感性心律失常。左心室特发性室性心动过速最早由 Belhassen 及其同事报道，故又被称为 Belhassen 心动过速。此心律失常呈右束支阻滞伴电轴左偏。左心室特发性室性心动过速常见于心脏正常的患者。

分支型室性心动过速最常见的机制是由左后分支(较少见于左前分支)和异常浦肯野纤维或邻近心肌参与构成的大折返环(图 10.6)，通常左后分支作为逆传支，而异常心肌或浦肯野纤维作为前传支。VT 的折返环路可能包含整条分支。

除了这一"经典"的折返性心动过外，频发 PVC、自律性以及触发性心律失常偶尔也可起源于此区域。有学者认为乳头肌 VT 也起源于远端浦肯野纤维网。左后分支型 VT 心电图表现为右束支阻滞伴电轴向上偏转。相对应的是，左前分支型 VT 表现为右束支阻滞伴电轴向下偏转。需要注意，分支型 VT 和乳头肌 VT 间存在轻微差异；乳头肌起

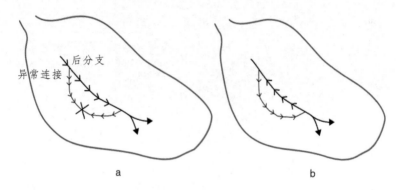

图 10.6　左心室特发性室性心动过速。上图展示了由一条左束支分支(通常为左后分支)和一条由心肌或浦肯野纤维组成的异常连接形成折返环路而产生的左心室特发性室性心动过速(Belhassen 心动过速)。(a)基础状态时，激动沿左后分支正常下传以及在异常连接两端传导的情况。(b)此种心律失常最常见的形式，左后分支作为逆传支，异常连接作为前传支(详见正文)。

源的 VT 在 V1 导联上通常呈 qR 型或单相型(monophasic)QRS 波，而分支型 VT 在 V1 导联上通常呈 rSR′型 QRS 波；乳头肌 VT 比分支型VT 更宽；分支型 VT 在 I 导联和 aVL 导联有小 q 波；最后，乳头肌 VT 在 V4~V6 导联上常可见到由大 R 波移行为 rS 波。

　　左后分支 VT 的消融有两种方法。一种方法是标测异常的舒张期电位，这种电位最多可以提前 QRS 波达 110ms。这些通路构成了折返环的前传支，所以标测导管越向心尖方向移动则舒张电位越晚。另一种消融心动过速的方法是标测左后分支，也就是寻找最早的分支电位，这种电位是刚好领先 QRS 波的类似希氏束样尖锐电位。消融应沿着分支从基底中部向下至心尖方向进行。最好避免在基底部消融，此处有造成左束支阻滞或完全性房室传导阻滞的风险。左心室特发性室性心动过速患者中 75%~80% 可以成功消融。

　　即使分支型 VT 不能被诱发也可进行经验性消融。术者即可标测QRS 波的舒张期电位，也可沿分支从基底中部向心尖下壁方向进行线性消融。

最近一项多中心观察研究显示起源于浦肯野纤维网的 PVC 可能触发心室颤动。这种触发心室颤动的 PVC 特征 QRS 波很窄,而且耦联间期极短。这种可诱发室颤性 PVC 在心肌病患者和无器质性心脏病患者中均有报道。

V1 导联–束支折返性心动过速

束支折返性心动过速,不同于其他容易消融的室性心动过速,其不会在心室"正常"的患者中出现。有持续束支折返的患者一般都有相对严重的潜在非缺血性扩张型心肌病,并且心电图上可见室内传导阻滞。这类心律失常频率很快,通常有症状(常表现为晕厥和心脏骤停),并且 QRS 波最常呈左束支阻滞图形。

折返环以一条束支(通常为右束支)作为前传支,另一条束支(通常为左束支)作为逆传支(图 10.7)。要形成持续的束支折返性心动过速需要束支内发生传导延缓(存在自身传导系统疾病)。因此,对于非缺血性心肌病和 12 导联心电图上有室内传导阻滞的患者,当出现左束支阻滞图形的室性心动过速时应首先考虑束支折返性心动过速。

电生理检查时,束支折返性心动过速的每一个 QRS 波前均可见希氏束电位。心动过速时的 HV 间期可能与窦性心律时相同,也可能略长或稍短,这取决于记录导管所在位置及心动过速时右束支的传导速度。束支折返性心动过速时常可见到房室分离。

心动过速时的希氏束电位至右束支电位间期通常短于窦性心律发作时。这一特点有助于束支折返性心动过速与室上性心动过速伴差异传导(此时希氏束–右束支电位正常或延长)鉴别诊断。另外,束支折返性心动过速时心动过速周期的任何变化都跟随 HH 间期(心动过速时连续两次心搏的希氏束电位间期)的变化。这一点与其他类型室性心动过速中心室激动后希氏束被动逆行激动不同。由此产生的心动过速将呈 LBBB 形态。

一旦确定为束支折返,右束支消融可破坏折返环路。右束支消融

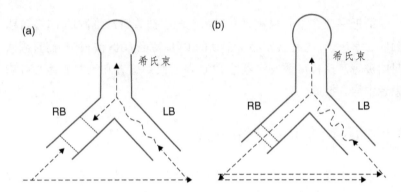

图 10.7 束支折返。希氏束、左束支和右束支如上图所示。持续的束支折返性心动过速需要束支发生传导延缓,心电图上最常表现为室内传导阻滞。(a)一个室性期前收缩激动逆行阻滞于右束支(RB),随后再沿左束支(LB)上行,但此时右束支在前传方向上仍处于不应期,此时并没有形成束支折返。一个时间更恰当的期前收缩激动(b)可能沿左束支(LB)上行时发生传导延缓,这时激动再前传穿过右束支便成为可能。这样便形成了以右束支(RB)作为前传支,左束支(LB)作为逆传支的持续的折返性心动过速。RB,右束支;LB,左束支。

首先通过操作消融导管记录希氏束电位,然后缓慢地将导管推入右心室,直至看到明显的右束支电位。

通过右束支消融,超过 95%的束支折返性心动过速患者可取得成功的治疗结果。可惜的是,由于既往存在严重的基础心脏疾患,这些患者的长期预后——分别从心律失常和血流动力学角度来说——仍相对较差。即使"治愈"了这些患者的束支折返,许多电生理医生仍会考虑植入除颤器。

器质性心脏病折返性 VT 消融

正如第 7 章所述,一般情况下折返性室性心动过速仅可能出现在心室肌受损区域中。在存在心肌梗死局灶瘢痕区或非缺血性心肌病(例如致心律失常性右心室心肌病、结节病)的患者中,室性心律失常的发生通常是由于激动传经瘢痕区内或周边的存活心肌而形成的。这些仍存活但已经受损的心肌会出现传导延迟，而瘢痕区则起到解剖边界的作用。单向阻滞、传导延迟及多条路径构成了折返的基本条件。

瘢痕性室性心动过速消融分为四步。

第一步：心电图定位。心电图的 12 个导联为折返出口位置提供了12 条线索，表 10.1 给出了一些心电图可能的心室折返环关键位置的规律。

第二步：瘢痕性 VT 消融的第二步是创建窦性心律时心脏三维标测图以确定瘢痕性低电压和晚电位区域。图 10.8 中展示了典型晚电位。电解剖图上标注出这些区域。VT 时标测最应该关注窦性心律时最晚的电位。找到理想 VT 出口的另一种方法是在设想的 VT 出口区域进行起搏。这就是起搏标测，其在瘢痕性 VT 时作用有限，但可以帮助明确大致目标区域。刺激到 QRS 波的时间是线索之一。如果 S–QRS 间期很长，那么导管可能就在目标瘢痕区域。

第三步：通过程序刺激诱发临床室性心动过速。应记录 VT 发作时的 12 导联心电图，并注意室性心动过速的周长和形态。有术者在进行此步骤时会使用升压药来维持血压，不过对于心功能不全或严重冠状动脉疾病的患者应格外小心。可能还会出现血流动力学恶化。少数情况下，例如心力衰竭晚期患者，标测时使用血流动力学辅助装置。不同

表 10.1　利用心电图定位瘢痕相关性 VT 出口

右束支阻滞	左心室出口
左束支阻滞	间隔部或右心室出口
电轴向上（+aVR，AVL）	下壁出口
电轴向下	前壁出口
胸导联正向一致性	基底部出口
胸导联负向一致性	心尖部出口
任一导联 QS 型 QRS 波	波阵面背离该导联
宽 QRS 波且上升支顿挫	更可能起源于心外膜

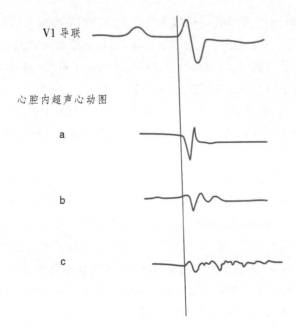

图 10.8　晚电位。图中展示了窦性心律时 V1 导联,及标测导管在瘢痕区域周围记录的 3 个位点(腔内电图 a、b 和 c)。(a)正常的心腔内超声心动图。(b)可见一些碎裂电位。(c)可见电信号上出现非常多的碎裂电位,这种电活动持续时间很长,也就是所谓的晚电位(详见正文)。

中心对于这些装置的使用情况差异很大。

　　如果患者 VT 时临床情况稳定,应用参考电极(通常选择体表心电图 QRS 波起始部分明确的导联)进行激动标测。激动标测有助于明确瘢痕性室性心动过速的机制(见图 10.9)。

　　折返性心动过速发作时,QRS 波最早出现的位置即为出口所在位置,因为此时激动刚好离开传导缓慢的损伤区域并开始激动正常心室肌(图 10.10 中的标记"X")。通过记录室性心动过速时的局部电图,可以认为室性心动过速最早激动点就在折返环"出口"附近。这种技术被称为"激动标测"。这类心律失常中几乎都存在大折返环,所以在三维标测图上可以看到"早–遇–晚"(首尾相接)的位点。但需要注意,如图

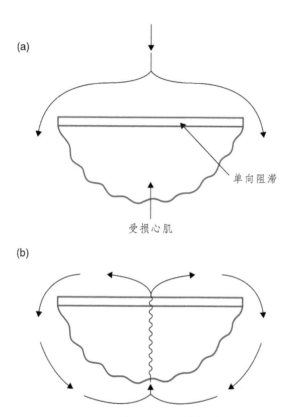

(a)

单向阻滞

受损心肌

(b)

图 10.9　瘢痕相关性室性心动过速模型。确切证据提示折返性室性心动过速大多是以这种机制运行的。(a)受损心肌的激动上游存在一条单向阻滞线,激动遇到这条阻滞线时被迫沿受损区域边缘走行。(b)完整的折返环路。电脉冲逆行进入受损区域,并在受损心肌中缓慢传导后进入正常组织,构成一个完整的折返环路,有时又被称为 8 字形折返环。

10.10 所示,在出口位置消融可能无法阻断折返环。

　　实际情况比这更复杂。图 10.11 是更复杂的瘢痕性 VT 模型。这一模型中展示了典型的 8 字形折返(外侧环路,A)。折返环路穿过瘢痕区的部分很复杂,其中包含了隐藏的内侧环路(B)以及两条盲端的旁观者旁路(D 和 E)。

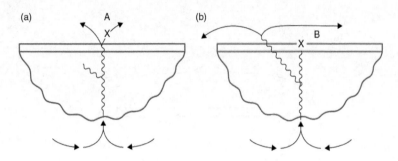

图 10.10　为什么激动标测可能无法成功消融室性心律失常。如图所示,激动标测成功明确受损心肌区域激动出口并进行消融(消融灶标记为"X")。(a)消融灶位置非常接近出口(消融灶 A),但并不在折返环路的关键位置上。(b)出口已被消融(消融灶 B)。尽管已经成功消融了最初的折返通路,但却出现了第二个出口并导致室性心律失常持续(QRS 波形态可能有所不同)。

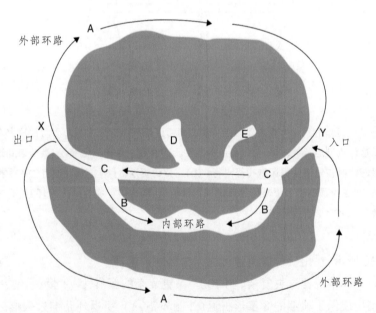

图 10.11　瘢痕性室速折返激动的复杂模型。详见正文所述。A 为外环折返,B 为内部环路,C 为消融关键区域,D 和 E 为无关传导通道,X 为折返激动出口,Y 为折返激动入口。

这种心律失常成功消融的要点是找到可终止所有折返的关键区域。在通路 A 上的任何位置消融都将失败,在内侧环路、通道 D 或 E 上消融也是同理。另外,在环路出口(X)或环路入口(Y)处消融也会失败。只有在关键位点(C)处进行消融才可能可靠地终止环路折返。

因此,不仅仅是要找到折返环路上的位点,而是要找到消融的关键位点。

第四步:在目标区域内进行拖带标测——特别是出口、瘢痕的边缘区及低振幅的碎裂电位区域。

拖带标测

拖带标测可视为另一种形式的起搏标测,是一种探查折返环路关键区域的方法(图 10.12)。拖带标测要求在折返性心动过速发作中,以短于心动过速周长 20~30ms 的起搏周长,在心脏不同部位进行起搏标测。

经典的拖带必须有融合波,这是因为起搏的激动沿着折返环的正反两个方向进行传导,沿反向传导的激动波会与前一周期正向传导而来的激动波相"碰撞"(图 10.12b)。在折返环路中至少有一部分心肌会从两个方向除极,融合波由此产生。

但是如图所示,折返性室性心动过速发作时,成功的拖带通常是发生于缓慢传导区内。也因为这种发生于缓慢传导区内的融合在 ECG 和绝大多数腔内电图上是"看不到"的,这种拖带又被称为"隐匿性融合"。

当对折返性室性心动过速的缓慢传导区进行起搏时,除了形成隐匿性融合,还会导致起搏脉冲到 QRS 波时间的异常延迟,因为脉冲离开缓慢传导区需要更长时间。图 10.12c 展示了这种起搏-QRS 波的延迟现象。

如果在折返性室性心动过速过程中确认为这种方式的拖带,那么导管不仅可能在缓慢传导区内,还可能在该区域的潜在关键位点上——也就是折返环路的必要区域。因此,拖带可用于确定室性心律

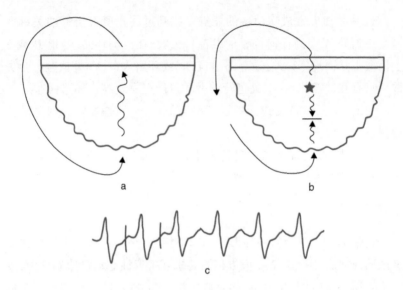

图 10.12　室性心律失常的拖带。(a)显示缓慢传导区的存在使折返性室性心动过速的发生成为可能。(b)为拖带示意图。将起搏点(红星)置于折返环缓慢传导区处,以稍短于室性心律失常折返周期的起搏周期进行起搏。每个起搏的激动都从与折返性激动相同的出口离开缓慢传导区,并沿折返性心律失常的传导路径传导,从而每一次都以稍快的频率"重整"心动过速。停止起搏时,最后一个起搏激动继续沿折返环传导,以最初的心动周期重建心动过速。(c)为拖带过程及结束时的心电图表现。请注意,前两个起搏心搏(拖带过程中)的周期略短于起搏停止后重建的心动过速周期。另外,注意观察起搏钉和其后续 QRS 波间的间期,这提示起搏发生于缓慢传导区中(详见正文)。

失常消融的靶点位置。

拖带标测时一般以比室性心动过速周期快 20~30ms 的频率进行起搏,并且输出电压足以夺获局部心肌组织,但不至于夺获范围更大的区域。一般 5~10 mA 的脉冲较为理想。

拖带标测时有两点需要注意,刺激的失夺获和连续起搏时功能性(夺获)延迟。失夺获有时难以识别。重要的是要起搏足够长的时间以确保心动过速的加速。同样值得注意的是,最后起搏的心搏常出现在起搏刺激数毫秒后——因为刺激-QRS 时间在入口位置时可以延迟。如果起搏频率比心动过速频率快很多,会导致起搏后间期延长,即功能性延迟——所以拖带频率应仅比心动过速频率快 20~30ms。

拖带标测时有三个关键点需要注意:第一,判断是否有 QRS 融合波。如果你看到有 QRS 融合波,那就不在关键区域内,而是在外侧环路位置或远离瘢痕的位置。因此,应移动导管到新的位置。关键是找到隐性拖带——即心动过速频率加速到起搏频率,而且 QRS 形态与心动过速时完全相符。频率加快同时又有隐匿性融合是个好迹象。至少意味着你已经接近关键区域了。第二,拖带时一旦发现隐匿性融合,起搏后间期应等于心动过速周期(或在 10~30ms 内)。起搏后间期测量的是最后一次起搏刺激到其后消融导管尖端记录到电图的时间。起搏后间期代表刺激从起搏点到折返环、沿折返环传导,再回到起搏点的时间。如果起搏后间期超出心动过速周期(超出 10~30ms),那么你就不在关键峡部,而是在内部环路或旁观者区域(图 10.11)。超出的时间就是传导到峡部的时间。此处不是有效消融区域,应继续标测。

如果①消融导管上出现舒张中期信号,②隐匿拖带和③起搏后间期时长接近心动过速周期,那么你就接近成功了。

第三个关键点关于局部间期, 特别是比较刺激-QRS 间期和局部电图-QRS 间期。这两个间期的差异可以帮助你判断标测拖带是在附近的旁观者区域, 还是在真正的关键峡部。拖带时测量刺激-QRS 间期,随后在折返性心动过速时测量电图-QRS 间期。如果电图-QRS 间期等于刺激-QRS 间期,则很可能在关键峡部,应在此处进行消融。如果刺激-QRS 间期超出电图-QRS 间期,说明你可能在附近的旁观区域(图 10.11 中 D 和 E 的位置)。这个位置也很接近峡部,在此处消融也是可以的。不过,越靠近关键峡部越有利于消融。

折返环路出口位置(图 10.11 中 X 的位置)也有相应的起搏策略。窦性心律发作时, 出口位置附近起搏的 QRS 波图形应近似于室性心动过速时的图形。室性心动过速发作时,关键峡部出口位置的起搏应有三个特征：有隐匿性融合、起搏后间期等于心动过速周期、刺激-QRS 间期较短。室性心动过速发作时，在入口位置（图 10.11 中 Y 的位置）的起搏会出现隐匿性融合、起搏后间期等于心动过速周期，但刺激-QRS 间期较长。如果刺激-QRS 间期非常长(≥70% 的心动过速周期)，那么你可能在内侧环路中消融无效的位置（图 10.11 中 B 的位置）。理想位置的刺激-QRS 间期是心动过速周期的 30%~50%，同时也是峡部途经的位置。

当消融终止折返性室性心动过速时，最好在成功消融位点周围数毫米处再进行消融。消融后尝试能否重新诱发 VT 也很重要，因为瘢痕区域可以存在多个潜在环路。

如果发现有不同形态的 VT，应重复上述过程的四个步骤。

血流动力学不耐受的室性心律失常消融

多数情况下，室性心动过速的频率非常快，血流动力学改变得非常明显，以至于没有足够时间允许使用上述方法进行标测。最近研究发现，基于基质或解剖的消融方式可能对此类患者有效。

对于不稳定的 VT，从上述第一步和第二步开始。ECG 如果已经记录到室性心动过速，就可以提供一些出口位置的线索。如果室性心动过速触发了 ICD 放电，并且仅在 ICD 的腔内电图中记录到，则应在电生理检查中进行诱发以让术者对其形态有所了解。如果血流动力学不稳定，应终止起搏或电复律终止室性心动过速。后续的消融在窦性心律下进行。不过，如果已经在 12 导联心电图上记录到室性心动过速，就可以评估出口的大概位置。

类似于前述的第二步，构建窦性心律时双极信号构成的心脏三维标测图。可以用颜色标记低电压的瘢痕区域。小于 1.5mA 的信号构成了这一区域。起搏标测可以 100ms 的周期沿瘢痕边界起搏来诱发心动过速。当找到近似形态时，将导管移近瘢痕来寻找更匹配的形态和刺激-QRS 延迟。可在这些区域中而非信号正常区域以平行于瘢痕边缘的方式进行射频消融。之后再尝试能否重新诱发心动过速。

一些电生理医生提倡一种流程更简单的瘢痕性 VT 消融。它仅用三维解剖标测来识别瘢痕区域和边界区域。随后在所有晚电位(如图10.8 所示)部位进行消融。一些中心会在边缘区沿着瘢痕周围进行消融,而另一些中心则继续对整个瘢痕区域进行消融。尝试经验性消除瘢痕边界内的所有潜在通道将是一项漫长且浩大的工程。有时 1 小时左右就应该更换术者。因此,需要极大的耐心以及系统的方法来完成这项工作。理想的消融终点应是室性心动过速无法重新诱发或非常难以诱发。虽然这种消融看起来非常彻底,但需要记住的是,它只适用于有积极治疗但仍会有经常导致 ICD 放电的反复快频率室性心动过速的患者。另外,对于无收缩能力的瘢痕内的消融,一般不会明显影响收缩功能。

非缺血性心肌病的室性心动过速消融

类似于缺血性疾病,非缺血性疾病中的瘢痕区域也存在产生折返的基础。但是非缺血性疾病患者的瘢痕区域难以预测,常是弥散性且非透壁性的。非缺血性疾病中,邻近二尖瓣和室间隔的心脏基底部是出现瘢痕的典型区域。

多形性室性心动过速在这些患者中很常见,这通常使消融更具挑战性。但前文所述的标测原则在此处依然适用。有一点需要注意,如前文所述,非缺血性或扩张型心肌病患者可能发生束支折返性心动过速。特别是希氏束-浦肯野间期延长和典型的束支阻滞型心动过速时,应考虑这种心律失常。

心外膜标测

另一个需要注意的是,非缺血性疾病消融可能会增加心外膜起源室性心动过速的发生。尽管数据各异,但在非缺血性疾病中 10%~20%的室性心动过速须消融心外膜起源灶。

微穿刺针可以降低心外膜途径的风险。但显然,对于心脏手术后心包显著粘连的患者,心外膜标测几乎是不可能的。

一旦进入心包腔,进行的心外膜标测与心内膜标测类似。心外膜标测技术包括激动标测（较早激动位置和出口）、拖带标测和起搏标测。心外膜脂肪可模拟低电压信号,这并不提示存在瘢痕。应注意双电位和碎裂电位。

增加心包腔内消融的复杂性包括以下因素。一方面,缺乏血液池的冷却作用意味着使用射频能量时,温度会迅速增高;不过另一方面,心包内脂肪也会限制消融损伤。首选从低到高,小心地滴定式调节功率。如果在心包腔中使用冷盐水灌注导管,则每 15~20 分钟就必须进行引流。

但是邻近左膈神经(起搏时注意膈肌获夺)和冠状动脉两个特殊结构限制了心外膜能量的安全传输。大多数术者在进行心外膜消融时都要进行冠状动脉造影。当病灶靠近膈神经时,有些术者提出了一种从消融窗中移动膈神经的新方法。

尽管任何心肌疾病都可以形成心外膜起源 VT,但对于致心律失常性右心室心肌病和心脏结节病这两种情况,应优先考虑心外膜病灶。

室性心动过速消融的并发症

笔者将此作为本章最后一部分时感到有些纠结。室性心动过速本身和消融过程都有很大的风险。室性心动过速消融通常是一种在器官储备功能较低的重症患者中进行的重要操作。

首先,不应违反医疗实践的指导原则,在这个技术进步允许我们常能在心脏病早期就进行消融的电生理时代, 这一原则显得尤为重要。技术娴熟的电生理医生能够平衡疾病和治疗的风险,为患者制订治疗方案,以便做出共同决策。

并发症的风险取决于基质的情况。显然,RVOT 起源于室性心动过速但心室大小正常的患者, 相比持续性瘢痕性 VT 的重度心力衰竭患者,操作损伤风险较低。

VT 消融最常见的三个主要并发症分别是血管损伤、血栓栓塞和心脏穿孔。瘢痕性 VT 的患者中,临床试验报告了多中心的并发症发生率为 6%~13%(Nam et al., BHRS. Available at:http://bhrs.com/files/files/Editorials/141205-Final-Editorial%2C%20M%20Nam.pdf,accessed November 28,2016.),手术过程中也确实有死亡发生。最近的 VT 导管消融与药物升级治疗试验, 即 VANISH 试验 (Sapp et al., *NEJM* 2016;375:111),报道了消融组 132 例患者中 9 例手术相关不良事件。一项为期 10 年的数据库调查,对超过 4600 例接受缺血性 VT 消融治疗的患者进行随访,发现其主要并发症的发生率为 11.2%,住院死亡率为 1.6%。值得注意的是,其并发症的发生率和死亡率在 10 年间并没有下降[Harikrishnan P et al., *JACC* 2014;63(12-S)]。

(张余斌 许纲 译)

第 11 章

心房颤动的消融

心房颤动的消融与所有其他心律失常不同。当我们消融心房颤动以外的心律失常时,通常靶向局部病灶。对于除心房颤动以外的心律失常,如房室旁道、房室结折返性心动过速、心房扑动和流出道室性心动过速等,消融成功率较高,因为通过消融局部病灶就可以治疗上述的心律失常。

心房颤动极少是局灶起源,我们目前并不了解心房颤动的具体机制,这也是心房颤动消融困难的原因所在。尽管消融导管和标测技术上取得了长足进步,但目前单次心房颤动消融手术的 5 年成功率在 50%~60%,高达 1/3 的患者需要进行多次消融。

由于我们并非真正了解心房颤动的发生机制,同样我们也难以真正了解心房颤动消融的最佳靶点。是肺静脉内局灶性驱动?是心房内多波折返?还是高频起源灶或转子?抑或是这些机制的组合?我们仅知道心房颤动是一种异质性心律失常,不同患者可能存在不同的发病机制。

心房颤动消融的历史

20 世纪 90 年代末,来自法国波尔多的一个心律失常团队首次报道了一种似乎起源于肺静脉的特殊类型心房颤动。在此之前,大多数人都认为肺静脉仅是将含氧血液由肺部输送至心脏的管道,而非心律失常的潜在起源部位。

该团队发现,肺静脉内存在与心房颤动节律相似且快速而不规律的局灶电活动,通过导管可以消融这些局部病灶,这一发现将心房颤动导管消融引入临床实践。法国研究人员将这些电生理发现与既往解剖学发现(部分肺静脉被心肌细胞包裹)相结合,提出肺静脉是心房颤动起源或触发因素的概念。

数年内,在环肺静脉口部进行消融完成环形电隔离成为经典心房颤动消融术式,我们称之为肺静脉隔离。逐点消融连接成完整电学阻滞线,即便心房颤动可以在肺静脉内发生,也无法逾越阻滞线传导至心房。

多项研究已经证实肺静脉隔离是目前最好的心房颤动消融方法,即使对于进展阶段的心房颤动患者亦是如此。然而,电生理医生仅对于心房颤动消融术式没有争议,例如如何定义消融成功,目前认为出现 30s 的无症状心房颤动即可认定手术失败。这个标准可能较为严苛,但如果心房颤动仍然存在,即使患者没有症状,也会增加脑卒中风险。最近研究表明短阵心房颤动仅能提示存在脑卒中风险,而并非脑卒中的直接原因。我们对于心房颤动的认知仍存在很大不足。

截至 2017 年,尚无证据表明成功的心房颤动消融能够降低脑卒中风险。尽管目前有两项大型研究正在试图阐明这个问题,但这些随机试验进展缓慢,因为症状性心房颤动患者转诊到心房颤动中心进行规范化治疗通常要求导管消融,而不是按照实验设计的随机治疗。

在治疗心房颤动的过程中何时行导管消融仍存在争议。同样存在争议的是,除肺静脉隔离以外的其他辅助消融径线是有助于心房颤动治疗,还是可能具有致心律失常作用。

射频消融完成肺静脉隔离

术前准备

肺静脉隔离是一种解剖消融。消融靶点并非局灶起源,而是包绕肺静脉的肌束。由于手术需要在左心房内形成多处损伤,因此大多数医生在手术前后均采用抗凝治疗。抗凝治疗的选择包括华法林(调整为 INR>2),或新型口服抗凝(NOAC)药物,如达比加群酯、利伐沙班和阿哌沙班。手术前后均须持续抗凝治疗。在手术过程中,应给予肝素保持凝血活酶时间大于 300s。

关于术前是否行经食管心脏超声(TEE)检查的意见并不统一。TEE 的初衷是明确左心耳内有无血栓。一些医生对所有术前患者行 TEE 检查,而另外一些医生则对部分选择的患者行 TEE。主张常规行 TEE 的医生认为术前除外左心耳血栓非常重要,而反对的医生则援引一些研究,这些研究表明按照目前规范的抗凝方案治疗后,使用 TEE 除外左心耳血栓并非必要。尽管 TEE 的风险较低,但可能增加费用和风险,以及相关并发症(虽然发生率较低,如食管损伤)。

关于术前是否行心房影像学检查的意见亦不统一。心房颤动消融早期,大多数中心在手术前进行心脏 CT 或 MRI 扫描,这些图像能够提供左心房几何形状和肺静脉解剖变异的细节。但辐射暴露、检查费用、图像与三维模型融合困难以及三维标测建模的进展使得许多中心已放弃术前心房的影像学检查。

电生理导管室

电生理医生在进行心房颤动消融时大多采用全身麻醉,这样可以控制呼吸带来的胸廓运动,也避免了三维模型的移动,有助于患者耐受手术。

由于手术是在患者接受充分抗凝下进行,肺静脉隔离时的血管穿刺就存在一定挑战。许多医生使用超声引导和(或)显微穿刺技术使血管可视化,有助于血管穿刺。

心房颤动消融可以选择多种血管入路。经典入路是左侧股静脉穿刺两次,分别置入多极冠状窦导管和右心房导管。一些术者则采用颈内静脉途径置入上述导管。房间隔穿刺鞘管经右股静脉送入。

心腔内超声心动图(ICE)

近年来,头端带有超声探头的导管应用于临床,这种可调弯导管使得术者可以对心脏内的大部分结构实现可视化。例如通过右心房内的 ICE 导管,术者可以看到左心房的各种结构以及卵圆窝区域。心房颤动消融过程中 ICE 的优势包括指导房间隔穿刺、发现导管头端血栓、观察左心房导管的位置以及实时监测心包积液。在美国,ICE 应用广泛,但由于导管价格昂贵,欧洲大多数中心不常使用,ICE 的应用价值尚未在随机临床试验得到验证,仅专家指导建议使用 ICE。除了价格昂贵,ICE 导管还需要额外的血管通路。

三维标测系统

目前所有中心都应用三维标测系统完成心房颤动消融手术。三维标测系统提供的电解剖学信息为心房颤动消融带来了较大变化。三维标测系统可以构建包括肺静脉口、左心房后壁、峡部、左心耳、二尖瓣环、冠状窦、甚至食管等标志性结构的解剖学模型。早期建立左心房模型需要导管逐点标测、融合 CT/MRI 图像,或 ICE 导管跟踪左心房壁。目前在新技术的支持下,电生理医生仅通过在房内移动导管,数秒到数分钟内即可完成左心房建模,也就是所谓的快速解剖建模(FAM)。

房间隔穿刺

为了完成逐点的射频消融, 多数术者需要进行两次房间隔穿刺。将长鞘和扩张器从下腔静脉送至上腔静脉,将塑形好的房间隔穿刺针置入扩张器内。缓慢向下回撤入右心房,直到它"跳跃"落入卵圆窝区域。若使用 ICE,超声医生可以在此处观察到房间隔的"帐篷征"。将扩张器/穿刺针向卵圆窝前送,直至术者感觉到穿过间隔的"突破感"。术者确认扩张器进入左心房后,将长鞘经扩张器送入左心房。通过一根长鞘送入环形标测导管至肺静脉,另一根长鞘送入消融导管。一些术者习惯使用可调弯长鞘,其优点是增加导管的稳定性,并且更容易将导管送至左心房底部。

良好的房间隔穿刺是肺静脉隔离顺利完成的基础。对于逐点消融,最好的房间隔穿刺位置应该在卵圆窝偏下且偏后的部位。如穿刺点偏前且偏上,消融导管到达右下肺静脉区域将非常困难。

肺静脉隔离的概述

获得持久肺静脉隔离的关键是每个消融点都尽可能有效,完成肺静脉隔离常常需要 60~80 个消融点,这并非易事,也是术者关注的重点内容。有效消融的标志包括局部电位减小、阻抗下降,如使用压力导管,则需要足够的压力-时间参数。一些新的三维标测系统会自动标记达到上述要求的消融点(然而电生理医生需要谨慎对待自动化程序,其仅仅是编程软件,能辅助术者做出漂亮的消融图像,并不一定能反映真实的消融效果)。

肺静脉隔离的第一步是完成左心房的虚拟三维建模,模型不必过于详细,但应该包括肺静脉、左心房后壁和肺静脉的前嵴。一旦上述结构确定,模型基本就完成了。

肺静脉隔离的方式有多种。一般来说,电隔离线以环形围绕在肺静脉口周围。大多数专家认为左心房后壁与肺静脉的心肌相连,因此电隔离的范围应当更为广泛。大环隔离的额外好处是,广泛的消融更有可能干预更多的"目标区域"(高频电位或转子所在的区域)("更有可能"这个词凸显了我们对心房颤动的认识不足)。

早期心房颤动消融术者反复学习的一个有关安全性的解剖特征是食管紧贴左心房后壁。早期消融经验中,关于心房食管瘘死亡的个案报道,提醒我们需要避免消融对食管的热损伤。因为心房颤动患者通常是相对健康人群,其死亡风险并非来自心律失常,而可能仅仅来自手术并发症。目前,有多种技术来预防食管损伤,包括使用低功率(20~25W)消融,消融后壁时缩短放电时间(10~15s),以及使用食管温度探头,食管温度显著上升时立刻停止放电。一些术者从前嵴部开始环形隔离,他们认为这种方法可以最大限度地减少后壁消融。

左侧肺静脉隔离

隔离左上肺静脉和左下肺静脉需要特别注意，因为肺静脉-左心耳前嵴将心房分隔为位置靠前且为肌性组织的左心耳，以及靠后主要为平滑肌的左心房。

另外，成功左肺静脉隔离的术式有很多，术者(JMM)采用德国汉堡术式，于左上肺静脉 12 点钟方向开始行连续消融，直至左心房和肺静脉电位分离。这种电位分离可以指导前嵴部消融。将消融导管送入左上肺静脉，逆时针方向旋转长鞘并慢慢回撤消融导管，最终落入左心耳内，此时即可明确嵴部的范围，并在三维模型上标记。之后再次将消融导管送入肺静脉，逆时针方向同时回撤导管至前嵴部，此处可记录到较大的肺静脉电位。沿嵴部自上向下逐点消融并向左下肺静脉 6 点钟方向移动，而后沿后壁自下而上，由左下至左上肺静脉进行消融。消融后壁时要注意避免食管损伤。由这种方法形成的环状消融线如图 11.1 所示。图 11.2 显示了射频消融过程中常见肺静脉电图的变化。

如果使用环状电极记录消融过程中肺静脉内的电活动，就可以看到肺静脉电位随着消融进展而不断变化，并记录到肺静脉被隔离的瞬间。理想的情况是，如果精细地进行环肺静脉消融，在消融线完成时肺静脉完全电隔离(图 11.2)。出现这种情况时，我们可以说肺静脉已经发生传入阻滞。此时，电生理医生还应起搏环状电极来确定传出阻滞，如果出现肺静脉局部心肌夺获而不能改变心房电活动，则为传出阻滞。此时，术者可以将导管移动到其他肺静脉，观察一段时间后重新评估被隔离的肺静脉是否发生电传导的恢复(见下文)。

右侧肺静脉隔离

消融右侧肺静脉的某些区域会比较困难。术者一般从右下肺静脉区域开始消融，通常在消融过程中有可能在该区域观察到电位分离(注：房间隔穿刺点偏后偏下时更容易到位，或者使用可调弯鞘管更容易到位)。

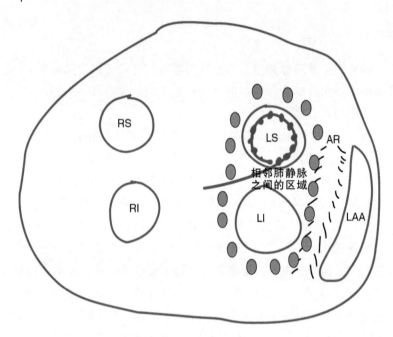

图 11.1 左侧肺静脉隔离。上图为射频消融过程中的左心房示意图,隔离左肺静脉与左心房其余部位的电活动。消融过程中,环状电极放置于左上肺静脉,监测肺静脉内的电活动。围绕在左上与左下肺静脉周围的灰点代表正在进行的消融径线,完成后将隔离左肺静脉。一旦消融完成,消融点之间不再存在任何空隙,形成一条完整的阻滞线。隔离右肺静脉采用类似的消融操作。AR,左肺静脉与左心耳之间的前嵴部;LAA,左心耳;LI,左下肺静脉;LS,左上肺静脉;RI,右下肺静脉;RS,右上肺静脉。

　　然后沿右下肺静脉前嵴向上向右逐点消融。消融右上肺静脉顶部可能更加困难,因为该部位导管常常贴靠不佳,消融时需要细心和耐心的操作。有时在消融该部位时给予短暂麻醉来控制患者呼吸幅度有助于顺利完成消融。到达右上肺静脉顶部后,再由顶部向下向后壁继续进行消融。右上肺静脉的后上区域易恢复电传导,需要格外注意,确保消融过程中肺静脉电位完全消失。完成环肺隔离后,需要分别确认心房和肺静脉出现传入及传出阻滞。

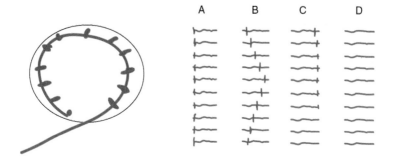

图 11.2　射频消融时肺静脉电位图。上图显示了射频消融隔离肺静脉时环状电极记录的肺静脉内电位。消融前(A),肺静脉内的各个点记录的心房电活动。随着消融的进行(B,C),肺静脉内的电位逐渐延迟,振幅逐渐减小。肺静脉完全电隔离后(D),心房电信号无法传入肺静脉。

肺静脉间嵴部的消融

肺静脉的解剖因人而异。某些患者肺静脉有共同开口,其他患者肺静脉之间有明确的界限空间。这些空间实质上是肺静脉之间的峡部,称为嵴部(图 11.1 显示了嵴部的情况)。大多数肺静脉可以整体隔离,不必在消融环内额外消融。而有时则必须进行消融嵴部,因为有时心房颤动的触发灶来自嵴部。如果在嵴部发现了明显的电活动,消融该区域就可以完成肺静脉的隔离。

观察期及持久肺静脉隔离的确认

当出现肺静脉的传入和传出阻滞后,大多数术者会在等待一段时间(通常为 30~60 分钟)后,观察肺静脉电传导是否恢复。在此期间,如果患者出现心房扑动,则需要行三尖瓣峡部消融术(见第 12 章)。这个"观察期"也是进行基础电生理检查、评估传导系统功能和诱发室上性心动过速的良好时机。

肺静脉电隔离可以通过肺静脉内的环状电极来确认,证明肺静脉与左心房的其余部分达到电隔离。图 11.3 显示一名患者首次消融后未

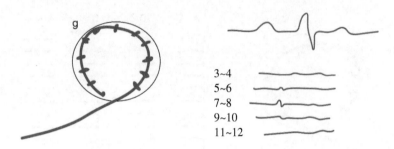

图 11.3　识别肺静脉的不完全隔离。上图显示消融后观察 30~60 分钟,肺静脉电位恢复。该图显示环状电极和体表心电图导联记录的电位。注意,在 PV7~8 记录到电位,且与表面心电图上的 P 波相对应。这表明心房电活动仍可进入肺静脉,在图上标记为"g"(gap,间隙)的区域。这一区域需要进一步的消融才能完成肺静脉的完全隔离。

能完全隔离肺静脉,漏点区域需要进一步补点消融。

肺静脉隔离后电位的困惑

　　需要注意,不要把远场心房电位误认为是肺静脉电位。左肺静脉内,可以记录到左心耳的远场电图,与肺静脉电位难以区分,为了识别这些电位,可以从左心耳或远端冠状窦起搏,如果为远场电位,则起搏刺激时该电位紧随刺激信号之后(图 11.4)。同样在右上肺静脉,来自右心房或上腔静脉的远场电位也可能难以区分。提示电位可能为右心房远场电位的线索是:P 波于非常早的时期出现;显示可疑远场信号的环状电极位于右肺静脉前部(靠近右心房);右心房起搏后导致该电位更接近刺激信号。

肺静脉隔离后的药物验证

　　一些情况下,肺静脉隔离后会使用一些药物进行验证,最常用的两种药物是异丙肾上腺素和腺苷。学者们对药物验证的应用价值尚存在分歧。异丙肾上腺素增加交感神经活性,使静息时没有的电传导得以显露,同时也能诱发一些非肺静脉(如冠状窦、左心耳或右心房嵴

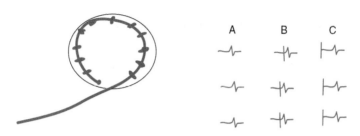

图 11.4 肺静脉内远场电位的识别。消融后,在肺静脉内放置环状电极。如(A)所示,肺静脉内可见与心房电活动相对应的电位。然后从左心耳起搏,如(B)所示,心房电位靠近起搏信号,表明肺静脉电位为心房的远场电位,而不代表电传导恢复。在(C)中,心房电位远离左心房起搏信号。这表明该电位来自肺静脉而非远场电位。因此,(C)代表电传导恢复。

部)触发灶以及其他折返性心律失常。一些术者仅在怀疑可能存在另一种心律失常时才使用异丙肾上腺素,例如,出现不连续的房室结传导或房室结回波时(见第 6 章)。腺苷可使肺静脉–左心房连接的消融区域心肌呈现超极化,并能激发肺静脉–左心房电传导的再恢复。如果在腺苷起效后数秒内出现肺静脉电传导的恢复,应及时标记位置并在该部位再次巩固消融。关于腺苷进行验证的研究结果存在矛盾,部分研究显示腺苷可以提高消融成功率,而部分研究并未得到阳性结果。此外,腺苷及异丙肾上腺素的价格都较为昂贵。

肺静脉外消融

最近的临床试验数据表明,不存在其他可诱发的或临床心律失常前提下,对阵发性心房颤动患者行单纯肺静脉隔离已经足够。令人惊讶的是,近期一项大型临床研究表明,即使在持续或长程持续心房颤动的患者中,仅行肺静脉隔离与肺静脉隔离联合广泛左心房干预消融的疗效相似。左心房顶部、二尖瓣峡部或前壁的线性消融可用于治疗左房房扑,但目前专家共识不推荐在初次心房颤动消融手术中应用。

但目前在心房颤动消融过程中不推荐行上述消融。

最近,一些学者主张在肺静脉外寻找"目标区域",特别是那些显示复杂碎裂心房电位(CFAE)的区域,认为这些区域可能是心房颤动的触发灶。然而目前还没有证据证实 CFAE 区域消融能够提高手术成功率,而且,这种额外消融可能会造成术后心房扑动。最近一些新型标测软件可以定位维持心房颤动的"转子"。但早期研究的结果与之矛盾,关于这项技术的大规模临床研究仍在进行。

心房颤动消融后的再次消融

如果有必要对心房颤动进行再次消融,则第二次与初次的方法将有所不同。初次肺静脉隔离术后常见各种房性心律失常,如心房颤动复发、心房扑动和局灶性房性心动过速,而治疗方法则取决于它们发生的时间以及对患者的影响程度。

空白期

消融术后的数天至数周内,消融创伤会引起心脏炎症反应,有时还会引起心包炎症。电生理医生将消融后的 4~6 周称为"空白期"。命名为"空白期"的目的是提示人们不要过度关注这个阶段的心律失常。因为在这个早期阶段出现的心律失常可能与术后早期炎症相关,一定时间后这些心律失常可能会自行恢复。因此空白期的心律失常多被忽视。尽管有研究发现空白期心律失常实际上可能是未来心房颤动复发的预测因素,但也有相当多的消融术后出现短暂心律失常的患者能长期维持窦性心律。对于空白期心律失常,最佳建议是:如果可能,请给其自行恢复的时间。

空白期出现的左房房扑常难以等待观察,因为这些心动过速通常为器质性的,并且能造成快速心室率和明显症状(由于心房率慢时导致的隐匿性传导不明显,房室结传导更快)。对于这种症状严重的器质性心房扑动,复律较为困难,通常需要早期二次消融。由于目前电生理医生减少了肺静脉以外区域的过多左心房消融,心房颤动术后心房扑动的发生率已经逐渐下降。第 12 章中将讨论这些"不典型"心房扑动的消融方法。

肺静脉电位恢复的再次电隔离

对于心房颤动的再次消融,最完美的结果就是术者在术中发现肺静脉隔离线上有明显裂隙,同时这个裂隙导致的电传导恢复驱动了心房颤动复发(图 11.5)。

当发现这种情况时,术者在肺静脉内放置环状电极,肺静脉电位最早的区域为裂隙所在,需要在此处再次消融。如果同一肺静脉存在其他裂隙,那么消融将改变环状电极的激动顺序,通过观察可以发现新的最早激动点。每根肺静脉的再次隔离都需要以同样方式操作。对于阵发性心房颤动患者,肺静脉的再次隔离效果良好,也通常是首选策略。只需要 1~2 个裂隙消融即可完成再次手术的情况并不少见,可以把它看作是一次"点焊"操作。

多数专家认为,即使对于心房颤动尚未复发的患者,如发现肺静脉隔离径线上的裂隙,也应当在环状电极指导下再次消融隔离。确认隔离所有电传导恢复的肺静脉后,一些医生还会在二次消融时经验性地行三尖瓣峡部消融。三尖瓣峡部消融(见 12 章)较为简单,可以预防右房典型房扑而导致的第三次消融。

再次手术中,需要行完整的电生理检查诱发是否存在折返性室上性心动过速或房性心动过速,这些心律失常变化多样。如能诱发稳定的心房扑动,则需要行标测和消融治疗,然而对于阵发性心房颤动患者,尽量避免增加任何额外的消融径线。因此这些径线都可能为医源性大折返性心房扑动提供结构基础。

肺静脉完全隔离的再次消融

再次手术中,发现肺静脉完全电隔离既是好消息,也是坏消息。好消息意味着它证明了第一次电隔离的效果良好,而坏消息则意味着患者的心房颤动并非来自肺静脉,如果存在肺静脉外的触发或驱动灶,

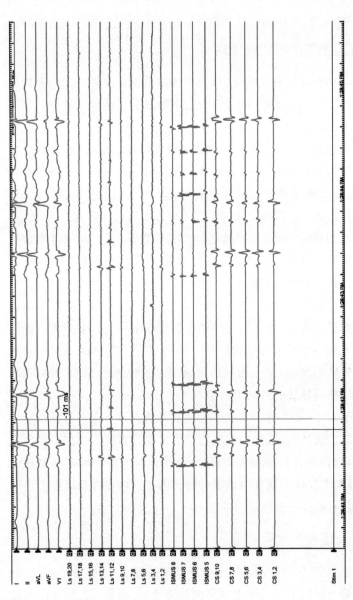

图 11.5　肺静脉电传导恢复。图中各导联依次为心电图导联（ I、II、aVL、aVF、V1）、右下肺静脉内的环状电极，右心房 Ismus 导管和冠状窦导管记录的电活动。注意自发性电活动（局灶性心房颤动）来自右下肺静脉（电位于 Ls 11 和 12 最早期），Ls 11 和 12 上的电位领先于其他先前消融近消融融后成功达到电隔离。

并没有可靠的方法来发现这些病灶。记住,我们还未完全了解心房颤动发生的确切机制。

这种情况下,首先要确保肺静脉确实达到了完全电隔离。有时心房颤动时肺静脉电位可能很小,转复窦性心律后再去确认完全电隔离更加简单。如果确定肺静脉完全隔离,那么进一步的治疗方法目前尚无统一意见。

一些专家在这种情况下主张给予大剂量的异丙肾上腺素,以寻找复发性房性心律失常的非肺静脉触发灶。如果发现房性期前收缩,则可以进行消融。图 11.6 显示诱发心房颤动的房性期前收缩来自冠状窦中部。

如果没有发现明显的触发灶,一些术者会放弃进一步消融(见关于心房基质改良的章节)。另外一些术者则会诱发心房颤动,并在左心房顶部、二尖瓣峡部、左心房前壁和冠状窦进行线性消融,希望将心房颤动转为可以标测的房性心动过速。这种递进式消融策略会导致心房内传导延迟,并有可能降低心房收缩功能。还有一些术者会诱发心房颤动后寻找其他"目标区域",这些区域存在的异常或少见电活动可能是心房颤动的触发因素。多个中心正在研发不同的专用标测系统,无论是心内(网篮导管)标测还是心外(多电极背心)标测,目的都是尝试为肺静脉已经隔离的持续心房颤动患者寻找"最佳"消融部位。在撰写本书时,尚无达成共识的理想方法。

心房颤动的冷冻球囊消融

在各个肺静脉口放置冷冻球囊导管释放低温能量是围绕肺静脉形成环状隔离的另一种方法(图 11.7)。

冷冻球囊导管由一个非顺应性的外球囊和一个内球囊组成,制冷剂一氧化二氮自外部管路注入内球囊。球囊近端可以记录实时的温度,温度依赖于靶静脉的血流。血管阻塞越明显,温度越低。

电生理导管室中,冷冻球囊进行肺静脉隔离具有重要技术差异。通过房间隔穿刺将导丝送入左心房,再将一个更粗更硬的左心房鞘管

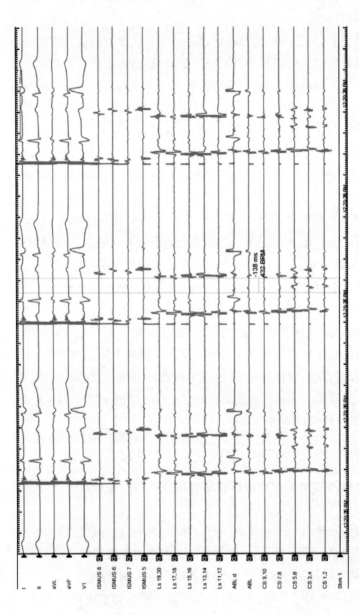

图 11.6　识别肺静脉隔离后心房颤动的潜在触发灶。图中各导联依次为心电图导联，环状电极，右心房 Ismus 电极，冠状窦导管记录的电活动。因为所有肺静脉都成功地隔离，所以将环状电极放置在左心耳。同时还显示了消融导管近端和远端的两个电位。心房起搏后的房性期前收缩在冠状窦中部表心电图的 P 波 138ms，提前表心电图最早，此位置消融前房房性期前收缩前收缩消失，心房颤动未再复发。

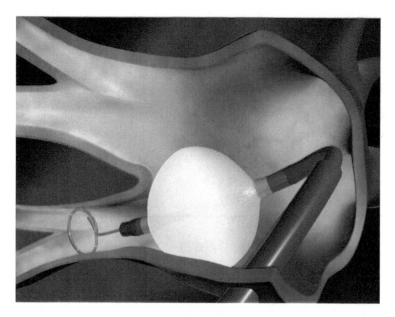

图 11.7　放置到右下肺静脉的带有环状标测电极的冷冻球囊导管。Arctic Front 新一代冷冻球囊和 Achieve®电极标测导管，经 Medtronic 公司许可引用。

经导丝送入左心房，冷冻球囊导管经左心房鞘管进入左心房。合适的房间隔穿刺部位是冷冻消融成功的关键，偏后的房间隔穿刺适合逐点进行的射频消融，偏低和偏前的房间隔穿刺更适合冷冻消融，有利于大鞘管和冷冻球囊进入右下肺静脉。

　　另一个冷冻消融的关键点是冷冻右肺静脉时要避免膈神经损伤 [和(或)膈肌麻痹]。膈神经通常走行于右上肺静脉或右下肺静脉的开口附近。为了避免膈神经损伤，我们采用了两种方法，一种是放置上腔静脉刺激导管，冷冻时刺激膈神经。把手放在胸部可以很容易地感觉到膈肌跳动，如发现膈肌收缩减弱甚至消失，须立即停止冷冻。避免膈神经损伤的另一种方法是避免球囊过于深入静脉，这通常是右上肺静脉粗大时遇到的问题。

　　目前使用的冷冻球囊配置有环状电极导管，既可当作导丝引导球囊置入肺静脉口，也用作记录导管显示冷冻过程中肺静脉电位的消失。术者将球囊置入肺静脉口后会注入对比剂以显示肺静脉阻塞程度，也有些术者用心腔内超声证实球囊完全阻塞肺静脉。冷冻过程中控制台会显示温度下降的速度和最低温度，这些参数与适当且持久的肺静脉隔离相关，达到肺静脉隔离所需时间也与此相关，隔离时间越短效果越好。专家们对每根肺静脉的冷冻时间和次数尚无一致意见。通常每根静脉的单次冷冻时间大约为 3 分钟。

冷冻球囊消融的潜在优势包括：

- 单次操作即可隔离肺静脉；
- 仅须一次房间隔穿刺；
- 对操作能力要求不高，学习曲线较短；
- 肺静脉狭窄的发生率更低；
- 手术时间更短；
- 组织学研究表明冷冻损伤更加均匀。

冷冻球囊消融的缺点包括：

- 不能用于其他的心律失常，如三尖瓣依赖性心房扑动或室上性心动过速；
- 膈神经损伤发生率更高；
- 需要使用对比剂；
- 解剖变异导致手术困难。

如何评价射频消融和冷冻球囊消融

在名为"冰与火"的临床试验中，欧洲的研究人员对射频消融和冷冻球囊消融进行了比较。他们在欧洲 8 个国家 16 个经验丰富的中心招募了 762 例阵发性心房颤动患者。该随机对照试验的结果基本相同：行冷冻球囊消融的患者中，34.6%出现心房颤动复发，行射频消融的患者中 35.9%出现复发，并发症方面也没有明显统计学差异（冷冻球囊消融 10.2%对射频消融 12.8%）。冷冻球囊消融明显缩短了手术时间（124 分钟对 141 分钟），但平均 X 线透视时间更长（17 分钟对 22 分钟）。多项大型研究，包括一项 Meta 分析和一项德国注册研究也得到类似的结论（Kuck KH et al., *NEJM*. 2016；374：2235）。

2016 年，在法国发表的一项观察性研究发现一个有趣的结果，这个结果可以用于指导经验丰富的中心之外的机构如何选择两种手术方法。研究主要针对术者以及中心的经验与复发率的关系。他们观察了 860 例首次接受阵发心房颤动消融的患者，对于射频消融经验丰富的中心，射频消融与冷冻球囊消融的成功率并没有差别，但在缺乏大量射频消融经验的中心，两者成功率差异甚大。这项研究证实了人们普遍认为的冷冻消融似乎比射频消融更少依赖术者，且可复制程度更高的观点（Providencia R et al., *Europace*. 2016 Jun 5. pii：euw080）。

心房颤动的基质改良

近年来，澳大利亚的研究人员已经证实了心脏代谢性危险因素的管理对心房颤动的重要性。通过鼓励超重或肥胖的心房颤动患者减肥、健身、减少酒精摄入、控制血压和治疗睡眠呼吸暂停，在无须药物或消融治疗的情况下，心房颤动的症状和发作频率均有所改善。

动物模型和人类初步的临床研究中，他们还观察到心房间质纤维化、心房传导速度以及电压的改善。针对危险因素治疗，改善心房结构和电学异常对未来心房颤动的机制研究和临床治疗都具有重要的临床意义。一项大型观察性队列研究中，成功减重 10% 的超重患者其心房颤动消融的成功率几乎是对照组的 5 倍（Pathak RK et al., *J Am Coll Cardiol*. 2014；64：2222−2231）。

上述发现如果得到广泛的证实，会对心房颤动消融具有直接影响。例如，对于超重的心房颤动患者，合适的治疗或许是隔离肺静脉来消除触发灶，而积极处理危险因素可以改善心房结构的异常。这让我们回到心房颤动消融的最初问题：对心房颤动的机制缺乏了解。

如果用室上速消融来进行类比，肺静脉隔离类似于消融诱发室上速房性期前收缩。室上性心动过速消融的成功率很高，并非是我们消融了房性期前收缩，而是阻断了异常通路（AVNRT 的慢径路或预激旁路)的原因。为了提高心房颤动消融的成功率,我们要转变过去仅仅干预"房性期前收缩"的方式,需要寻找心房颤动的潜在原因。通过危险因素管理来逆转心房颤动是令人振奋的方向,各种类型心房颤动的最佳治疗方法或许并非导管消融。

(张其同　谷云飞　译)

第**12**章

心房扑动的消融

心房扑动的消融策略取决于心房扑动的类型。心房扑动是大折返环性心律失常,所以折返环路相对较大。在每个诱发心房扑动的折返环路中,包括一个产生单向传导阻滞的屏障(解剖性或功能性),一个使其他组织可以从不应期中恢复并能够再次兴奋的缓慢传导区域。心房扑动消融成功的关键是要识别折返环中的解剖路径,尤其是要理解那些导致心律失常发生屏障的本质。理解上述机制后,在折返环的关键部位消融形成阻滞就可以预防心房扑动发作。

临床中可以观察到和识别多种类型的心房扑动。尤其是近年来,随着心房颤动导管消融、外科消融以及外科手术例数的增加,这些操作均可在心房组织中产生各种瘢痕(潜在屏障),从而导致各种不典型心房扑动更为常见。

"典型"心房扑动:三尖瓣环峡部依赖性心房扑动

最常见的心房扑动是围绕右心房的大折返性心房扑动,即"典型"心房扑动。在典型心房扑动中,界嵴发挥解剖屏障的作用。缓慢传导区通常位于下腔静脉口部和三尖瓣环之间的峡部,使右心房内可能形成大折返。

典型心房扑动新的命名方式是三尖瓣环峡部(CTI)依赖性心房扑动。右心房内折返激动可以是逆时针方向(心电图Ⅱ、Ⅲ、AVF导联上表现为负向扑动波或锯齿波)或顺时针方向(心电图Ⅱ、Ⅲ、AVF导联上表现为正向扑动波)(图12.1)。

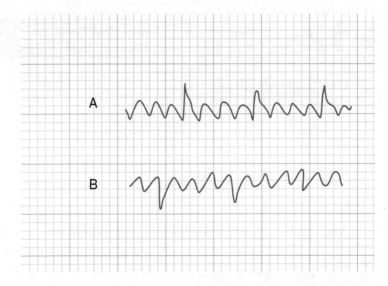

图 12.1 三尖瓣环峡部(CTI)依赖性右房房扑的心电图鉴别。两名 CTI 依赖性右房房扑("典型"心房扑动)患者的 AVF 导联心电图。A 患者为右心房内逆时针方向折返扑动(见正文所述)。心电图可见锯齿状扑动波,主要方向为负向。B 患者为顺时针方向激动扑动,扑动波主要方向为正向。由于两名患者均存在锯齿波,有时差异不明显。

图 12.2 显示了 CTI 依赖性心房扑动的典型折返路径。示意图显示了右心房内部的结构以及决定心房扑动折返的重要解剖部位。两个重要特征要特别注意。一个是界嵴(位于上腔静脉至下腔静脉之间的隆起组织)作为电传导屏障决定了折返通路并给心房扑动形成创造条件。第二个是在典型心房扑动时,扑动波必须通过狭窄的峡部(通常指下腔静脉和三尖瓣环之间的区域)。

正是上文提到的第二个特征使射频消融成为很多心房扑动患者的选择。在三尖瓣环和下腔静脉开口之间进行线性消融,即可完成关键峡部的电学阻滞(图 12.3)。

如果怀疑是 CTI 依赖性心房扑动,首先需要明确诊断,这需要三个步骤:第一,心房扑动发作时,冠状窦电极的激动顺序是从近端到远

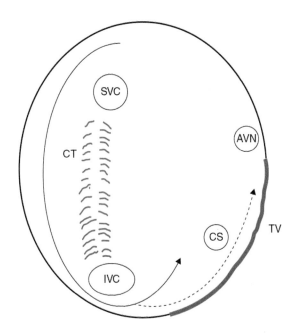

图 12.2 三尖瓣环峡部(CTI)依赖性心房扑动的折返环路。图中显示了右心房主要解剖结构,包括下腔静脉(IVC)、上腔静脉(SVC)、三尖瓣环(TV)、房室结(AVN)、冠状静脉窦口(CSO)以及界嵴(CT)。CT 是连接 SVC 和 IVC 之间的隆起组织。大部分心房扑动患者中,CT 将右心房从功能上分成两个部分。心房扑动的折返环(图中箭头所示)必须通过 IVC 和三尖瓣环之间的峡部。这个峡部就是消融的理想靶点。上图显示的电脉冲沿折返通路逆向性传导——一种最为常见的 CTI 依赖性心房扑动。有时也可以见到顺时针方向折返的心房扑动,一些患者中可能存在两种折返方向不同的心房扑动。

端。如果激动顺序无法确定是从近端到远端,则提示心房扑动可能起源于左心房。第二,心房扑动发作时,在三尖瓣峡部较心动过速周长快 20~30ms 的间期起搏可隐匿性拖带心房扑动,起搏后间期(PPI)与心动过速周长相等(参考第 10 章对拖带的讨论)。第三,三维电解剖标测显示围绕右心房内的激动传导。例如,逆时针方向折返心房扑动中,三维电解剖显示激动穿越 CTI 峡部,间隔部位从下向上传导,右心房侧壁向下扩

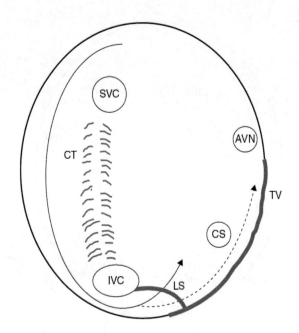

图 12.3　CTI 依赖性心房扑动的消融部位示意图。图中的解剖部位与图 12.2 相同。红色粗线表示消融线,以 LS 表示。这个消融线横跨 IVC 和三尖瓣环,阻断了形成典型心房扑动的必经通路。详见正文。SVC,上腔静脉;IVC,下腔静脉;CT,界嵴;AVN,房室结;CSO,冠状静脉窦口;TV,三尖瓣环。

布。如果心房扑动激动从房间隔突破提示心房扑动起源于左心房。

CTI 依赖性心房扑动的消融

　　CTI 心房扑动消融的关键是要在三尖瓣环峡部形成一个传导阻滞区,如图 12.3 所示。消融导管进入右心房,打弯朝向三尖瓣峡部。许多术者使用长鞘来稳定导管头端。LAO 体位投照下,最佳消融线位于三尖瓣环 6 点钟或者 6 点钟稍偏向游离壁方向。如果偏向间隔侧有可能损伤回旋支或右冠状动脉。由于 CTI 区域可能较厚,有时长于一些解剖书中描述的 20mm,所以选择合适的消融导管至关重要。大部分术者选择 8mm 消融导管或盐水灌注导管。近年来压力导管的使用逐渐普及,可以提供导管头端接触组织的压力克数。如果消融时压力小于 5g 时,一般无效。

峡部的消融可以在心房扑动发作时或窦性心律下完成。如果患者在窦性心律下消融,许多术者在冠状窦起搏下进行消融。

消融从三尖瓣环开始。瓣环上的"理想"消融位置应显示为小的心房波和大的心室波。尽量不要过快地向下连续消融。因为在瓣环上保持导管良好的贴靠较为困难,有时会导致消融线难以完全阻断。一些专家认为压力导管可能有助于解决这一问题。

一旦确认瓣环部位已充分消融,消融导管要向下"移动"完成消融线直到下腔静脉口,约每 30s 移动数毫米。在心房特定部位依据导管局部心房电位是否变小或消失来判断消融是否充分。连接右心房和下腔静脉的欧氏嵴是消融的另一难点。该区域消融导管稍偏游离壁或间隔有利于稳定,使之保持与组织的充分接触。由于导管有从欧氏嵴滑入下腔静脉的趋势,所以术者必须保持充分的贴靠,因为下腔静脉连接区域是另一个常见的电传导恢复部位。

线性消融必须在下腔静脉和三尖瓣环之间形成完全的电学阻滞。即使消融线上存在一个漏点,电脉冲也会通过并导致心房扑动复发。

验证 CTI 完全阻滞

在心脏内的任何部位进行线性消融都要证实阻滞线是否完全阻滞。导管消融类似抗心律失常药物,也能诱发心律失常。部分阻滞可以导致传导延迟,传导延迟是折返发生的基础。

验证 CTI 完全阻滞可以直接进行。不同术者使用的方法不尽相同。有的术者使用两根多极导管,一根置于冠状窦内,一根沿右心房侧壁放置(图 12.4)。当起搏冠状窦电极时右心房侧壁的激动顺序是从近端到远端,即可证实消融线阻滞。电极最后激动的部位应该位于消融线附近。如远端电极不是最后激动的部位,则提示仅为峡部传导延迟(提示未完全阻滞)。从峡部两侧分别起搏验证以证实峡部双向阻滞是非常重要的。从右心房游离壁起搏至冠状窦的传导时间应该与从冠状

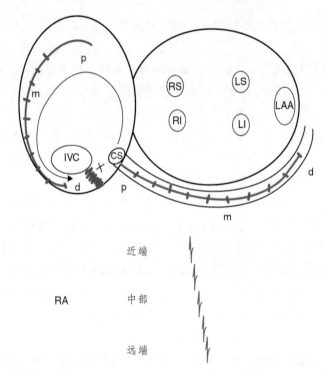

图 12.4　验证 CTI 完全阻滞。图中同时展示左心房和右心房。CTI 阻滞线消融后，冠状窦内起搏。起搏脉冲经消融线传导被阻滞（图中用标注为"×"的粗折线表示），激动在右心房内一定沿逆时针方向传导。图中同时显示右心房内放置多电极导管记录的信号。提示激动顺序从近到远，最后激动的部位邻近消融线。从而证实了完全阻滞。图中所示，右心房或冠状窦电极用带短线的粗线表示。IVC，下腔静脉；LAA，左心耳；LI，左下肺静脉；LS，左上肺静脉；RI，右下肺静脉；RS，右上肺静脉；RA，右心房；p，近端；m，中部；d，远端。

窦起搏到右心房游离壁的传导时间相同。使用多极导管使 CTI 阻滞更加易于评判，尤其在消融过程中，可以看见随着峡部消融完成而导致的传导顺序改变。

　　多极导管有助于术者明确 CTI 阻滞，但对于消融不是必要的。三维标测系统可用来确认峡部传导阻滞。冠状窦起搏时，标测导管越过峡部标测,当峡部完全阻滞时,最晚的激动点应该是最靠近阻滞线的侧壁(需要注意的是,三维标测可以用不同颜色显示激动传导的顺序,而颜色取决于术者标记的时间)。另一种评估完全阻滞的方法是在阻滞线一侧的不同距离进行起搏,从阻滞线另一侧记录。最经典的方法是在右心房游离壁侧起搏验证,随着起搏从上至下的移动(越来越接近阻滞线),其到冠状窦的传导时间逐渐延长。最后,峡部记录的双电位时间等于或大于 110ms。如果小于 90ms,峡部有可能未完全阻滞。

另一种判断完全阻滞时的技巧是以很慢的周长起搏。频率依赖性峡部阻滞(慢起搏时部分阻滞而在快起搏时完全阻滞)提示峡部需要继续消融。

需要警惕一个陷阱,那就是将记录导管放置在欧氏嵴后部。由于冠状窦也在右心房靠后的区域,从靠后放置的导管进行记录可能造成峡部线部分阻滞的假象。三维标测系统可以帮助识别导管的位置。

消融不典型或非 CTI 依赖性心房扑动

一些不典型心房扑动虽然其本质上还是大折返性心房扑动,但它们的折返路径并非图 12.2 中所示的 CTI 依赖性心房扑动的路径。

非 CTI 依赖性心房扑动的三种常见原因是:既往心房颤动消融手术、既往心脏外科手术(尤其是先天性心脏病修补或瓣膜手术)以及心房内瘢痕组织。

由于折返路径各不相同,非 CTI 依赖性心房扑动的消融靶点更难确定。此类心房扑动消融的成功取决于心房扑动的发生基质、识别折返环路的能力以及针对折返路径完成阻滞的可行性。

非 CTI 依赖性心房扑动可以发生在右心房或左心房。无论哪种类型的心房扑动,发作时右心房和左心房(通过冠状窦电图显示)记录的激动顺序,对于正确诊断心房扑动至关重要。电生理医生首先依靠这些腔内图做出诊断并制订消融策略。图 12.5 显示了几种常见心房扑动的右心房和冠状窦电极激动顺序。

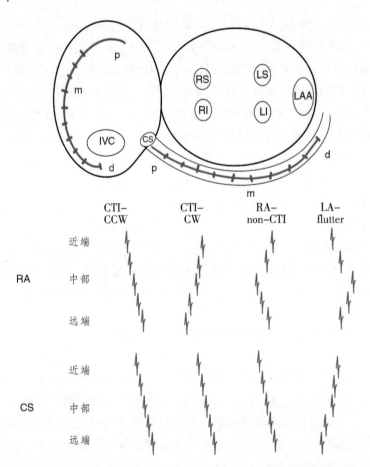

图 12.5 几种主要类型心房扑动的心房激动顺序。心房扑动发作时,右心房内和冠状窦内放置的多极导管能够帮助确定心房扑动类型。本图显示了四种主要心房扑动的右心房和冠状窦电极导管的激动顺序。三尖瓣峡部依赖的右心房逆时针方向心房扑动(CTI-CCW),两个电极导管的激动顺序都是从近端至远端。三尖瓣峡部依赖的右心房顺时针方向心房扑动(CTI-CW),右心房多极导管的激动顺序是从远端到近端。非 CTI 依赖性右房房扑(RA-non-CTI)的右心房侧壁中部是最早激动部位。这三种右房房扑时冠状窦电极的激动顺序都是从远端到远端。而左房房扑(LA-flutter)时右心房侧壁的激动最晚,冠状窦电极的激动顺序是从远端到近端,但冠状窦电极的激动顺序取决于左房房扑的类型(图 12.6)。IVC,下腔静脉;LAA,左心耳;LI,左下肺静脉;LS,左上肺静脉;RI,右下肺静脉;RS,右上肺静脉;RA,右心房;p,近端;m,中部;d,远端。

非 CTI 依赖性右房房扑

很多既往行心脏外科手术的患者发生右房房扑时并不是以三尖瓣环峡部作为折返环的关键部位。右心房内缝线可以作为解剖屏障导致折返，心房扩张导致瘢痕组织形成也可以诱发折返。在极少数病例中心房心肌病可以导致右心房内形成大折返。

两种心电图特征可提示但不能确诊非 CTI 依赖性右房房扑，包括 V1 导联扑动波呈负向(提示向量方向从前向后)以及扑动波之间具有等电位线。腔内电图提示这种右房房扑冠状窦电极的激动顺序应该是从近至远。右心房内的多极导管(峡部导管)提示右心房侧壁激动最早，然后以向上和向下两个方向扩布(图 12.5)。

消融这种非 CTI 依赖性右房房扑时，预测折返的可能环路是最重要的。通常这种折返环路位于瘢痕所在部位。有两种最常见的瘢痕区域(可作为消融的关键峡部)，位于沿右心房游离壁区域和涉及上腔静脉的中心屏障周围。

心房扑动的标测首先需要一个稳定的电极作为参考。通常使用某个冠状窦电极作为参考，要求该电极最好存在较大的心房波。

手术通常使用三维电解剖系统进行标测，可以进行电学(激动早晚)和解剖学的标测。如果心房扑动周长是 300ms，窗宽应设在参考电极前 150ms 和参考电极后 150ms。然后消融电极在右心房内采点。如果大折返心动过速位于右心房内，三维激动图将覆盖 90% 以上的心动过速周长。心脏外科术后的心房扑动患者中，右心房侧壁或后侧壁通常会记录到低电压区。三维激动图中，这些部位通常最早激动和最晚激动交接处，即"早接晚的部位"。

在这些折返的关键部位，消融导管头端往往可以记录到低电压的碎裂电位。这是消融的关键部位。这些部位进行拖带有助于诊断。如果导管位于关键峡部，采用比心动过速周长快 20~30ms 的周长起搏可以拖带心动过速形成隐匿性融合波，起搏后间期(PPI)等于心动过速周长。如果无法形成隐匿性拖带或 PPI 长于心动过速周长,提示导管并非位于关键峡部,应继续标测。

右心房侧壁尤其是右心房上部消融前,应行高电压（10mA 或更高）起搏检查有无膈神经刺激。膈神经夺获将导致明显的膈肌刺激。消融时一定要避开这些部位,因为膈神经损伤会导致膈肌麻痹。一些术者在三维解剖图中标记存在膈神经刺激的区域来指导消融。

如果右心房内存在瘢痕,应在瘢痕与周围的解剖屏障之间寻找关键峡部,这些解剖屏障包括三尖瓣环、界嵴和上腔静脉。通过线性消融完全阻滞关键峡部常常可以消除心房扑动。

在右心房关键峡部消融终止心房扑动后,于邻近处巩固消融有助于保证消融线的完整。右心房内消融大折返性心房扑动可以减慢传导并产生新的屏障,有利于产生 CTI 依赖性心房扑动。因此在右心房内最好增加 CTI 的消融。完成消融线以后,应用程序刺激或短阵快速脉冲刺激来诱发心房扑动较为重要。如果完成了线性消融,应该验证阻滞线的完整性。消融线上距离较宽的双电位以及消融线两侧分别起搏能够验证阻滞线的完整性。

左房房扑消融

心房颤动消融时代,左房房扑(或左房房速)颇为常见。如果在射频消融术后新出现心房扑动,则要高度怀疑左心房心房扑动。这种情况下发生的左房房扑,尤其是射频消融后数周至数月出现的,通常无休止发作或使患者无法耐受。

心电图并不能完全诊断左房房扑,V1 导联正向扑动波(从后向前的向量)、Ⅰ、AVL、V6 导联负向扑动波(提示由左至右的向量)以及扑动波间有等电位线提示左心房起源的可能。电生理检查开始前确定是否存在左房房扑具有研究价值。此外,因为左心房消融要穿刺房间隔,通常需要更大范围消融,手术风险更高。这种高风险要告知患者,并仔细权衡获益与风险。

放置腔内电极后,了解冠状窦电极的激动顺序至关重要。由于冠状窦是在心脏后部围绕二尖瓣环走行,其激动顺序是左心房电活动的窗口。观察冠状窦电极的激动顺序是电生理检查的第一步。

心房扑动发作时,冠状窦电极同时激动(即冠状窦近端和远端同时激动),或激动顺序是从远端向近端传导,证实心房扑动起源于左心房。但是冠状窦电极的激动顺序是从近到远,不能完全确定起源于右心房。二尖瓣逆时针方向折返心房扑动时冠状窦电极的激动顺序也是从近到远。这种情况下,在 CTI 及右心房内起搏拖带时 PPI 较长。

一旦确定冠状窦电极激动顺序,下一步是排除肺静脉依赖性房性心动过速或心房扑动。如第 11 章所述,心房颤动消融术后肺静脉电位的恢复(肺静脉电位未完全隔离)较为常见。这些传导裂隙使肺静脉起源的心动过速可以传导至左心房;也可以形成微折返。出现左心房房性心动过速/心房扑动以及肺静脉电位恢复时,首先要再次隔离肺静脉。如果重新隔离肺静脉后心动过速终止,手术到此为止。需要强调的是,在任何心房颤动消融术后患者的再次手术时,再次肺静脉隔离都必不可少。

如果重新隔离肺静脉后心动过速仍然持续,下一步要评估心动过速周长的变化情况。这需要将电极放置稳定,通常采用多极冠状窦电极或者是将环状电极置于左心耳处。如果心动过速周长变化大于15%,或者少数情况下心动过速表现为短阵发作,则高度怀疑局灶性房性心动过速。局灶起源的房性心动过速的机制是局部自律性增加,也可以是微折返。在这两种情况下,都需要标测心房最早激动区域。

另一个方面,如果肺静脉隔离后心动过速周长稳定不变,则可能为大折返心动过速,如心房扑动。与消融非 CTI 依赖性右房房扑类似,了解潜在的折返环路才能标测消融靶点。

最常见左心房起源的大折返心房扑动包括二尖瓣顺时针方向或逆时针方向折返性心房扑动、顶部依赖性心房扑动(此类心房扑动激动围绕顶部沿左心房前壁上行和左心房后壁下行或者传导方向相反)、上述情况的组合、前壁瘢痕折返的心房扑动,以及少见的房间隔内折返或左心耳折返的心房扑动。要鉴别这些情况,心动过速时评估冠状窦电极的激动顺序至关重要。

二尖瓣峡部依赖性心房扑动

冠状窦电极的激动顺序对于诊断二尖瓣心房扑动非常重要。如果冠状窦电极的激动顺序是单纯地由远及近(顺时针方向)或单纯地由近及远(逆时针方向),则可能是二尖瓣峡部依赖性心房扑动。然而冠状窦电极的激动顺序仅代表了左心房下方的激动。评估左心房上方的激动顺序应将导管放置在左心房的前间隔或游离壁。这些点的标测可以协助确认是否存在围绕二尖瓣环的折返。例如,围绕二尖瓣环顺时针方向折返的心房扑动(冠状窦电极的激动顺序是从远至近),左心房前侧部位的激动应早于左心房前间隔(图 12.6)。

当激动顺序符合二尖瓣折返时,下一步需要起搏寻找隐匿性拖带的部位。采用较心动过速周长快 20~30ms 的频率在二尖瓣峡部或冠状窦电极远端起搏,可以拖带心动过速形成隐匿性融合,起搏后间期应等于心动过速周长或二者相差在 20ms 内。同样的拖带标测也可以在二尖瓣环前间隔部位进行。

一旦确立诊断,进行适当的线性消融可以终止折返。多数术者采用二尖瓣环峡部线性消融,左下肺静脉与二尖瓣环之间为峡部所在部位。然而消融峡部较为困难,常常需要持续消融,此时可调弯长鞘可以辅助增加导管的稳定性。给予长鞘一些顺时针方向扭矩可以增加导管的稳定性。

术者从肺静脉开始消融,拖动消融导管逐渐向前下移动至二尖瓣环,消融大的心房电位。消融过程中可观察到心动过速周长逐渐延长;但术者也要警惕心动过速激动顺序的变化。消融过程中二尖瓣依赖的心动过速转为顶部依赖的心动过速并非罕见(见下文)。

有时候二尖瓣峡部的纤维走行于心外膜,这时只有在冠状窦内消融才能达到完全阻滞。专家们曾争论有多少患者需要在冠状窦内消融,结果是超过 1/3 的患者需要在冠状窦内消融。远端冠状窦围绕二尖

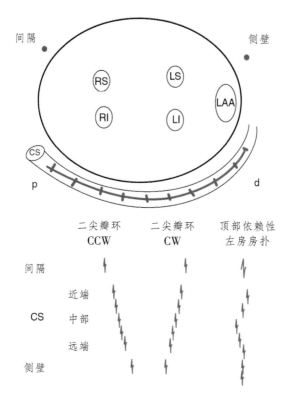

图 12.6　左房房扑时冠状窦电极的激动顺序。标注与图 12.4 一致。通过放置于冠状窦及位于左心房前间隔和左心房侧壁多极导管记录的电位，显示了三种常见左房房扑的激动顺序。二尖瓣环逆时针方向折返心房扑动时，冠状窦电极的激动顺序是从近至远，而间隔激动早于冠状窦近端，游离壁激动晚于冠状窦电极远端。二尖瓣环顺时针方向折返性心房扑动，冠状窦电极的激动顺序是从远端至近端，左心房侧壁电活动早于冠状窦远端，间隔部激动紧随冠状窦近端之后。顶部依赖性左房房扑，冠状窦电极近端及远端的电脉冲同时发生。LAA，左心耳；LI，左下肺静脉；LS，左上肺静脉；RI，右下肺静脉；RS，右上肺静脉；CS，冠状窦；p，近端；d，远端。

瓣向上走行。冠状窦内消融时,术者应使用低功率并加快盐水灌注速度,以减少并发症的发生。

一些专家提出另一种二尖瓣相关心房扑动的消融替代方法,即从二尖瓣环开始行线性消融,通过前壁(左心耳前)直至右上肺静脉及已完成消融的顶部线。这种"前壁线"消融减少了心脏压塞的风险,但增加了左心耳电隔离的概率(可导致血栓发生的风险增加),也增加了与前壁裂隙相关心房扑动发生的可能。

消融过程中心房扑动终止是成功的征兆,但并非消融终点。类似CTI 依赖性心房扑动,消融二尖瓣心房扑动时确保二尖瓣环峡部完全阻滞是至关重要的。验证阻滞的方法之一是起搏左心耳时,冠状窦电极的激动顺序完全相反,即从近端至远端(图 12.7)。另一种方法是起搏冠状窦中部至远端电极,随着起搏部位向冠状窦远端移动直至到达阻滞线,刺激左心耳的传导时间逐渐延长。

顶部依赖性左房房扑

围绕左心房顶部的心房扑动是心房颤动射频消融后心房扑动常见的形式。诊断的主要依据是冠状窦电极同时激动(图 12.6),激动既不是从近端至远端,也不是从远端至近端。可能导致冠状窦同时激动的心律失常中,顶部依赖的大折返性心房扑动最多见。

采用简单的标测可以进一步确认这种心律失常。将消融导管放置在前壁下部接近二尖瓣环的部位,然后置于前壁接近顶部的部位,观察激动传导的顺序。然后用同样的方法在后壁进行观察,顶部依赖心房扑动在前壁和后壁激动传导的顺序是相反的。例如,如果前壁的传导方向是从下至上,那么后壁的传导方向是从上至下。如果前壁和后壁的传导方向相同,在左心房顶部是旁观者旁路而不是折返环的一部分。三维标测系统有助于分析激动传导顺序,但并非必须。

采用起搏拖带心房扑动的方法也能证实是否为顶部依赖性心房扑动。同样,如果导管在顶部的折返环内,以快于心动周期 20~30ms 的频率起搏则可以进入心动过速折返环形成隐匿性融合,起搏后间期等

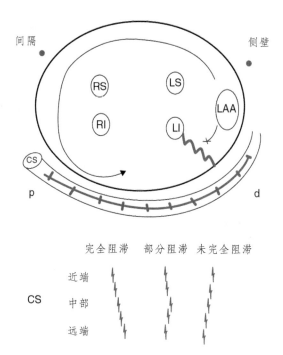

图 12.7 二尖瓣环心房扑动消融后证实峡部线是否阻滞。在左下肺静脉与二尖瓣环之间的峡部行线性消融(红色曲线所示)。为证实完全阻滞,需要起搏左心耳,根据冠状窦电极激动顺序决定是否完全阻滞。完全阻滞时,起搏左心耳后激动必须逆时针方向围绕肺静脉传导才能到达冠状窦电极远端。所以峡部完全阻滞时左心耳起搏后冠状窦电极的激动顺序是从近端至远端。如果未达到完全阻滞,起搏左心耳后冠状窦电极的激动顺序是从远端至近端。部分阻滞时,激动通过消融线传导缓慢,其结果是冠状窦电极的激动从远端和远端传至中间区域。详见正文所述。LAA,左心耳;LI,左下肺静脉;LS,左上肺静脉;RI,右下肺静脉;RS,右上肺静脉;CS,冠状窦;p,近端;d,远端。

于心动过速周长。

借助于三维标测系统,顶部消融变得更加简单直接。将导管置于右上肺静脉或左上肺静脉,在顶部每 30s 移动导管数毫米完成消融线。随着心房电位的减小,阻滞线逐渐形成。在阻滞线完成前心房扑动可以终止(或形态发生改变)。在心律失常终止后要继续完成消融线，并且在阻滞线两侧分别起搏验证双向阻滞。有一种简单的方法验证阻滞线，即左心耳部位起搏后在左心房后壁记录激动时间。最晚激动的区域应该最靠近左心房的后上部。这是因为顶部阻滞时，左心耳起搏激动将沿前壁向下传导，绕过底部从后壁向上传导。

消融左心房顶部要特别小心。因为左心房顶部很薄，左心房的后上部与食管相邻，消融中尽量避免使用过高功率。一些专家建议消融时通过食管温度监测来避免严重并发症。

左心房前壁心房扑动

心房颤动消融中并不常规消融左心房前壁。然而，左心房前壁可能会出现低电压和纤维化，可以作为大折返或微折返形成的屏障。对于存在该病理基础的患者，术者要怀疑左心房前壁心房扑动的可能，这类患者通常是老年人、女性，且大多存在持续性或长期持续性心房颤动。尽管左心房前壁心房扑动可以自发形成，但通常多见于既往行顶部线及二尖瓣峡部线消融的患者。

三维电解剖标测有助于此类心房扑动的消融，但并非必须。此类心房扑动的特点是前壁有低电压区和碎裂电位。有时心动过速的全部折返环路均位于前壁。在前壁这些异常区域内起搏可发生隐匿性拖带，起搏后间期等于心动过速周长。

这类心律失常的最佳消融策略并无统一意见。一些专家推荐关键峡部的局部消融，另一些专家则建议从二尖瓣环峡部至右上肺静脉进行前壁线性消融。两种方法均存在一定风险，尚存争议。

前壁局部消融带来的主要问题是在前壁瘢痕中产生新的屏障从而为心房扑动再发提供可能(在这种情况下无法诱发心房扑动并不能预测手术成功)。而消融前壁线带来的问题是，如果既往已经有顶部线或二尖瓣峡部线形成，会导致左心耳的电隔离，或导致左心房收缩功能减退，其结果是导致左心房血栓风险增加。在前壁消融经常导致左心耳电脉冲晚于 QRS 波,因此也晚于心室收缩。这种左心房激动过度延迟的情况下,心房收缩对心排出量的有利作用会受到显著影响,如果延迟到与心室收缩同时进行,还会导致不利的影响。

其他左房房扑

极少情况下,对左心房进行广泛的消融后还会导致起源于房间隔内、左心耳和冠状窦的大折返。对这类心律失常的消融类似于前壁心房扑动的消融。

原发左房房扑

对于既往无心脏手术或无左心房消融史的患者,如果心房扑动发作时冠状窦电极的传导顺序是从远至近,这会使术者感到困惑,提示患者有原发左房房扑。这类心律失常颇具挑战,因为这类患者几乎无一例外都存在心房基质的异常——否则怎么会出现大折返心房扑动呢?

与 CTI 依赖性心房扑动不同,左房房扑可围绕前文提到的任意一个折返环发生,此外这类心房扑动可以围绕任意一个或两个未隔离的肺静脉折返。而且这类心房扑动都不会自发形成,而是由房性期前收缩触发,更多见的情况是由短阵的心房颤动触发。因此,对这类原发心房扑动的消融必须行肺静脉隔离,同时要行其他辅助线消融。因此这类心房扑动消融手术时间较长,获得心律失常完全控制的可能性也低于其他类型的心房扑动。

实际上对这类原发心房扑动的消融应慎重考虑其获益和风险。考虑到这类心房扑动通常都有心房结构的改变,需要更大范围的消融以及复发率较高,通常更多医生选择保守治疗策略,包括房室结消融后植入起搏器,也是一种合理的替代治疗。

(叶岚 谷云飞 译)

第 13 章

心脏再同步化治疗：心力衰竭的起搏疗法

电生理医生一直对起搏器能改善衰竭心脏的功能十分感兴趣。永久起搏器问世之初，多数人认为心功能的改善是源于心率的提升。因为心排出量等于心率乘以每搏量，似乎心率的提升理论上应该能够带来心排出量的增加。他们没有认识到决定心排出量的因素是全身而不仅是心脏（血流动力学对于多数电生理医生并非强项）。心脏仅仅对机体的代谢需求做出相应反应。因此，除非患者静息时就处于严重低心排出量的心力衰竭状态，否则单纯提高静息心率并不能获得心排出量的明显增加。然而，由于心脏仅仅是将全身返回到心腔的血全部泵出，可导致每搏量下降，这时只能通过增加心率和心脏做功来维持心排血量不变。如果一定要指出不同点，起搏导致的心率加快只会让心力衰竭患者感觉更加不适。

数年之后，随着双腔起搏器的问世，电生理医生开始关注心排出量的其他决定因素——每搏量，即如何通过优化 AV 间期来增加每搏量进而增加心排出量。实现这个目标并非易事。尝试优化 AV 间期过程中出现了很多存在争议的研究。有的学者建议缩短 AV 间期，有的则建议延长 AV 间期，这些争议最终只是促进这些研究的开展，但并没有产生能真正改善心力衰竭患者心脏功能的可靠方法。

因此，我们很容易理解为什么在 20 世纪 90 年代中期提出了另一种通过起搏治疗改善心力衰竭的方法，人们最初对此表示怀疑。但是，事实证明这种起搏治疗效果很好。

心脏再同步化治疗(CRT)

作用机制

　　CRT 也就是所谓的双心室起搏，目的是改善某些心力衰竭患者心室收缩的异常状态，即所谓的心室不同步。CRT 通过双心室同时起搏来纠正左心室的不同步收缩。

　　CRT 起搏器有三个起搏电极：右心房、右心室和左心室电极。其工作机制与 DDD 模式相似，但有两点不同，一是 CRT 起搏双侧心室而不是单纯的右心室；二是双心室起搏本身并非仅是保证心率，所有情况下 100%起搏才能达到治疗目的。

　　CRT 起搏通常用来纠正心室不同步。心室不同步在宽 QRS 波患者中更为明显。既然 QRS 波形反映心肌的激动顺序，那么宽 QRS 波就提示心室激动异常。特别是束支阻滞时提示一侧心室激动早于另一侧心室，即两侧心室是先后激动而非同时激动。

　　在心功能正常的心脏中，这种异常的心室不同步并不能产生明显的血流动力学异常，但在收缩功能减退的患者中，心室不同步可以导致心室收缩功能下降从而诱发或恶化心力衰竭，并且可能加剧心室重构和射血分数下降。对于这类患者，同时起搏双侧心室可以实现心室同步收缩来提高心室做功效率，减轻症状，并改善临床预后。

　　图 13.1 显示心力衰竭患者 LBBB 导致的心室不同步，从而引起心室功能下降。左图显示舒张末期扩张的左心室，中图显示收缩期的前 60ms，左心室间隔（被右心室激动）已经收缩，但左心室游离壁尚未被激动（由于 LBBB）。实际上此时左心室游离壁向外凸出。右图显示收缩期的最后 60ms，左心室游离壁最后激动并开始收缩，但此时室间隔已经完成收缩，被推到了反方向。不同步收缩的结果就是在异常心室收缩中消耗大量能量，这种异常心室收缩是一种无用的、摇摆的呼啦圈式运动，只能造成血液在心室内来回流动，而不是将血液射向主动脉。

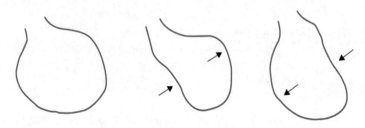

图 13.1 心室不同步如何导致心室功能下降。图中为一例扩张型心肌病合并左束支阻滞(LBBB)患者的左心室收缩示意图。左图显示舒张末期扩张的左心室。中图显示收缩期的前 60ms,左心室间隔(被右心室激动)已经收缩,但左心室游离壁尚未被激动反而向外凸出。右图为收缩期的最后 60ms,左心室游离壁最终被激动,但室间隔已经完成收缩,被推到向对侧。这种不同步收缩的产生的结果就是,每个收缩期中相当多能量都被这种无用的、摆动运动所消耗,血液在心室内来回流动,而不是射向主动脉。

图 13.2 阐述了 CRT 如何使这类心脏获益。左图仍然显示舒张末期扩张的心室。右图显示双心室同步起搏下心脏激动情况,右心室和左心室同时起搏,这样室间隔和左心室游离壁同时收缩,心室消耗的能量均用于心脏射血。心室收缩变得更为高效和有效。

有 20%~30%的充血性心力衰竭患者伴随室内传导延迟, 其中大

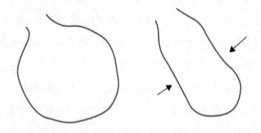

图 13.2 双心室起搏如何提高心室功能。这两幅图说明了双心室起搏如何改善图 13.1 所示的不同步收缩的扩张左心室的心脏功能。左图为舒张末期扩张的左心室。右图显示了双心室同步起搏后的情况。此时左心室和右心室同时起搏,这样室间隔和左心室游离壁同时收缩,心室消耗的能量主要用于射血,而不是消耗在无用运动中,扩张的心室同时射血,心室收缩变得高效且有效。

多数为左心室激动延迟。

CRT 的作用

多项临床研究证实了 CRT 在特定人群中的临床获益。

血流动力学作用

对于心力衰竭伴 LBBB 患者，CRT 治疗持续改善血流动力学，包括改善心排出量和心指数，增加主动脉压，以及降低肺毛细血管楔压。

收缩能力

CRT 提高左心室收缩能力，包括整体心肌收缩功能增强和左心室射血分数增加。与其他治疗导致的左心室收缩能力增加不同（如正性肌力药物氨力农和米力农），CRT 实际上降低了心肌能量消耗。所以心肌收缩不仅更加有效，而且更加高效。

逆转重构

左心室重构是心脏收缩功能下降的基本反应，主要表现为心室扩张、心室质量增加、射血分数下降。实质上，心肌重构时的左心室扩大是一种代偿机制，使得在收缩力下降时，也可以维持正常的心室每搏量。心脏重构本身是有害的，同时重构的程度也反映了收缩功能不全的严重程度。

研究证实 CRT 可逆转左心室重构。尤其是 CRT 可减少左心室收缩末期内径和舒张末期内径及左心室质量。心室重构的逆转反映了心脏收缩功能得到彻底改善。

CRT 的临床研究

大量临床研究评估了 CRT 对于收缩功能异常心力衰竭患者的临床获益。这些研究结果总结如下。

中至重度心力衰竭患者

最早的 CRT 临床研究仅纳入了心力衰竭症状严重的患者，即 NYHA 心功能Ⅲ级和Ⅳ级的心力衰竭患者。此外，这些患者同时伴有 QRS 波增宽（至少 120~140ms）和左心室射血分数≤0.35。主要临床研究结果见表 13.1。总体而言，这些研究强烈提示：对于特定的严重心力衰竭患者，CRT 治疗可以显著降低心力衰竭患者死亡率和再入院率，提高射血分数，并且改善生活质量。

此外，一项包含 14 个随机对照研究共纳入 1400 例中至重度心力衰竭患者的 Meta 分析显示（McAlister FA et al., *JAMA* 2007;297: 2502），CRT 治疗与药物优化治疗相比，NYHA 心功能分级得到提升的患者比例更高（59%对 37%），心力衰竭患者再入院率减少 35%以上，运动耐力和生活质量改善，心力衰竭患者死亡率和整体死亡率降低。

轻至中度心力衰竭患者

已有一些随机临床试验评价 CRT 在 NYHA 心功能Ⅰ级或Ⅱ级并伴有收缩功能下降和室内传导阻滞心力衰竭人群中的治疗效果。

一项纳入 4 个研究的 Meta 分析（Santangeli P Di Biase L, Pelargonio G et al., *J Interv Card Electrophysiol* 2011;32:125）结论提示在 NYHA 心功能Ⅰ级和Ⅱ级且 EF≤0.4 的患者中，CRT 减少死亡率和心力衰竭事件，改善心力衰竭症状，逆转心室重构。

其中最著名的 MADIT-CRT 研究（Moss AJ et al., *N Engl J Med* 2009;361:1329），比较了单独 ICD 和 CRT 联合 ICD 在 1820 例 NYHA 心功能Ⅰ级或Ⅱ级且 EF≤0.3,QRS≥130ms 的患者中的治疗效果。平均随访 29 个月，CRT 联合 ICD 治疗组主要终点事件（全因死亡或非致命心力衰竭发作）明显减少，更为重要的益处体现在心力衰竭发作次数的减少。一系列的随访研究分析后（Zareba et al., *Circulation* 2011; 123:1061 和 Goldenberg et al., *N Engl J Med* 2014;370:1694），CRT 治疗的获益（包括延缓心力衰竭进展，降低死亡率和减少室性心律失

表 13.1　中至重度心力衰竭伴宽 QRS 波患者接受 CRT 治疗的主要随机临床研究。这些研究结果肯定了 CRT 在改善心脏功能、生活质量、住院率和生存率等方面的疗效。在 COMPANION 研究中，CRT 联合 ICD 治疗与单纯 CRT 治疗相比，显著提升生存率

研究	研究人群	随机化方法	研究结果
MIRACLE[a]	435 例，NYHA 心功能 Ⅲ 级，LVEF ≤0.35，QRS≥130ms	双心室起搏对无双心室起搏　研究终点：6MW，NYHA 心功能分级，LVEF；再入院率减少	6MW 分数提高
MIRACLE ICD[b]	369 例，与 MIRACLE 相同但有 ICD 指征	双心室起搏联合 ICD 对单纯 ICD　研究终点：NYHA 心功能分级，峰值氧耗量，运动持续时间	生活质量提高
MUSTIC[c]	48 例，NYHA 心功能 Ⅲ 级，QRS ≥150ms，无起搏指征	双心室起搏对无双心室起搏　3 个月后交叉	双心室起搏提高 6MW、生活质量、峰值氧耗量，减少 85%住院率
COMPANION[d]	1520 例，NYHA 心功能 Ⅲ～Ⅳ 级，LVEF≤0.35，QRS 波 ≥120ms，最近因心力衰竭住院	优化药物治疗对双心室起搏双心室起搏联合 ICD（1:2:2）	双心室起搏同优化药物治疗相比，可减少 20%全因死亡率和全因再入院率，死亡率下降 24%，但无统计学差异

（待续）

表 13.1(续)

研究	研究人群	随机化方法	研究结果
CARE-HF[e]	813 例,NYHA 心功能 Ⅲ~Ⅳ级,QRS≥120ms	双心室起搏对无双心室起搏	双心室起搏联合ICD 比优化药物治疗减少 30%全因死亡率和再入院率, 显著减少 36%全因死亡率心血管病死亡率和住院率明显下降(主要终点)全因死亡率明显下降(次要终点)

6MW,6 分钟步行试验;LVEF,左心室射血分数;ICD,植入式心脏转复除颤器。

[a] Abraham WT et al., *N Engl J Med* 2002;346:1845

[b] Young JB et al., *JAMA* 2003;289:2685

[c] Linde C et al., *J Am Coll Cardiol* 2002;40:111

[d] Bristow MR et al., *N Engl J Med* 2004;350:2140

[e] Cleland JGF et al., *N Engl J Med* 2005;352:1539

常发生)主要限于伴 LBBB 和 QRS 波宽度≥150ms 的患者。

CRT 的适应证

通常,CRT 适合收缩功能下降和明显心室不同步的心力衰竭患者。指南中定义不同步仅仅根据 QRS 波宽度,不同的指南有着不同的界定值。

2013 年发表的 ACC/AHA/HRS 指南中(*Circulation* 2013;128;e240)给出的 CRT 主要适应证如下:

- NYHA 心功能 Ⅱ、Ⅲ、Ⅳ级，优化药物治疗，LBBB，QRS≥150ms（Ⅰ类推荐）；
- NYHA 心功能 Ⅲ、Ⅳ级，优化药物治疗，非 LBBB，QRS≥150ms（Ⅱa 类推荐）；
- NYHA 心功能 Ⅱ、Ⅲ、Ⅳ级，优化药物治疗，LBBB，QRS 为 120~149ms（Ⅱa 类推荐）；
- 心力衰竭患者需要植入 ICD 或起搏器且心室起搏时间预计超过 40%（Ⅱa 类推荐）（该推荐的合理性将在后文讨论）。

CRT 装置的植入

CRT 装置与起搏器（或者 CRTD 与 ICD）植入的唯一明显差别在于需要增加一个左心室起搏电极。

CRT 植入早期，左心室起搏需要植入心外膜电极（需要切开胸壁）或采用普通静脉电极（并非特别设计用于左心室起搏）植入冠状窦。因此，过去左心室电极植入是个漫长、枯燥、复杂且高风险的操作。现在，已经研发出多种多样的植入工具来放置特殊设计的冠状窦电极。这些工具能帮助电生理医生快速、安全地通过冠状静脉窦植入左心室电极。许多手术病例中，左心室电极的放置和测试过程只需要 30 分钟甚至更短。

植入左心室电极时，先通过冠状窦口插入特别设计的指引导管，注入造影剂以显示心脏静脉系统并确定植入的靶静脉（许多患者左心室电极植入左心室的中部和侧壁时 CRT 疗效最佳，所以术者需要在这一区域选择静脉）。根据靶静脉的解剖特征选择合适的起搏电极，然后插入冠状窦并放置到理想位置。

左心室电极测试不仅仅需要注意合适的 R 波振幅、起搏阈值、阻抗，并且需要注意是否存在膈肌刺激，这是冠状静脉起搏的最常见的问题。如果存在膈肌刺激，电极需要重新放置。目前的左心室电极可以通过调整不同起搏向量的组合来进行所谓的"起搏部位改变"，通过这种方法，膈肌刺激常可以消失，而不需要实际操作来更换电极位置。

　　冠状静脉穿孔和继发性心脏压塞是左心室电极植入中最可怕的并发症。CRT 植入的其他并发症还包括膈肌刺激、气胸、感染。

　　对于超过 90% 的患者，目前均可以通过冠状窦途径成功植入左心室电极。

CRT 尚未解决的问题

有反应者和无反应者

　　从 CRT 治疗的最早期，医生就发现许多心力衰竭患者接受 CRT 治疗后具有良好的反应。这些患者的心功能从 NYHA Ⅲ 级迅速提高到 Ⅰ 级，或从 Ⅳ 级提高到 Ⅱ 级，可以从事近几个月或近几年都无法完成的体力活动。这些患者非常庆幸自己能够重获新生，医生也非常满意其治疗效果。上述这类患者被视为"有反应者"。有 40%~60% 的接受有 CRT 植入指征的心力衰竭患者归于此类。

　　当然，没有达到上述改善效果的植入者则被认为是"无反应者"，这个名称听起来可能是不幸的。

　　将没有上述良好反应的患者等同于没有任何意义的反应，这种认识是肤浅的。CRT 治疗并非产生全或无的效应(起死回生般的症状改善或者没有任何改善)。更可能的情况是，一些患者以更缓和的方式从 CRT 治疗中获益，虽然他们感觉并没有显著的改善，但是通过治疗，他们疾病进展的轨迹得以改变，住院次数得以减少，死亡率下降。

　　事实证明，这种缓和的 CRT 疗效正是多数随机试验旨在衡量的获益。这些研究中，总体人群的获益程度并不能完全用那些 40%~60% 的所谓显著反应的患者来解释。比如，在 CARE-HF 试验中，CRT 组的死亡率下降 33%，这一结果很难仅仅归因于那些对 CRT 有显著反应的 50% 患者。更可能的结论是，CARE-HF 的惊人获益共同来自显著反应者和无显著反应者。

　　最后，有一些更为精细的指标来证实 CRT 的有效性，比如逆转重构开始于 CRT 植入初期，一直持续改善至少 12 个月，即使在所谓的无反应人群中也是如此。逆转重构是心室收缩功能改善的基础，这些改变持续存在于整个治疗过程中，无论症状是否有显著性的改善。

针对这一观点，目前已经完成了几项随机试验，可以帮助临床医生识别 CRT 的获益，即使这些益处可能并不显著，而最好应当放弃旧的"有反应者与无反应者"的分类概念。

CRT 的优化

除了最初认识到的同时起搏双心室能帮助心室收缩再同步化外，如何对每位 CRT 植入患者进行个体优化，从而取得最大临床获益的研究进展较少。专家曾提出多种 CRT 的优化方法，如果有足够的研究证据支持，这些方法或许能提高 CRT 的总体获益。

AV 间期

尽管 AV 间期优化在提高衰竭心脏的血流动力学方面曾有争议，但我们仍有理由相信，AV 间期优化是 CRT 治疗获益的重要影响因素。

左心房到左心室间期(LA-LV)是我们主要的关注点。因为起搏器，甚至 CRT 都是感知右心房(而不是左心房)电图，任何的房间传导延迟(右心房到左心房之间的传导延迟) 未被计算。换句话说，AV 间期中的"A"来源于右心房，左心房被忽略。这样，合并房间传导延迟时，CRT 程控的 AV 间期会导致有效的 LA-LV 间期过短，导致左心室的收缩可能发生在左心房收缩完成之前。结果造成 CRT 治疗期间左心室射血量下降。

这是否仅仅是个理论问题，LA-LV 间期优化是否可以提高部分或所有患者的 CRT 效果，目前仍没有被充分研究。这是 CRT 优化中的一个需要关注的领域。

VV 间期

从传统意义上来说，CRT 是在右心室激动(或起搏)的同时起搏左心室。但是对于某些患者,两个心室之间激动时间的不同,即不同的 VV 间期可以提升 CRT 的效果。例如,已有数据表明,对于某些患者,仅起搏左心室(提前任何的右心室激动)可能比双心室同时起搏效果更好。

VV 间期应该被视为双心室的潜在激动顺序,其范围处于单纯右心室起搏到单纯左心室起搏之间。正如我们所知,最佳 VV 间期因人而异。

现在的 CRT 装置允许医生更改 VV 间期,但这项功能在市场上的使用说明较少。临床医生对于如何选择最合适的 VV 间期并没有客观指导。需要系统研究来评估改变 VV 间期是否可产生显著不同的效果,如果是这样,还需要研究如何精确优化这项参数。

左心室电极放置和电极数目

当人们静下心来思考的时候就会发出惊叹,为何我们常常将左心室电极经验性地放置到最容易到达的部位, 但 CRT 治疗效果却依然非常明显。

如果客观地针对每位患者左心室电极需要放置的特定位置进行评估, 并大费周章地将其植入至该区域, 是否能够提高 CRT 的疗效呢? 一些研究结果表明的确如此(来自 MRI 研究)。至少在一些失同步的左心室中存在最佳靶部位,它往往是左心室最晚激动的区域。将左心室电极放置在这个部位所产生的再同步化效果明显优于几厘米外的其他起搏位置。也许一些患者存在不止一个最佳起搏点,也许需要精确放置 2 个或更多的左心室电极来真正优化 CRT。优化电极放置,优化所使用的电极数目,是需要系统研究的另一个领域。

失同步检测

目前我们发现左心室失同步的方法是寻找有无室内传导延迟,其敏感性和特异性不佳。没有明显传导延迟的心脏可能存在严重的左心室不同步,而一些存在传导延迟患者可能并无明显的心室不同步。

CRT 植入早期，人们致力于研究客观性、可重复性强的检测心室不同步严重程度的方法，其中主要是超声技术，尤其是组织多普勒。不幸的是，这些尝试多数以失败告终。在 2008 年美国超声心动图学会发表的共识（Gorcsan J 3rd et al., *J Am Soc Echocardiogr* 2008;21:191）中指出，对于有 CRT 植入指征的患者不能因超声不同步性评估结果而放弃 CRT 治疗，同时也不推荐在超声报告中评价 CRT 是否带来获益。

目前，有无 LBBB 和 QRS 波宽度是预测心力衰竭患者心室不同步程度以及能否从 CRT 治疗中获益的最佳指标。

CRT 应该成为标准起搏模式吗？

如果自发性 LBBB 产生心室不同步，并进一步损害收缩性心力衰竭患者的心脏功能，那么右心室起搏所造成的医源性 LBBB 是否对这些患者同样有害？对于起搏依赖的患者，尤其是收缩功能减退的患者，这是个需要考虑的问题。

一些临床研究提示长期的右心室起搏对于收缩功能减退的患者是有害的。在 PAVE 试验（Doshi RN et al., *J Cardiovasc Electrophysiol* 2005;16:1160）中，184 例心房颤动和 NYHA 心功能 Ⅱ~Ⅲ 级并接受房室结消融的患者被随机分配到 CRT 组和右心室起搏组。CRT 组患者的 6 分钟步行距离、运动时峰值氧耗、运动时间、左心室射血分数均优于标准右心室起搏组。随后，美国 FDA 批准 NYHA 心功能 Ⅱ~Ⅲ 级心房颤动患者为控制心室率可以给予房室结消融，并接受 CRT 起搏治疗。

BLOCK-HF 试验（Curtis AB et al., *N Engl J Med* 2-13;368:1585）中，共有 691 例左心室射血分数≤50%、NYHA 心功能 Ⅰ~Ⅲ 级的房室传导阻滞患者接受了 CRT 治疗，被随机分为双心室起搏组和右心室起搏组，随访 3 年后，双心室起搏组的临床预后（死亡率、急性心力衰竭治疗率、心功能恶化程度）明显优于对照组。

总之，对于大部分时间需要起搏的中度心力衰竭患者，CRT 起搏优于右心室起搏。

CRT 起搏是否会产生更好的长期效果,尤其对于没有收缩功能减退的患者,这一问题尚无结论。在 PACE 试验(Yu CM et al., *N Engl J Med* 2009;361:2123)中,共有 177 例心功能正常患者被随机分配到右心室起搏组和 CRT 组。随访 12 个月,CRT 组有更高的射血分数和更小的左心室舒张末容积。然而,如果想针对大多数需要起搏支持治疗的患者常规使用 CRT 治疗,尚且需要大规模的长期随访研究证据。

（吴冬燕 谷云飞 译）

第14章

晕厥的评估

对晕厥(突发意识丧失)患者的评估通常较为困难,这与晕厥本身的性质有关:晕厥最常发生在偶然的、相对不可预测的情况下,在发作间歇期,晕厥的患者通常看起来(而且经常)是正常的。

目前,电生理医生经常参与对晕厥患者的评估包括以下两个方面:首先,心律失常往往是晕厥的直接原因或是其一个显著特征;其次,电生理技术常有助于揭示晕厥的病因。这一章中,我们回顾了晕厥的病因,并探讨了过去几十年中在电生理导管室学习到的晕厥评估方法。

晕厥的原因

表14.1列出了晕厥的原因,主要分为五大类,对前四类晕厥的诊断需要依据详细的病史与仔细的体格检查,而大多数晕厥患者属于第五类,即心律失常相关性晕厥。因此,大多数情况下,临床医生需要评估患者是由于心律失常(心动过速或心动过缓)直接导致的晕厥,还是血管迷走性晕厥(更为常见),心动过缓通常为后者的显著特征,而非其病因。

心动过缓性晕厥

虽然通常认为心动过缓是晕厥的常见原因,但它们实际上只占全部晕厥的不到5%,但是心动过缓仍然是晕厥的重要原因,因为它们是可以完全治愈的。第5章中对慢性心律失常患者的评估进行了详细的探讨。在这一部分中,我们简要回顾缓慢性心律失常的原因和评估。

表 14.1　晕厥的主要原因

神经源性晕厥	
椎–基底动脉短暂性脑缺血发作	正常颅压脑积水
锁骨下动脉盗血综合征	癫痫
代谢紊乱性晕厥	
缺氧	过度通气
低血糖	
精神疾病性晕厥	
惊恐发作	癔症
结构性心脏病性晕厥	
主动脉狭窄	梗阻性心肌病
二尖瓣狭窄	左心房黏液瘤
肺动脉瓣狭窄	人工瓣膜功能障碍
心肌缺血	肺栓塞
主动脉夹层	肺动脉高压
心律失常性晕厥	
心动过缓：窦房结功能障碍,房室结传导疾病	
心动过速：室上性和室性心动过速	
血管迷走性晕厥	

窦房结功能障碍

　　窦房结疾病在老年患者中很常见,通常是由窦房结退行性纤维化导致,窦房结功能障碍往往伴随着房室传导系统及心房纤维化,导致房室传导阻滞或房性心律失常。尽管窦房结病变通常不会威胁生命,但因严重窦房结功能障碍而发生晕厥的患者有严重外伤甚至猝死的潜在风险。窦房结疾病导致晕厥时,通常与室上性心动过速有关(见下文)。

　　大多数因窦房结功能障碍导致晕厥的患者中,窦房结都存在显著异常,通过心电监护即可发现,然而,即使对这些患者,偶尔也需要电生理检查来诊断窦房结功能障碍,因此,对晕厥患者进行全面评估后病因仍未明确时,应完善电生理检查,特别是老年患者。

房室传导阻滞

房室结病变并不少见,但很少导致晕厥,而希氏束阻滞是心动过缓性晕厥最常见的原因,在房室传导阻滞导致的晕厥中,心电图和心脏监护是最常见的诊断方法,晕厥患者合并完全心脏传导阻滞是心脏起搏的指征,二度房室传导阻滞也是重要线索。室内阻滞或一度房室传导阻滞很容易被忽视,但在晕厥患者中也应高度重视,这些患者中,尤其是没有发现晕厥的其他病因时,应完善心电生理检查。

心动过速性晕厥

室上性心动过速

虽然室上性心动过速较为常见,但很少引起晕厥。室上性心动过速导致晕厥时,通常存在另一种异常机制,最常见的是窦房结功能障碍。窦房结功能障碍患者中,室上性心动过速(心房颤动或心房扑动)会抑制窦房结功能(见第 5 章),心动过速终止时,会出现较长时间的窦性停搏,导致意识丧失。另一种少见的情况是,室上性心动过速所致晕厥可以没有窦房结功能障碍,这种情况下,晕厥可能是血管迷走反射导致的,而心动过速本身可能只是血管迷走反射的触发因素。

当晕厥与室上性心动过速有关时,通常伴有强烈的心悸感,如有上述表现应立即考虑晕厥为心动过速所致,对该类患者应尽早进行电生理检查。

室性心动过速

20 世纪 80 年代中期以前, 人们一直认为室性心律失常不是晕厥的主要原因,而现在则认识到室性心动过速是晕厥的常见原因,特别是对于有基础心脏病的患者,室性心动过速或心室颤动是导致 40% 心脏病患者晕厥的原因。因为室性快速性心律失常所致晕厥是猝死的先兆，所以对于严重心脏病合并晕厥者，应紧急处理。室性快速性心律失常引起的晕厥通常发生在无预警的情况下，但在一些持续性室性心动过速的患者中，晕厥之前可能有心动过速症状。晕厥可以非常短暂，持续一段时间后可以自行恢复。其他原因的晕厥一般不会出现无脉、呼吸暂停、发绀，对于很多无明确病因的晕厥患者，在经过详细病史调查后可发现曾经出现一过性心脏骤停。

由于大多数快速性室性心律失常的机制是折返，大多数折返环需要心肌纤维化所产生的基质，因此室性心动过速很难直接导致晕厥，除非合并心肌疾病。当合并心肌疾病时，必须首先考虑室性心律失常为晕厥最可能的原因，当评估病因不明确的晕厥患者时，必须首先明确患者是否存在基础心脏病，如果存在，医生必须将治疗重点从预防晕厥转为预防猝死。

因此，如果详细的病史询问与体格检查不能明确晕厥的原因，需要采取无创检查评估心室肌的状态，这同样是评估患者的必要部分，如果心室功能正常且无心室肥大，通常则可排除室性心律失常所致晕厥(值得注意的是，无结构性心脏病的情况下，一些相对少见的疾病亦可引起晕厥，如长 Q-T 间期综合征、Brugada 综合征和儿茶酚胺敏感性多形性室性心动过速)。

如果心脏影像学检查提示节段性室壁运动异常或左心室射血分数下降，则必须首先考虑潜在致命性室性心律失常。

信号平均心电图也有助于确定室性心动过速是患者晕厥的原因，信号平均心电图预测晕厥患者出现电生理检查异常的灵敏性为 73%~89%，特异性为 89%~100%(参见图 7.1)。

心电监护对评估晕厥原因的价值有限，原因有三：第一，产生晕厥的室性心律失常是偶发的且不可预测的，监测数天或数周捕捉到产生晕厥的室性心律失常的概率很小，而对有基础心脏病的患者，心电监护无异常也是不可靠的；第二，这些患者中，无症状室性期前收缩的特异性较低(在心电监护中发现室性期前收缩的诊断价值较小);第三,有严重基础心脏病的患者一旦出现晕厥症状,必须考虑到患者存在猝死风险,不建议在门诊进行心电监测,应考虑患者曾发生一过性心脏骤停,而不只是晕厥。

一旦确定了室性心律失常可能是患者晕厥的原因,患者应该立即接受床旁心电监护,直到排除致命性室性心律失常诊断或进行充分治疗,对于上述患者,电生理检查经常是确定其晕厥病因并制订合理治疗方案的最直接方法。

血管迷走性晕厥

血管迷走性晕厥是目前晕厥最常见的原因,血管迷走性晕厥还有多种叫法,如心脏神经源性晕厥、反射性晕厥等,因此也反映出目前仍难以解释其发生机制,不仅如此,文献中经常将血管迷走性晕厥的不同亚型(表 14.2)当作单独的疾病来探讨,这使多数医生对血管迷走性晕厥的诊断极为严格,事实上,血管迷走性晕厥患者通常都有过多次晕厥病史,并且晕厥发作常常可以出现表 14.2 中列出的多种不同症状。认识到这些不同的症状是同一种机制导致的,才能提高对血管迷走性晕厥的诊治能力。

表 14.2　血管迷走性晕厥的症状

推测传入通路	症状
胃肠道、泌尿生殖道的机械感受器	排尿、排便、餐后、消化性溃疡
大脑皮层	恐慌或害怕、有害刺激物、疼痛
脑神经	舌咽神经痛、眼迷走神经反射
心肺压力感受器	颈动脉窦、咳嗽
心脏 C 纤维	Valsalva 试验、直立倾斜试验、洗浴、举重、吹小号、运动后低血容量、起搏器综合征、室上性心动过速

血管迷走性晕厥不同亚型的共同特点是最可能刺激脑干的髓质血管减压区，由不同位置的刺激通过传入神经刺激髓质血管减压区，不同传入刺激导致的晕厥则命名为相应的综合征(表 14.2)，一旦该区域受到刺激，则会产生并传出信号，从而导致迷走神经张力升高(通过迷走神经)和血管扩张(尚未阐明)，随之产生心脏充盈减少和心动过缓，导致晕厥。

虽然心动过缓往往是血管迷走性晕厥的一个重要特征，但在产生症状时，它远不如血管舒张重要，这就解释了为什么起搏治疗对血管迷走性晕厥患者疗效欠佳，也是为什么选择用"血管迷走性晕厥"来命名这种晕厥的原因。

心脏 C 纤维(左心室的机械感受器)是血管迷走性晕厥多种表现的共同传入神经，在静脉回流减少，继发交感神经张力增高时，心室收缩力增强，引起 C 纤维产生兴奋。

血管迷走性晕厥的多种临床特征对诊断具有显著的提示意义，其诱因很多，因此，患者的晕厥症状会周期性复发，晕厥的最初发作通常在患者的青春期，随着时间的推移，患者可能会出现如表 14.2 中所列的症状的相应事件。血管迷走性晕厥发生前几秒会出现前驱症状(如头晕、耳鸣、视物模糊、出汗、恶心)，而且几乎总是在患者上半身直立状态(坐或站)时发生，当患者采取仰卧姿势(通常是背部朝下)后，晕厥症状几乎能够立即消失，但是血管扩张效应往往会持续数分钟，因此当患者在发作后立即站起时，通常会发生第二次晕厥。血管迷走性晕厥后会出现较长时间的眩晕感并且无法正常工作，这可能与某一事件引起的自主神经紊乱有关，然而，这些症状可能被临床医生误认为是"晕厥发作后"的状态。当环境温度较高、患者合并病毒感染、脱水状态或处于巨大的压力下时，容易发生血管迷走性晕厥的患者通常会出现晕厥发作，与心脏 C 纤维刺激有关的症状在严重心功能不全的患者中相对少见，可能是因为 C 纤维受到心肌疾病的影响。通常情况下，容易发生血管迷走性晕厥的患者会在数天或数周内发作多次晕厥，其机制尚未阐明,某些情况下,患者可能合并消化性溃疡、尿路感染等血管迷走性晕厥的诱因。

由于血管迷走性晕厥的典型临床特点,详细的病史询问对于正确的诊断是必不可少的,通过表 14.2 可以看出,患者在晕厥时的活动能够提示晕厥产生的机制,当排尿、排便、咳嗽或吞咽时发生的晕厥几乎都属于血管迷走性晕厥,与恐惧、疼痛、有害刺激或者严重的情绪压力相关的晕厥也是如此。上述晕厥发作的诊断并不困难,但是准确地采集到上述病史便能够进一步为诊断提供线索,明确晕厥的诱因。剧烈活动后立即发生的晕厥通常是血管迷走性晕厥(这与发生在剧烈活动过程中的晕厥相反)。

直立倾斜试验

直立倾斜试验通常是用于确定患者是否具有血管迷走性晕厥的倾向,当进行直立静止的倾斜试验时,血管迷走性晕厥的患者晕厥发作频率较高。

在不同的中心,直立倾斜试验的角度会有所差异,但大多数中心会让患者在 60°~85° 保持 15~45 分钟,"正常"人群对这种倾斜的代偿是,通过刺激压力感受器,兴奋 α 和 β 肾上腺素能受体,从而代偿静脉回流的减少。然而对于血管迷走性晕厥患者,这些代偿机制最终都会失效,使静脉回流减少无法得到完全代偿,因此,交感神经张力会逐渐增加,充盈减少的心室收缩力增加导致心脏 C 纤维的激活,从而刺激髓质血管区域,其最终结果是交感神经张力减少而迷走神经张力突然增加,导致血管扩张并出现晕厥,因此,倾斜试验阳性可以判断患者是否容易出现血管迷走性晕厥。

30%~74% 不明原因晕厥的患者在直立倾斜试验中为阳性,然而,直立倾斜试验过程中,即使是有过晕厥病史的患者,偶尔也需要注射异丙肾上腺素来诱发晕厥,此外,倾斜试验的可重复性还没有得到证实,因此,不能通过重复进行倾斜试验来研究药物治疗是否有效。

据报道,7% 没有晕厥病史的患者中,直立倾斜试验也可以是阳性的。直立倾斜试验是否存在"假阳性"或者血管迷走性晕厥患者倾斜试验的结果应该是什么,仍然有待研究。但急剧的直立倾斜试验会导致几乎所有人的血流动力学受到影响。

血管迷走性晕厥的治疗

血管迷走性晕厥最有效的治疗方法是对患者的教育,曾有过血管迷走性晕厥的患者应该明确可能诱发晕厥的各种诱因,当患者在运动过程中、合并病毒感染、或在高温环境工作时,都应补充充足的水分,患者在失去意识前所经历的症状——血管迷走性晕厥的前驱症状——应该被当作发生晕厥的预警,这种情况下,患者应该立即采取仰卧位直到症状消失,从而避免丧失意识。身体用力,如绷紧手臂、握紧网球拍或其他物体、交叉双腿、绷紧腹部肌肉等,可以终止或延缓血管迷走性晕厥的发作,如果发生前驱症状,可以通过身体用力来防止晕厥发生,或者至少可以推迟意识丧失发生的时间,来争取时间采取仰卧位。

对于不经常发作的患者,知道这些措施后基本上就不需要其他治疗方法了。

血管迷走性晕厥的药物治疗通常效果欠佳,但是当患者教育和生活习惯改变都无效时,β 受体阻滞剂有时候可能会有效,这种治疗方法似乎相互矛盾,心动过缓经常是晕厥的一个显著特征,但是因为心脏 C 纤维富含交感神经,所以使用 β 受体阻滞剂也是合理的。此外,也可以应用丙吡胺进行治疗,丙吡胺有兴奋迷走神经的作用,但其也有负性肌力作用,因此也可能抑制心脏 C 纤维的兴奋。只有当患者是因为心脏 C 纤维兴奋所致晕厥时,β 受体阻滞剂和丙吡胺才有效。此外,茶碱类药物、东莨菪碱、米多胺、氟氢化可的松、氟西汀和其他的 5-羟色胺摄取抑制剂用于治疗血管迷走性晕厥的疗效尚无统一观点,甚至通常需要尝试联合用药。药物治疗应该应用于那些经常出现晕厥且非药物治疗无效的患者。

由于血管迷走性晕厥很少表现为单纯心动过缓,很少采用心脏起搏治疗,通常用于那些有严重的长时间心动过缓的患者,如果需要进行心脏起搏治疗,通常需要植入双腔起搏器以维持房室顺序传导。

晕厥患者的评估

过去,晕厥的评估主要集中于神经源性病因,然而,现在大部分晕厥都跟心血管事件相关,因此,对晕厥患者的评估应该进行详细的心血管病因分析。

表 14.3 概述了评估晕厥患者的三步法,最重要的一步是仔细询问病史并进行体格检查,尽管这一步在评估任何疾病时都很重要,但在晕厥患者中尤为重要。病史可以为诊断神经系统疾病、基础心脏病以及血管迷走性晕厥提供线索,体格检查可以在发现隐匿性神经病变和心脏疾病的过程中起到重要作用,当接诊晕厥患者时,必须有不明确诊断就不离开患者床边的态度,因为如果需要依靠辅助检查来做出诊断时,便会增加诊断难度。

心电图对晕厥患者的诊断很重要,心电图出现 Q 波、室内阻滞或室性心律失常,都提示需要注意可能会导致致命性室性心律失常的基础心脏病。心脏传导阻滞、窦性心动过缓或窦性停搏都会引起心动过缓,PR 间期缩短或存在预激都提示存在旁路,这也可能导致晕厥。心电图还可以发现心室肥厚、Brugada 综合征、复极异常等征象,提示有尖端扭转型室性心动过速或缺血性心脏病的可能性。

常规头颅影像学检查或是脑电图意义较小,除非病史或体格检查提示可能存在神经病变或癫痫,否则一般不需要完善这些检查,发生癫痫而脑电图为阴性时,应考虑行直立倾斜试验,因为在某些患者中,通过诱发血管迷走性晕厥可以产生癫痫样发作(因此避免误诊为癫痫)。

对于有过血管迷走性晕厥的患者来说,直立倾斜试验不是必须的,这些患者中,即使直立倾斜试验结果是阴性,也应该针对血管迷走性晕厥进行治疗。

表 14.3 晕厥患者的评估

步骤 1

病史询问及体格检查,心电图,血清电解质

步骤 2

a. 如果步骤 1 中发现神经系统的问题,可以考虑脑电图、头颅影像学检查或脑血管造影

b. 如果怀疑与血管迷走相关,可以考虑进一步检查排除可逆性病变(如胃肠道或泌尿生殖系统疾病)并开始治疗,通常无须进行直立倾斜试验

c. 如果怀疑心脏疾病,或者病因尚未明确,可以行无创心脏检查以评估心室功能(超声心动图),必要时可以考虑行运动平板试验或心导管检查

步骤 3

在执行步骤 2 之后如果病因仍未明确:

a. 如果存在结构性心脏病,要进行全面的心脏评估,然后行心脏电生理检查(在电生理检查之前,可以做信号平均心电图作为筛查)

b. 如果没有结构性心脏病,可以考虑门诊监测,运动平板试验及随访观察,如果晕厥再发,应考虑直立倾斜试验以及电生理检查

　　与运动相关的晕厥通常发生在年轻患者中,老年患者更可能与室性心律失常相关,尤其是有基础心脏病的患者。然而,即使是运动相关晕厥的年轻患者,也应该进行运动平板试验来发现运动诱发的心律失常,完善超声心动图来寻找可能导致晕厥的结构性心脏病(尤其是肥厚型心肌病)。

　　最重要的也是最容易被忽视的,就是诊断晕厥需要排除基础心脏病,中老年晕厥患者中,尤其是近期晕厥发作时,进行无创检查来评估心功能是非常重要的,超声心动图是评价心功能首选的检查,因为超声心动图可以发现左心室流出道病变的征象。信号平均心电图也可以用于怀疑有基础心脏病的患者,对其进行室性心律失常的筛查。

　　虽然心律失常是晕厥的一个重要原因,但动态心电图的诊断价值有限,当怀疑为症状性窦房结功能障碍或室上性心动过速时,动态心

电图(记录事件)是有诊断价值的,但是,当考虑晕厥的原因是室性心律失常时,动态心电监测是不恰当的。

凡是有过心肌梗死病史、左心室射血分数下降、阵发性室性心动过速或是信号平均心电图上有阳性改变的不明原因的晕厥患者,都应立即进行电生理检查,这些患者都应被视为室性心律失常、猝死的高危人群,应入院监测室性心律失常,除非已排除诊断或进行治疗。

经过仔细的无创检查后,仍然未能明确晕厥病因时,可以考虑进行电生理检查,并且可以联合直立倾斜试验同时进行,联合应用这两项检查可以使74%未明原因的晕厥患者得到明确诊断。

对晕厥患者的评估通常难度较大,然而,应用本章所述的原则可以对大多数晕厥患者快速做出诊断。

(何榕 刘彤 译)

第 15 章

电生理检查的应用：心律失常的评估与治疗

最后一章中，我们试图将前 14 章中介绍的信息综合为心律失常评估和治疗的通用方法，重点是电生理检查的合理使用。

本章概述的方法虽然简单，但却是临床应用中的基础核心内容。简言之，本章方法的基本原则是根据所需治疗心律失常的严重程度来制订适当的治疗方案。几乎所有心律失常治疗中出现的严重错误都与违背上述原则有关。每年因诊治医生对致命性心律失常的忽视导致上千例患者死亡，更糟糕的是，在面对良性心律失常发作时的治疗又如临大敌。通过这种合理的分步方法对心律失常进行评估和治疗可以避免上述致命错误。

评估和处理心律失常的三步法

心律失常的正确管理需要遵循预定的治疗计划，其目的是完成特定的治疗终点。这些治疗终点最终又取决于心律失常的严重程度。因此，在评估和治疗心律失常时需要如下三步：

第一步：评估心律失常的严重程度。医生需要确定心律失常是良性的，可能有害的，还是致命的，以及心律失常相关症状是否需要治疗。

第二步：确立治疗的目标终点。医生治疗的主要目标是预防猝死，减少损伤，还是仅仅为了改善症状。

第三步：制订治疗计划。医生针对主要治疗终点制订治疗计划。

第一步：评估心律失常的严重程度

如前所述，心律失常治疗中最常见也是最严重的错误是制订不合理的治疗方案。这种错误最常见的原因是医生倾向于对于特定的心律失常予以特定的治疗方法，而不考虑心律失常发生的背景。

例如，一位医生使用氟卡尼或恩卡尼治疗所有室性期前收缩(PVC)的患者(1990 年以前，这是一种非常普遍的做法)。对于心脏正常且无症状的患者 A 而言，这种治疗策略过于激进。患者 A 猝死风险一般，并且此类抗心律失常药物不能降低其风险（甚至可能增加风险）。对于合并 PVC 的猝死幸存患者 B，上述治疗方法却不够积极。患者 B 具有极高的猝死风险并且经验性给予氟卡尼治疗可能无效。事实上对于这类患者，药物的致心律失常风险可能更高。

对每位出现同一种心律失常的患者采用同样的治疗方案最终会出现严重问题，因为合理的心律失常治疗不仅取决于心律失常本身。只有充分考虑心律失常发生时的不同状态，才能正确判断心律失常治疗是否合理。评估患者心律失常的严重程度时，医生必须至少考虑三个方面：

1.是哪种类型的心律失常？

2.心律失常相关症状是什么？

3.潜在心脏疾病是什么？其程度如何？

一些特殊实验室检查可针对上述三个方面进行评估。最常用的检查包括那些可以评估心律失常本身(电生理检查和动态心电图)以及有助于评估潜在心脏疾病(心导管检查、负荷试验、超声心动图、MRI 和核血管造影)的检查方法。

电生理检查对于指导很多心律失常的治疗有较大帮助，对于评估心律失常严重程度的作用相对较小。由于电生理检查所诱发的心律失常并非在自然条件下发生，因此电生理检查诱发的心律失常与症状的相关性较差，而观察自发性心律失常的症状更有价值。另一方面，当怀疑心律失常但未能记录的情况下，电生理检查有助于诊断心律失常。最常见的例子就是不明原因的晕厥患者（见第 14 章）。这类患者中，电生理检查可以帮助诊断窦房结疾病、远端传导系统疾病和室性快速性心律失常。然而，需要重申的是窦房结疾病和传导系统疾病通常都可以应用无创方法进行诊断。关于室性快速性心律失常，不明原因晕厥患者诱发室性心律失常的敏感性和特异性与自身存在的潜在心脏疾病及其严重程度密切相关。一般而言，只有当患者存在严重心脏病或有特殊原因怀疑心律失常导致的晕厥时，才应对不明原因晕厥的患者进行电生理检查。此外，电生理检查可以帮助评估房室旁路患者发生严重心律失常的可能性（见第 6 章）。除了不明原因晕厥或存在旁路的患者外，电生理检查在评估其他心律失常的严重程度方面作用有限。

评估心律失常的严重程度时，动态心电图通常比电生理检查更有价值。对于频发自发性心律失常患者，动态心电图有助于将心律失常与患者症状更好地联系起来。自发性心律失常的诊断特异性（非诱发的心律失常）为 100%。

Holter 监测通常可以记录 24 小时或 48 小时的心电图。如果患者每天都发作心律失常或者更加频繁，Holter 记录常是评估这些心律失常严重程度的理想方法，因为它可以提供发作频繁程度、恶化或影响因素以及相关症状等信息。

第二种动态监护设备是心脏事件记录仪，这些设备有不同配置。心脏事件记录仪可以连续监测心律，如果发生心律失常（由发作症状的患者触发或者设备自动检测），将存储 30~90s 的心电信号用以回放。

移动心脏遥测（MCT）是用于长期监测的穿戴式设备，可以连续监测心脏节律长达数周，自动检测心律失常"事件"并将其传输到中央监护中心。

最后，还有植入式心脏事件记录仪，一种皮下植入的微型设备，可以单次记录患者的心电图长达数周或数月。设备内部记录的心电信号可以定期下载并查看。一些电生理医生发现该装置有助于评估良性（但有症状）心律失常的发作频率和严重程度。植入式心脏事件记录仪也用于帮助诊断不明原因晕厥。但必须强调，依靠这种形式的动态监测（或任何动态监测）来揭示心律失常相关晕厥并不完全合适，除非电生理检查已排除室性心律失常导致的晕厥，或通过无创心脏检查排除室性心律失常（见第 14 章）。

　　用于评估潜在心脏疾病的检查手段因人而异。较常用的是核血管造影和超声心动图检查，因为这些检查均为无创且能较好地提供室壁运动和左心室射血分数的信息。超声心动图特别适合那些怀疑存在严重瓣膜性心脏病或肥厚型心肌病的患者。如果怀疑心脏缺血，常需要进行运动/铊负荷试验和心导管检查。

是哪种类型的心律失常？

　　诊断心律失常是重要的一步。一旦知道心律失常的性质，需要将心律失常引起的猝死风险进行低危、中危或高危的分层。表 15.1 列出了心律失常相关猝死的危险分层。需要注意的是，某些心律失常本身就具有极高风险，如持续性室性心动过速、心室颤动和无稳定逸搏心律的完全性房室传导阻滞。而心房颤动这种心律失常则会增加栓塞性脑卒中的风险。大多数其他类型的心律失常通常是低危或中危，具体情况则取决于其潜在的心脏疾病。

表 15.1　心律失常相关猝死的危险分层

高危	中危	低危
室性心动过速	有潜在心脏疾病的复杂室	房性期前收缩
心室颤动	性期前收缩	室性期前收缩
三度房室传导阻滞伴	二度房室传导阻滞	窦房结功能障碍
不适当逸搏	三度房室传导阻滞伴稳定	室上性心动过速
预激综合征伴房颤	逸搏	无潜在心脏疾病的室
快速前传	心房颤动	性期前收缩
		一度房室传导阻滞

心律失常相关的症状是什么?

心律失常通常只导致几种类型的症状:心悸、头晕、意识丧失。心悸是最常见的症状,通常与逸搏相关。如果心悸是唯一症状,且明确为良性心律失常时,多数患者可以耐受。不同严重程度的头晕症状往往与缓慢性或快速性心律失常相关。尽管许多患者可以耐受轻微的头晕症状,但其他患者常因这些症状而感到非常不安。心律失常引起的意识丧失提示存在严重血流动力学障碍,任何引起这种症状的缓慢性或快速性心律失常都应该被认为有较高的猝死风险。这个原则存在一种特殊情况:伴有心动过缓的晕厥本质上通常是血管迷走性晕厥,在这种情况下,心动过缓本身不是晕厥的原因(相反,血管扩张是主要原因),不应该被认为是致命性心律失常。

一些心律失常可导致或恶化充血性心力衰竭来引起症状。任何形式的持续数周或数月的心动过速 (如持续的折返性室上性心动过速,不适当窦性心动过速或心房颤动伴快速心室率)最终可能导致心室重构和扩大,从而导致充血性心力衰竭。对于舒张功能不全的患者,其心室顺应性较差,因此依赖心房收缩而增加左心室舒张末压,同时保持相对正常的平均心房压力,心房颤动发作时心房收缩功能的丧失可较快的诱发肺瘀血。

当患者出现心律失常伴随症状时,确定这些症状是否由心律失常本身引发并非易事。通常,动态监测可以显示心律失常和症状,但无法明确两者之间的相关性。在这种情况下,心律失常不应被视为产生症状的原因。由于许多非致命性心律失常的合适治疗取决于它们产生的症状,所以在开始应用任何有潜在毒副作用的治疗之前,应尽量记录心律失常和症状之间的相关性。此外,通常会考虑以下几种症状是由心律失常诱发,但实际上很少源于心律失常本身,包括呼吸困难、非特异性疲劳、癫痫发作或局部神经症状。上述的任何一种症状,即使伴发于心律失常,也需要彻底寻找心律失常以外的其他原因。

一旦确定症状是由心律失常引发,就要根据症状的严重程度进行分级。表 15.2 中根据心律失常症状的严重程度分为三类:致命症状、严重症状以及轻微症状或无症状。

表 15.2　心律失常症状的严重程度分类

致命症状	晕厥前期,晕厥,接近猝死
严重症状	重度头昏或眩晕,严重心悸,充血性心力衰竭加重(如心房颤动伴快速心室反应)
轻微症状或无症状	轻微头痛,心悸

潜在心脏疾病是什么?

一般来说,潜在心脏疾病患者发生的任何心律失常都要比正常心脏状态时更加严重。特别是如第 7 章所述,潜在心脏疾病是致命性室性心律失常发生的主要决定因素。因此,复杂的室性异位心律对于无心脏病患者意义不大,而对严重左心功能不全患者而言则有重要意义。

通过考虑这三个因素,可以准确判断心律失常的严重程度。下一步是利用这些信息来决定治疗的具体目标。

第二步:确定心律失常的治疗终点

我们治疗心律失常是因为它们会产生症状,威胁健康,甚至会导致猝死。因此,心律失常的治疗一般有三个终点:改善症状,保持健康状态或预防猝死。在制订治疗计划之前,确定治疗目标并牢记这一目标是至关重要的。

治疗的适当目标应根据第一步中确定的心律失常严重程度进行选择。可以概括如下:低风险心律失常,因其死亡风险极低,所以只有当心律失常产生的症状对患者生活造成困扰时才予以治疗,这种情况下,治疗的目标仅仅是改善症状。另一方面,高风险心律失常患者需要终身治疗,而治疗这些心律失常的目标是预防猝死。

中度风险心律失常的治疗终点最难确定。心房颤动和存在严重心脏疾病患者的复杂心室期前收缩常归于此类。

心房颤动的问题在于除引起相关症状外,还存在栓塞性脑卒中的长期风险,并且在某些患者中它可能会产生或恶化心力衰竭。此外,正如我们所讨论的,"摆脱"心房颤动(使用抗心律失常药物或消融)可能相对困难并具有风险。因此,治疗这种心律失常时,临床医生必须决定是使用"保守"方法(控制心室率和抗凝治疗)或"积极"的方法(试图恢复和维持窦性心律)。这两种方法都并非简单易行,而且都需要不断调整来实现治疗目标(例如,从基于药物的治疗升级到基于消融的治疗)。

合并严重心脏疾病的复杂室性期前收缩,其治疗已经不像以前那样难以取舍,主要原因如下:首先可以肯定的是,试图使用抗心律失常药物来消除这些心律失常仅增加风险,而使用胺碘酮进行经验性治疗并不能改善患者预后,因此,目前不再过度追求对于这种室性期前收缩本身的治疗。其次,正如第 7 章所述,根据几项随机临床试验的结果,我们现在可以给予这些患者植入式心脏转复除颤器(ICD)治疗。所以,虽然以上治疗不能消除期前收缩,但可以明显改善这类患者的生存率。

第三步:制订治疗计划

心律失常治疗的最后一步是根据选择的治疗目标来制订相应的治疗计划。牢记治疗目标是非常重要的,因为类似心律失常的治疗可能因患者而异,具体取决于治疗目的:是为了预防猝死,还是仅仅为了缓解症状。需要注意的是,控制缓慢性心律失常时,缓解症状和预防猝死的基本治疗方法大致相同,即永久起搏器植入,因此以下讨论主要涉及逸搏和快速性心律失常。

改善症状的治疗

当治疗的主要目标是改善症状时,医生必须确定实现该目标所需的必要步骤。对于症状改善是治疗终点的大多数患者,其正在治疗的心律失常多是良性。因此，改善症状的治疗通常不像预防猝死的相关治疗那样激进。通常可以采取经验性治疗，可在门诊进行。一般来说，首先尝试相对缓和的治疗，根据症状升级，并在必要时进行更积极的治疗。在每次治疗升级调整之前，要仔细斟酌相关症状是否需要更为积极的治疗。虽然连续动态监测通常有益，但应该牢记，当治疗目标仅仅是缓解症状时，如果需要进行监测以判断心律失常是否仍然存在，则此目标已经实现。

改善症状需要的治疗强度取决于其症状的严重程度。例如，改善症状的治疗不一定完全是针对控制心律失常本身。很多情况下，患者出现的良性心律失常相关症状会因焦虑而被放大，这种焦虑常来源于对于自身心律失常诊断后的恐慌（一种由于医生表现出过度关注心律失常导致的患者焦虑）。在这种情况下，仅仅通过向患者宣教这种心律失常是良性的，就可以改善相关症状。有时无须使用具有潜在毒副作用的抗心律失常药物，也无须纠正其心律失常发作的频繁程度，就可以实现改善症状的治疗目标。

另一方面，一些患者的心律失常可能并不会危及生命，但可能产生严重致残症状。在这种情况下，适合采用所有积极的治疗。例如一位严重心肌病的患者，存在慢性心房颤动并伴快速心室率，导致患者发生失代偿性充血性心力衰竭。对于此类患者，可能首先尝试应用地高辛，钙离子拮抗剂或 β 受体阻滞剂控制心室率。如果效果不佳，则需要考虑采取更激进的措施，例如希氏束消融并植入永久起搏器。因此，可以采用激进的治疗来改善患者的症状，但一般而言，只有在相对缓和的治疗方案无效后才能考虑使用。

当改善症状是主要治疗目标时，电生理检查在管理心律失常方面的作用有限。虽然电生理检查可以帮助评估是否存在各种非致命性心律失常（如窦房结或房室结功能障碍），但无法提供足够的心律失常相关症状信息。

然而，对于几种特殊的心律失常，电生理检查可能有助于消除症状。大多数折返性室上性心动过速尤其如此，通常可经导管消融得以根治。

预防猝死的治疗

一旦医生确定治疗的主要目标是预防猝死，就应该制订治疗计划，以反映治疗终点的迫切性。就其性质而言，猝死多为自发性且毫无征兆，因此，当考虑患者存在猝死风险时，应立即采取积极的治疗来预防猝死发生。理想状态下，治疗措施应包括告知患者住院，并给予持续监护，直至获得合适的治疗。基于经验的试验性治疗不再合适。当治疗的目标是预防猝死时，初始治疗必须有效，因为如果初始治疗无效，医生可能再无机会调整治疗策略。

对于室性心律失常猝死高危患者，治疗"计划"在过去几年已经大大简化。与既往建议使用电生理检查作为制订治疗策略的基石不同，今天的"基础"治疗策略几乎都是相同的，即植入 ICD。电生理检查有助于合理程控 ICD，例如优化抗心动过速起搏。

对于其他可增加猝死风险的主要类型心律失常——具有快速前传功能的旁路——电生理检查和消融仍是最有效的治疗。

结论

最后一章概述了在心律失常治疗中使用电生理检查的一般方法和观点。制订合理的治疗方案取决于确定治疗目标。这些目标的确定又取决于心律失常的严重程度和心律失常引起的症状。电生理检查对于评估心律失常的严重程度可能有一定帮助，对于消除几种心律失常相关症状和风险非常有用。

治疗心律失常最致命的错误在于未能将治疗的积极程度与所治疗心律失常的严重程度相匹配。使用合理的分步方法评估和治疗心律失常可以避免这种严重错误。

（谷云飞　王鑫　刘彤　译）

问题和答案

问题

1.下列哪项最直接影响心脏组织中电冲动的传导速度：

　A.动作电位时程

　B.动作电位平台期时程

　C.动作电位 0 相上升斜率

　D.交感神经张力,而不是动作电位

2.下列哪项的动作电位平台期的时程最短：

　A.浦肯野纤维

　B.心房肌

　C.心室肌

3.下列哪项的动作电位除极期(0 相)最短：

　A.浦肯野纤维

　B.房室结细胞

　C.心房肌

　D.心室肌

4.下列哪项最直接影响心肌细胞的不应期：

　A.动作电位 0 相时程

　B.动作电位平台期时程

　C.动作电位 4 相斜率

D.交感神经张力

5.动作电位 4 相最直接影响下列哪项：

  A.传导速度

  B.相对不应期

  C.自律性

  D.触发活动

6.折返性心律失常不需要下列哪项：

  A.触发活动

  B.潜在环路

  C.环路不同部位的不应期不同

  D.环路不同部位的传导速度不同

7.触发活动主要发生于动作电位的哪几相：

  A.0 相和 1 相

  B.1 相和 2 相

  C.3 相和 4 相

  D.4 相和 0 相

8.Ⅰc 类抗心律失常药物主要作用是：

  A.阻断快钠通道并减慢传导

  B.延长动作电位时程和不应期

  C.缩短动作电位时程和不应期

  D.延缓 4 相除极并降低自律性

9.Ⅲ类抗心律失常药物主要作用是：

  A.阻断快钠通道并减慢传导

  B.延长动作电位时程和不应期

  C.阻滞钙通道

  D.延缓 4 相除极并降低自律性

10.全身剂量下，Ⅰb 类抗心律失常药物的主要作用是：

  A.阻断快钠通道并减慢传导

B.延长动作电位时程和不应期

C.缩短动作电位时程和不应期

D.延缓 4 相除极并降低自律性

11.胺碘酮的主要特征不包括下列哪项：

A.半衰期相当长

B.致心律失常发生率较低

C.比任何抗心律失常药物都更有效

D.器官毒性非常小

12.期前激动无法在心脏组织中传导的最长联律间期是：

A.有效不应期

B.功能不应期

C.相对不应期

13.期前激动在心脏组织中发生传导延缓的最长联律间期是：

A.有效不应期

B.功能不应期

C.相对不应期

14.激动在心脏组织中能供连续传导的最短联律间期是：

A.有效不应期

B.功能不应期

C.相对不应期

15.心房颤动患者中,下列哪种房室结不应期最直接影响心室反应的平均心率：

A.有效不应期

B.功能不应期

C.相对不应期

16.测定窦房结恢复时间(SNRT)是基于窦房结的下列哪项电生理特征：

A.自律性

B.触发活动

C.传导速度

D.超速抑制

E.不应期

17.下列哪项心电图表现最可能提示患者在电生理检查中发现窦房传导时间(SACT)异常：

A.静息时平均心率为 48 次/分的窦性心动过缓

B.窦房传导阻滞

C.阵发性心房颤动结束后窦房结被超速抑制

D.自身心率较低

18.下列关于房室传导阻滞的描述错误的是：

A.房室传导阻滞通常不会致命,因为阻滞点以下一般都有相对稳定的次级起搏点

B.地高辛、钙拮抗剂或 β 受体阻滞剂可能会引起房室传导阻滞

C.心肌梗死后出现的房室传导阻滞通常会永久性损伤房室结,一般都需要植入永久起搏器

19.下列关于莫氏(Mobitz)分型的描述错误的是：

A.莫氏Ⅰ型房室传导阻滞通常阻滞于房室结

B.莫氏Ⅱ型房室传导阻滞全部是心脏远端传导系统阻滞

C.莫氏分型在房室 2:1 阻滞中并不适用;阻滞点可位于房室结或传导系统远端,需要通过其他方法来定位阻滞位点

D.房室 2:1 阻滞属于莫氏Ⅱ型房室传导阻滞

20.心脏传导阻滞的患者中,下列哪项不能提示有潜在的心脏远端传导系统阻滞风险：

A.阻滞程度随交感张力的增加而加重

B.二度房室传导阻滞中,AV 间期在 P 波脱落前无逐渐延长

C.QRS 波时限为 150ms

D.心脏传导阻滞更容易发生于深度睡眠阶段

21.下列哪项不是永久心脏起搏器的植入指征：

A.电生理检查发现碎裂的希氏束电位

B.HV 间期大于 120ms

C.心房递增起搏时在 550ms 诱发远端房室传导阻滞

D.校正的窦房结恢复时间(CSNRT)大于 525ms

22.下列哪项电生理检查证据一般不用于确定室上性心动过速的机制：

A.检查诱发的 SVT 的心率是否高于或低于 180 次/分

B.室性额外刺激是否更容易诱发 SVT

C.心室激动对维持 SVT 是否必要

D.SVT 时心房逆传激动方式

23.多源性房性心动过速的心电图与下列哪种室上性心动过速的心电图最相似：

A.心房颤动

B.心房扑动

C.逆向型房室折返性心动过速

D.窦性心动过速时频发房性期前收缩伴室内差异性传导

24.下列哪项是房室结折返性心动过速的特征：

A.发生束支阻滞时心动过速周期可能延长

B.房室传导曲线存在一个明显的中断

C.房室传导延缓时心动过速周期保持不变

25.下列哪项是房内折返性心动过速的特征：

A.发生束支阻滞时心动过速周期可能延长

B.房室传导曲线存在一个明显中断

C.房室传导延缓时心动过速周期保持不变

26.下列哪项是旁路介导的房室折返性心动过速的特征：

A.发生束支阻滞时心动过速周期可能延长

B.房室传导曲线存在一个明显的中断

C.房室传导延缓时心动过速周期保持不变

27.患者有 155 次/分且节律规整的窄 QRS 波心动过速,12 导联心电图的所有导联上均未见到明显 P 波。该心动过速最可能是下列哪项:

A.房内折返性心动过速

B.房室结折返性心动过速

C.窦房结折返性心动过速

D.房室折返性心动过速

28.患者有 155 次/分且节律规整的窄 QRS 波心动过速,12 导联心电图显示在下壁导联上可见大约位于两个 QRS 波中点位置的倒置 P 波。该心动过速的机制最可能是下列哪项:

A.房内折返性心动过速

B.房室结折返性心动过速

C.窦房结折返性心动过速

D.房室折返性心动过速

29.患者有 155 次/分且节律规整的窄 QRS 波心动过速,12 导联心电图可见每个 QRS 波前均有双向 P 波,PR 间期约 120ms。该心动过速的机制最可能是下列哪项:

A.房内折返性心动过速

B.房室结折返性心动过速

C.窦房结折返性心动过速

D.房室折返性心动过速

30.右心室起搏最不可能诱发下列哪项心动过速:

A.左侧旁路参与的房室折返性心动过速

B.房内折返性心动过速

C.房室结折返性心动过速

D.左心室折返性心动过速

31.患者在 2 小时中出现了 3 次晕厥,心电图均记录到当时频发非持续性快速多形性室性心动过速。下列线索中哪项不能提示有早期后除极(EAD)引起的触发活动：

    A.患者的洋地黄水平处于中毒剂量范围

    B.患者窦性心律时的心电图上有明显 U 波

    C.患者因阵发性心房颤动在 3 天前使用过索他洛尔

    D.患者基础心律下发生的室性心动过速都继发于相对长的间歇

32.下列哪一种室性心动过速最不可能通过消融来治疗：

    A.左心室特发性室性心动过速

    B.流出道室性心动过速

    C.Brugada 综合征

    D.束支折返性心动过速

33.下列哪种室性心律失常机制是院外心律失常性猝死的最常见原因：

    A.早期后除极引起的触发活动

    B.延迟后除极引起的触发活动

    C.折返性室性心动过速合并缺血性或非缺血性心肌病

    D.先天性离子通道病,例如 Brugada 综合征

34.患者在常规电生理检查时可稳定诱发出持续的单形性室性心动过速。使用索他洛尔后的 2 天内,再未诱发心动过速。索他洛尔对这位患者长期治疗的作用是：

    A.索他洛尔可以预防任何室性心律失常的复发

    B.索他洛尔对预防室性心律失常复发没有任何效果

    C.索他洛尔可能有助于减少室性心律失常的复发次数,但难以预防所有复发

35.下列哪位患者没有 ICD 植入指征：

    A.58 岁男性,6 个月前心肌梗死,LVEF 32%,NYHA 心功能分级 Ⅱ级,无已知的心律失常

    B.58 岁男性,6 个月前心肌梗死,LVEF 28%,无临床症状

C.58 岁男性，特发性心肌病,LVEF 32%,NYHA 心功能分级Ⅲ
级,无已知的心律失常

D.58 岁男性,3 周前心肌梗死,LVEF 28%,NYHA 心功能分级
Ⅱ级,复杂室性期前收缩

36.下列哪种心动过速不呈现左束支阻滞形态?

A.Mahaim 旁路介导的心动过速

B.Brugada 综合征相关心动过速

C.右心室发育不良相关心动过速

D.右心室流出道室性心动过速

37.下列关于房室结折返性心动过速(AVNRT)的描述中哪项是错
误的?

A.可以明确定位 AVNRT 中的两条径路

B.AVNRT 中慢径路是一个后下结构，沿希氏束和冠状窦口间
的三尖瓣环走行

C.AVNRT 中快径路是一个前上结构,沿 Todaro 腱走行

D.大部分情况下是通过消融快径路治疗 AVNRT

38.下列关于消融房室交界区(引起房室传导阻滞)的描述中哪项
是正确的:

A.应该在希氏束近端,靠近房室结位置进行消融

B.消融导管处于理想位置时可见到至少和心房电位一样大的
希氏束电位

C.消融过程中一旦出现加速性交界区心动过速时应立即停止
并调整导管位置

D.90~100 次/分的心室起搏刺激应在房室交界区消融几天后再
进行,避免出现室性心动过速

39.下列哪项技术通常不用于旁路位置定位:

A.起搏心房得到最大心室预激波时在房室沟心室侧进行标测

B.标测导管尖端沿房室沟不同位点单极记录以获得理想的脉冲

方向

C.沿房室沟进行探索性消融来观察是否对 δ 波有影响

D.导管尖端沿房室沟某一特殊位点施压,观察心室预激的消失

40.下列哪项提示患者有左侧游离壁旁路:

A.Ⅰ、AVL 导联负向 δ 波

B.Ⅲ、AVF 导联负向 δ 波

C.Ⅰ、AVL 导联正向 δ 波

D.出现右束支阻滞时,室上性心动过速周期会延长

41.下列关于 Mahaim 旁路的描述中正确的是:

A.目前认为 Mahaim 旁路起源于致密房室结

B.目前认为 Mahaim 旁路并不起源于致密房室结,而是一种由典型心房肌组织构成的房束旁道

C.目前认为 Mahaim 旁路属于房束旁路,但其有许多房室结组织的电生理特征

D.Mahaim 旁道通常会在Ⅲ、AVF 导联产生负向 δ 波

42.下列关于典型心房扑动的描述正确的是:

A.典型心房扑动的折返径路是右心房内一条不可预测的大折返环路

B.典型心房扑动通常可以在界嵴区域放置的 4~5 个消融灶进行消融

C.没有电解剖标测系统很难充分标测典型心房扑动的折返径路

D.三尖瓣环和下腔静脉间的线性消融灶常可成功消融典型心房扑动

43.下列哪种房颤消融的治疗方法被公认是最有效的?

A.三尖瓣环-峡部(CTI)消融

B.线性消融心房肌形成"迷宫"

C.消融病灶实现肺静脉的电隔离

D.仔细标测并消融心房异位激动位点

44.下列哪项技术不用于标测折返性单形性室性心动过速：

A.拖带标测

B.超声标测

C.激动标测

D.起搏标测

45.下列关于电解剖标测系统的陈述正确的是：

A.标测系统通过磁场来进行心脏三维标测

B.标测系统要求使用内置磁体的专用标测导管

C.标测系统可以仅通过心律失常的单次搏动进行激动标测

D.标测系统可以提高心房颤动消融的成功率

46.下列关于心脏再同步化治疗(CRT)的描述错误的是：

A.右心室起搏会导致心脏失同步，因此所有起搏器植入患者都应行双心室起搏

B.绝大多数有 CRT 植入指征的心力衰竭患者也都有 ICD 植入指征

C.最佳药物治疗基础上 NYHA 分级 Ⅲ 或 Ⅳ 级的心力衰竭患者左心室射血分数≤35%及 QRS 波时限≥120ms 时,CRT 被证实有效

D.最佳药物治疗基础上 NYHA 分级 Ⅰ 或 Ⅱ 级的患者伴左心室射血分数≤35%或须全程心室起搏时，不论 QRS 波时限是否≥120ms 都应考虑 CRT

47.下列关于心律失常致晕厥的描述错误的是：

A.窦房结病变所致的晕厥常与阵发性心房颤动时过度超速抑制窦房结有关

B.房室结或希氏束病变所致的心脏传导阻滞是晕厥的常见原因

C.室上性心动过速导致的晕厥中，意识丧失常是超速抑制窦房结或是室上速触发的血管迷走反射所致

D.多数情况下,患者在严重心脏疾病后首次出现晕厥常提示室

性心律失常是晕厥的原因

48.下列关于直立倾斜试验的陈述正确的是：

    A.多数血管迷走性晕厥患者中,直立倾斜试验阳性是正确诊断的关键

    B.血管迷走性晕厥的患者中,直立倾斜试验阴性非常少见

    C.没有血管迷走性晕厥病史的患者中,直立倾斜试验阳性非常少见

    D.对于晕厥患者的正确诊断,直立倾斜试验远没有详细询问病史更重要

49.下列哪位患者最可能发展成持续性快速非典型心房扑动?

    A.男性,3个月前心脏前壁大面积心肌梗死

    B.65岁肥胖女性,习惯久坐,有深静脉血栓病史并出现呼吸急促

    C.40岁马拉松运动员,阵发性心房颤动消融病史

    D.55岁女性,近期乳腺癌左侧胸部放疗病史

50.计划对有症状的频发室性期前收缩进行消融时,下列哪项不用于可能的消融靶点定位?

    A.拖带标测

    B.起搏标测

    C.激动标测

    D.12导联心电图

(张余斌　王鑫　刘彤　译)

答案

1.C	18.C	35.D
2.B	19.D	36.B
3.B	20.D	37.D
4.B	21.D	38.D
5.C	22.A	39.C
6.A	23.A	40.A
7.C	24.B	41.C
8.A	25.C	42.D
9.B	26.A	43.C
10.C	27.B	44.B
11.D	28.D	45.D
12.A	29.A	46.A
13.C	30.B	47.B
14.B	31.A	48.D
15.B	32.C	49.C
16.D	33.C	50.A
17.B	34.C	

索 引

B

瘢痕性 VT 235

苯妥英钠 24

不恰当窦性心动过速(IST) 98

不应期 47

C

长间歇依赖性触发活动 173

触发活动 172

磁场标测 199

D

代偿性停搏 176

递增刺激起搏 37

电场标测 201

电解剖标测系统 198

电解质和酸碱平衡紊乱 29

顶部依赖性左房房扑 278

窦房传导时间 60

窦房结传出阻滞 61

窦房结功能障碍 296

窦房结细胞 7

窦性心动过缓 55

多源性(紊乱性)房性心动过速 97

E

恶病质 28

儿茶酚胺依赖性触发活动 177

二尖瓣脱垂 180

二尖瓣峡部依赖性心房扑动 276

F

房间隔穿刺 249

房室传导阻滞 65,297

房室结旁路 135

房室结折返性心动过速 115

房室结阻滞 65

非接触式标测 202

肺静脉隔离 249

复极化期 6

复杂碎裂心房电位 256

副交感神经张力 49

G

固有心率 63

冠脉旁路移植术 29

冠状窦 42

J

尖端扭转型室性心动过速
（TdP） 26

经导管消融技术 195

局灶房性心动过速 223

K

跨膜电位 5

快钠通道 20,21

快速性心律失常 13,18

M

慢-快综合征 56

莫氏分型 67

N

逆转重构 285

O

耦联间期 34

P

旁路参与的大折返性心动
过速 122

旁路定位 133

旁路消融 212

皮下 ICD 186

普鲁卡因胺 22

Q

期前收缩 50

期外刺激起搏 37

起搏器相关并发症 89

器械治疗 29

器质性心脏病 234

去极化期 5

S

三维标测系统 249

射频能量 196

失同步 292

室上性快速性心律失常 96

室性期前收缩 224

室性心动过速 40

室性心律失常 147

束支阻滞 82

双分支阻滞 85

T

拖带标测 239

W

完全性房室传导阻滞 70

X

希氏束电图 42

相对不应期 158

心动过缓 11

心动过缓性晕厥 295

心动过速性晕厥 297

心房颤动 140

心肌动作电位　4

心腔内心电图　35

心室肌纤维化　149

心脏神经源性晕厥　85

心脏再同步化治疗　283

血栓栓塞　53

Y

洋地黄中毒　19

药物毒性　26

移动心脏遥测　308

逸搏点　46

隐匿性旁路　125

有效不应期　48,158

晕厥　295

Z

折返　15

折返性室性心律失常　147

折返性心律失常　18

阵发性心房颤动　143

阵发性房性快速性心律失常　55

直立倾斜试验　301

直立性低血压　90

直流电消融　195

植入式心脏转复除颤器　30,312

自律性快速性心律失常　14

自律性室性心律失常　171

自律性异常　11

其他

Brugada 综合征　179,321

Koch 三角　209

Mahaim 旁路　218

Todaro 腱　209

学习前辈经验
做好病患守护者

为了帮助你更好地阅读本书，我们提供了以下线上服务

学 借鉴前辈经验
轻松学习心脏电生理知识

看 获取心脏病学相关好书
拓展专业知识技能

聊 加入医学技能提升营
与书友交流学术心得

你还可以在 **智能阅读向导** 的带领下
获取【医学资讯】，掌握行业动态

微信扫码